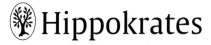
Hippokrates

Die Autoren:

em. Prof. Dr. rer. nat.
Claus Leitzmann,
geb. 1933. Studium der Chemie
(B. Sc. Capital University Columbus,
Ohio USA), Mikrobiologie (M. Sc.) und
Biochemie (Ph. D. University of Minnesota, Minneapolis, Minnesota).
Bis 1969 Forschungstätigkeit am
Molecular Biology Institute der University of California, Los Angeles. 1969–
1971 Gastdozent für Biochemie und
Ernährung an der Mahidol University
Bangkok, Thailand. 1971–1974 Leiter
der Laboratorien des Anemia and Malnutrition Research Center in Chiang
Mai, Thailand. Seit 1974 am Institut
für Ernährungswissenschaft der Universität Gießen. 1976 Habilitation im
Fach »Ernährung des Menschen«.
1979–1998 Professor für »Ernährung
in Entwicklungsländern« ebendort.
Arbeitsschwerpunkte: Ernährungsprobleme in Entwicklungsländern, Vegetarismus, alternative Kostformen,
Vollwert-Ernährung, Ernährungsökologie.

Dipl. oec. troph. Markus H. Keller,
geb. 1966. Studium der Haushalts- und
Ernährungswissenschaften in Gießen.
1996–1997 wissenschaftlicher Mitarbeiter am Institut für Ernährungswissenschaft der Universität Gießen.
Von 1998–2000 selbstständig in der
Naturkostvermarktung. Seit 1998 freie
wissenschaftliche Autoren- und Dozententätigkeit. Seit 2002 Lehrbeauftragter
an der Fachhochschule Fulda. Seit
2003 Promotion zum Thema »Ernährungsphysiologische Bewertung Alternativer Ernährungsformen«. 2005
Gründung des Arbeitskreises Alternative
Ernährungsformen am Institut für
Ernährungswissenschaft der Universität
Gießen. Wissenschaftliche Arbeitsschwerpunkte: Vegetarismus, alternative Kostformen.

Prof. Dr. oec. troph. Andreas Hahn,
geb. 1962. Studium der Ernährungswissenschaften in Gießen. 1989–1993
wissenschaftlicher Mitarbeiter am
Lehrstuhl für Biochemie der Ernährung am Institut für Ernährungswissenschaft der Universität Gießen.
In dieser Zeit auch Lehraufträge an
den Universitäten Gießen, Marburg,
Düsseldorf und Hannover. Seit 1993
tätig als Hochschuldozent am Institut
für Lebensmittelwissenschaft des
Zentrums Angewandte Chemie der
Universität Hannover, Leiter der
Abteilung Ernährungsphysiologie und
Humanernährung. 2001 zusätzlich
Privatdozent für das Fachgebiet
Lebensmittelwissenschaft. 2003 Ernennung zum apl. Professor. Arbeitsschwerpunkte: Beurteilung alternativer
Ernährungsformen, Physiologische
Bedeutung von Functional Food,
Nahrungsergänzungsmitteln und
diätetischen Lebensmitteln; Ernährung
und Prävention.

Alternative Ernährungsformen

Claus Leitzmann
Markus Keller
Andreas Hahn

2., überarbeitete Auflage

10 Abbildungen
55 Tabellen

Hippokrates Verlag · Stuttgart

Bibliografische Information
Der Deutschen Bibliothek
Die Deutsche Bibliothek verzeichnet
diese Publikation in der Deutschen National-
bibliografie; detaillierte bibliografische
Daten sind im Internet über
http://dnb.ddb.de abrufbar.

Anschrift der Autoren:
em. Prof. Dr. rer. nat. Claus Leitzmann
Dipl. oec. troph. Markus Keller
Institut für Ernährungswissenschaft
der Justus-Liebig-Universität
Wilhelmstraße 20
35392 Gießen

Prof. Dr. oec. troph. Andreas Hahn
Institut für Lebensmittelwissenschaft
Zentrum Angewandte Chemie
Universität Hannover
Wunstorfer Straße 14
30453 Hannover

1. Auflage 1999
2. Auflage 2005

Wichtiger Hinweis: Wie jede Wissenschaft ist die Medizin ständigen Entwicklungen unterworfen. Forschung und klinische Erfahrung erweitern unsere Erkenntnisse, insbesondere was Behandlung und medikamentöse Therapie anbelangt. Soweit in diesem Werk eine Dosierung oder eine Applikation erwähnt wird, darf der Leser zwar darauf vertrauen, dass Autoren, Herausgeber und Verlag große Sorgfalt darauf verwandt haben, dass diese Angabe **dem Wissensstand bei Fertigstellung des Werkes** entspricht.
Für Angaben über Dosierungsanweisungen und Applikationsformen kann vom Verlag jedoch keine Gewähr übernommen werden. **Jeder Benutzer ist angehalten,** durch sorgfältige Prüfung der Beipackzettel der verwendeten Präparate und gegebenenfalls nach Konsultation eines Spezialisten festzustellen, ob die dort gegebene Empfehlung für Dosierungen oder die Beachtung von Kontraindikationen gegenüber der Angabe in diesem Buch abweicht. Eine solche Prüfung ist besonders wichtig bei selten verwendeten Präparaten oder solchen, die neu auf den Markt gebracht worden sind. **Jede Dosierung oder Applikation erfolgt auf eigene Gefahr des Benutzers.** Autoren und Verlag appellieren an jeden Benutzer, ihm etwa auffallende Ungenauigkeiten dem Verlag mitzuteilen.

© 2005 Hippokrates Verlag in
MVS Medizinverlage Stuttgart
GmbH & Co. KG
Oswald-Hesse-Straße 50, 70469 Stuttgart

Unsere Homepage: www.hippokrates.de

Printed in Germany 2005

Umschlaggestaltung: Thieme Verlagsgruppe
Verwendete Fotos: PhotoDisc, Inc. und
Photo Alto, Paris
Satz: Fotosatz Sauter GmbH, Donzdorf
Druck: aprinta, Wemding

ISBN 3-8304-5324-8   1 2 3 4 5 6

Inhalt

1. Hälfte des 20. Jahrhunderts

2. Hälfte des 20. Jahrhunderts

Grundlagen und Besonderheiten

Vorwort

Alternative Ernährungsformen erfreuen sich immer größerer Beliebtheit. Die Gründe hierfür sind vielfältiger Natur: gesundheitliche wie ethisch-philosophische Überlegungen, Gesellschaftskritik oder schlicht die Angst vor einer zunehmenden Technisierung und der Austauschbarkeit des Individuums veranlassen eine steigende Zahl von Menschen, ihre Ernährungs- und meist auch ihre Lebensweise zu verändern.

Unter Alternativen Kostformen werden im folgenden langfristig praktizierbare Ernährungsformen verstanden, die von der derzeit üblichen Ernährungsweise mehr oder minder abweichen. Diäten, allen voran solche zur Gewichtsreduktion, sind in diesem Sinne keine Alternativen Ernährungsformen. Einige dieser Kostformen, so z. B. der Vegetarismus oder die Makrobiotik, sind zumindest dem Begriff nach inzwischen relativ bekannt. Andere, wie die Chinesische Ernährungslehre oder die Harmonische Ernährung, werden hingegen nicht einmal innerhalb der ernährungswissenschaftlichen Fachkreise diskutiert.

Genaue Zahlen darüber, wieviele Menschen eine Alternative Ernährungsform praktizieren, liegen nicht vor. Lediglich die Zahl der Vegetarier lässt sich inzwischen gut abschätzen. Sie liegt in Deutschland bei etwa drei bis sechs Millionen. Dass viele Menschen auf der Suche nach Alternativen sind, macht das wachsende Angebot an Buchveröffentlichungen zu einzelnen Kostformen, aber auch die zunehmende Berichterstattung in den Medien deutlich.

Aus wissenschaftlicher Sicht hingegen werden Alternative Ernährungsformen immer noch stiefmütterlich behandelt. Lange ignoriert, dann belächelt, später als nutzlos oder gar gesundheitsschädlich abgetan, steht eine differenzierte Bewertung vieler Kostformen noch aus. Derweil wird das Thema aber auch an den Hochschulen sehr ernst genommen, hat sich doch gezeigt, dass einige Alternative Ernährungsformen, allen voran der Vegetarismus, den Anforderungen an eine gesunderhaltende Ernährung eher entsprechen als die derzeit übliche Durchschnittsernährung.

Dennoch müssen die vielfältigen Alternativen Ernährungsformen differenziert betrachtet werden. Zwar bieten einige von ihnen, richtig praktiziert, häufig gesundheitliche Vorteile. Extreme Formen mit einer stark eingeschränkten Lebensmittelauswahl bergen aber Risiken, die wenigstens bekannt sein sollten. Es ist eine Frage wissenschaftlicher Verantwortung, in Zukunft deutlicher auf diese Gefahren hinzuweisen.

Die Autoren sind sich darüber bewusst, dass sie als Ernährungswissenschaftler eine Bewertung Alternativer Ernährungsformen lediglich aus ernährungswissenschaftlicher Sicht vornehmen wollten und konnten, denn der philosophische Hintergrund, der den meisten dieser Kostformen zu eigen ist, entzieht sich einer naturwissenschaftlichen Beurteilung. Dennoch darf nicht vergessen werden, dass es mitunter gerade dieser ganzheitlich-philosophische Ansatz ist, der Menschen dazu bringt, sich für eine Alternative Ernährung zu entscheiden. Es wurde deshalb ganz bewusst auch darauf verzichtet, bestimmte philosophisch begründete Ernährungs- und Lebensmittelempfehlungen nur deshalb zu kritisieren, weil sich die dahinter stehenden Gedanken einer physiologischen Betrachtung verschließen. Entscheidend ist aus ernährungswissenschaftlicher Sicht das Erscheinungsbild der jeweiligen Kostform in der Praxis und die daraus resultierenden Konsequenzen für die Gesundheit.

Einige Alternative Ernährungsformen erheben den Anspruch, Erkrankungen zu verhindern oder gar zu heilen. Auch hierzu soll keine Bewertung abgegeben werden; sie wäre spekulativ, da – von Ausnahmen abgesehen – kaum verwertbares Material hierzu vorliegt.

Im vorliegenden Buch findet sich eine systematische Übersicht zu Ursprung, Inhalt und Anspruch der wichtigsten Alternativen Ernährungsformen. Wichtige Prinzipien werden durch Abbildungen und Tabellen veranschaulicht, eine detaillierte und spezifische Literaturauswahl soll den Leser anregen, sich weiter in die Materie zu vertiefen. Weiterhin sind Hintergrundinformationen und weiterführende Themen, wie die Entwicklungsgeschichte der Ernährung des Menschen, die Problematik der Lebensmittelallergien und der Bereich der bioaktiven Substanzen in Lebensmitteln, in Sonderkapiteln behandelt.

Das Buch richtet sich an Ernährungsfachleute, Mediziner und Naturheilpraktiker, aber auch an alle interessierten Personenkreise, die sich mit Alternativen Ernährungsformen in Theorie und Praxis auseinandersetzen. Es soll dazu beitragen, das Wissen über die vorhandenen Alternativen Ernährungsformen auf einer sachlichen Ebene zu verbreiten und zu vertiefen. Die Ausführungen werden sicherlich nicht in allen Bereichen unwidersprochen bleiben. Sind die Beurteilungen dem einen möglicherweise zu wohlwollend, wird sie ein anderer als zu kritisch empfinden. Es sei deshalb an dieser Stelle schon angemerkt, dass es auch innerhalb einzelner Alternativer Ernährungsfomen – wie in der Durchschnittsbevölkerung – ein breites Spektrum unterschiedlicher Ausprägungen gibt, von denen einzelne besser, andere schlechter zu beurteilen sind. Schon deshalb kann es nie **eine** immer zutreffende Beurteilung geben.

Wir hoffen, dass dieses Buch auch Kollegen aus der Wissenschaft dazu anregt, sich vermehrt mit alternativen Kostformen zu beschäftigen, denn es besteht ein großer Nachholbedarf an Untersuchungen über die Vor- und Nachteile Alternativer Ernährungsformen. Außerdem fragen immer mehr Patienten nach detaillierten Informationen und Einschätzungen dieser Kostformen.

Besonderer Dank gilt allen Vertretern Alternativer Ernährungsformen, die uns bei der Durchsicht und Korrektur des Manuskripts behilflich waren, um dafür Sorge zu tragen, dass der aktuelle Stand und die Entwicklung der jeweiligen Kostform dargestellt wird. Diese Hilfe wurde sehr bereitwillig gegeben und soll dazu beitragen, dass die oft gehörten Widersprüche geklärt werden können. Alle beteiligten Personen und Organisationen sind in der Liste der Kontaktadressen am Ende des Buches aufgeführt.

Für verbleibende Fehler sind die Autoren verantwortlich. Alle Hinweise und Anregungen, die bei uns eingehen, werden bei der nächsten Auflage berücksichtigt.

Gießen und Hannover, im Frühjahr 2005

Claus Leitzmann, Markus Keller und Andreas Hahn

Einleitung

Die Alternativen Ernährungsformen

Wurden Menschen, die sich »alternativ« ernähren, vor einigen Jahren noch als »Spinner« oder »ideologische Weltverbesserer» abgetan, hat sich das Blatt heute gewendet. Die quantitativ bedeutendste Alternative Ernährungsform ist der Vegetarismus. Alleine in Deutschland ernähren sich etwa drei bis sechs Millionen Menschen vegetarisch. Die fleischlose Kost ist mittlerweile nicht nur gesellschaftlich akzeptiert – sicherlich auch durch die zahlreichen Anhänger u. a. bei prominenten Sportlern, Künstlern und Politikern –, sie wird inzwischen von ernährungswissenschaftlicher und medizinischer Seite befürwortet. Wissenschaftliche Untersuchungen belegen eindrucksvoll, dass eine lakto-(ovo-)vegetarische Ernährung zahlreiche positive Effekte mit sich bringt. So haben Vegetarier seltener Übergewicht und weniger häufig hohen Blutdruck. Außerdem sind ihre Blutcholesterinwerte in der Regel günstiger als bei Personen mit durchschnittlicher Ernährungsweise. Die Zufuhr ungünstig zu beurteilender Nahrungsinhaltsstoffe, wie gesättigte Fettsäuren, Cholesterin und Purine, fällt niedriger aus als bei Mischköstlern, ernährungsphysiologisch günstige Nahrungsbestandteile wie komplexe Kohlenhydrate, Ballaststoffe und sekundäre Pflanzenstoffe hingegen werden in größerer Menge verzehrt. Die gesündere Ernährungs- und Lebensweise von Vegetariern geht mit einem teilweise erheblich niedrigeren Risiko für ernährungsabhängige Krankheiten wie Diabetes mellitus, Herzinfarkt und Schlaganfall sowie Krebs einher. Dies zeigt sich auch an der Lebenserwartung von Vegetariern, die höher liegt als bei vergleichbaren Mischköstlern.

Alternative Ernährungsformen sind nicht zu verwechseln mit Reduktionsdiäten (z. B. Psycho-Diät, Punkte-Diät) oder Ernährungskuren (z. B. Mayr-Kur, Schroth-Kur), die nur für kurze Zeit praktiziert werden sollten. Zumeist sollen damit eine Gewichtsabnahme oder andere spezielle Wirkungen wie etwa eine Darmsanierung erreicht werden. Bei Alternativen Ernährungsformen hingegen handelt es sich um langfristig praktizierbare Kostformen, die von der heute bei uns üblichen Ernährungsweise teilweise grundsätzlich abweichen.

Die meisten der alternativen Kostformen sind in unterschiedlicher Ausprägung vegetarisch orientiert, wenngleich sie sich zumeist nicht als vegetarische Ernährung definieren. Außerdem weisen sie viele weitere Gemeinsamkeiten auf. So wird großer Wert auf die Qualität der Lebensmittel gelegt, die maßgeblich durch Anbau (ökologische Landwirtschaft), Verarbeitung (so werterhaltend wie möglich), Auswahl (regionale und saisonale Produkte) und Zubereitung (möglichst schonend) der Lebensmittel bestimmt wird. Die überwiegende Zahl der alternativen Kostformen ist holistisch orientiert und verfolgt neben gesundheitlichen Aspekten weitergehende Ziele wie persönliche Bewusstseinsentwicklung, Erhaltung der Umwelt oder soziale Gerechtigkeit.

Die Alternativen Ernährungsformen lassen sich nach ihrer Entstehungsgeschichte in drei Gruppen einteilen.

Die Kostformen der ersten Gruppe sind teilweise mehrere Jahrtausende alt, entstammen ganzheitlichen Heil- und Gesundheitssystemen, die meist mit einer religiösen Philosophie verbunden sind, und berufen sich auf entsprechend alte Erfahrungswerte aus der Natur. Zu dieser Gruppe zählen:

- die vegetarische Ernährung
- die Ernährung im Ayurveda
- die Chinesische Ernährungslehre
- die Mazdaznan-Ernährung
- die Makrobiotische Ernährung.

Diese Ernährungsformen spiegeln den Einfluss wider, den antikes oder asiatisches Gedankengut auf den modernen westlichen Menschen ausübt: das sich wandelnde Bewusstsein, die Suche nach Sinn, Verantwortung und Lebensqualität, die nicht in ökonomischen Kategorien gemessen werden kann, die Rückbesinnung auf Spiritualität und Religion. All diese Elemente spielen eine bedeutsame Rolle in den genannten Ernährungsweisen.

Eine weitere Gruppe alternativer Kostformen entstand im Zuge der Reformbewegung in Mitteleuropa und den USA, die vor etwa 150 Jahren begann. Diese sind:

- die anthroposophisch orientierte Ernährung
- die Waerland-Kost
- die Hay'sche Trennkost.

Der Beginn der Industrialisierung gegen Mitte des 19. Jh. änderte das Leben der Menschen grundlegend. Die Trennung von Wohn- und Arbeitsstätte hatte nicht nur die Zerstörung der traditionellen Familienstruktur zur Folge, sondern auch weitreichende Auswirkungen auf das Ernährungsverhalten. An die Stelle bäuerlicher Esskultur trat die normierte Massenverpflegung in Betriebskantinen, die wiederum durch die Errungenschaften der neu entstandenen Ernährungsindustrie ermöglicht wurde. Nahrungsmittel mussten in großen Mengen und möglichst lange gelagert werden, sollten möglichst immer verfügbar und problemlos in den Küchen einsetzbar sein. Die immer stärkere Verarbeitung und eine Abkehr von der bis dahin praktizierten pflanzlich orientierten kohlenhydrat- und ballaststoffreichen Ernährungsweise, hin zu einer fettreichen Kost mit einem hohen Anteil vom Tier stammender Produkte waren die Folge. Zugunsten von Fleisch, Wurst, Käse, Milch und Eiern ging der Verbrauch an Getreide, Kartoffeln, Gemüse und Hülsenfrüchten stark zurück. Gleichzeitig stieg der Verbrauch an Zucker, isolierter Stärke und Fetten erheblich an.

Im Rahmen der Lebensreform-Bewegung, deren Basis die Devise »Zurück zur Natur« war, entstanden zahlreiche Einzelbewegungen: die Anti-Alkoholbewegung, die Tier- und Naturschutzbewegung, die Genossenschaftsbewegung, die Freikörperkulturbewegung, die Naturheilkunde, die Reformpädagogik sowie die oben genannten Alternativen Ernährungsformen. Ihre Begründer waren oft selbst von Erkrankungen betroffen, die wohl auch auf die veränderten Ernährungsgewohnheiten zurückzuführen waren. Typisch ist jedenfalls, dass diese Krankheiten durch teilweise radikale Umstellungen in der Ernährungs- (und Lebens)weise gelindert oder sogar geheilt werden konnten und die Basis für diese Gruppe der Alternativen Ernährungsformen lieferten.

Die Alternativen Ernährungsformen, die der dritten Gruppe zugeordnet werden können, sind später entstanden, aber auch hier liegen die Wurzeln zumeist in der Reformbewegung oder asiatischen Gesundheitslehren. Es handelt sich um:

- die Vollwert-Ernährung
- die Evers-Diät
- die Schnitzer-Kost
- die Harmonische Ernährung.

Es ist nicht genau bekannt, wieviele Menschen Alternative Ernährungsformen praktizieren, aber die Zahl der Anhänger nimmt zu und das Bedürfnis nach sachgerechter Information ist groß. Außerdem sind zu den meisten dieser Kostformen – von wenigen Ausnahmen abgesehen – bisher keine wissenschaftlichen Untersuchungen durchgeführt worden. Worauf das zunehmende Interesse an Alternativen Ernährungsformen zurückzuführen ist, lässt sich nur vermuten. Gründe hierfür dürften ein steigendes Gesundheitsbewusstsein in der Bevölkerung, sicherlich auch aufgrund zahlreicher Lebensmittelskandale, die begrenzte Belastbarkeit unserer Gesundheitssysteme, die Suche nach anderen Wegen in der Vorbeugung und Behandlung von Krankheiten sowie eine neue Sichtweise der Beziehung zwischen Mensch, Tier, Natur und Umwelt sein.

Diesem steigenden Interesse sollte auch aus wissenschaftlicher Sicht Rechnung getragen werden, denn es zeichnet sich ab, dass Alternative Ernährungsformen, sofern sie richtig praktiziert werden, dazu beitragen können, gesundheitliche, ökologische und soziale Probleme zu lösen. Auf der anderen Seite beinhalten Alternative Ernährungsformen, wie die übliche Ernährung auch, Risiken, wenn sie falsch verstanden oder interpretiert werden. Daher scheint eine differenzierte ernährungsphysiologische Bewertung angebracht, die nicht nur die möglichen Vorteile darstellt, sondern auch auf potenzielle Risiken hinweist.

Der ganzheitlich-philosophische Ansatz der meisten alternativen Kostformen entzieht sich zwar einer naturwissenschaftlichen Bewertung, eine Beurteilung der ernährungsphysiologischen Vor- und Nachteile der jeweiligen Ernährungsformen kann jedoch befriedigend vorgenommen werden.

Dies gilt vor allem dann, wenn sie in ihrem Erscheinungsbild der vegetarischen Ernährung nahe stehen. Aus diesem Grund ist der Vegetarismus als die am besten untersuchte Alternative Ernährungsform ernährungsphysiologisch detailliert dargestellt. Vieles, was dort gesagt wird, trifft in ähnlicher Form auf andere Kostformen zu.

Viele Alternative Ernährungsformen geben aus philosophischen und teils auch aus gesundheitlichen Überlegungen Empfehlungen, bestimmte Lebensmittel zu bevorzugen oder andere zu meiden. Hierfür eine dem Naturwissenschaftler plausible Begründung zu fordern, erscheint vor dem holistischen Ansatz dieser Ernährungsformen nicht angebracht. Gleiches gilt für die damit verbundenen Vorstellungen von der Entstehung oder der Vermeidung von Krankheiten, die sich einem Außenstehenden verschließen. Beantwortet werden kann deshalb nur die Frage nach der ernährungsphysiologischen Eignung der jeweiligen Kostform, so wie sie sich in der Praxis präsentiert.

Entwicklungsgeschichte der Ernährung des Menschen

Wenn wir angesichts der massiven gesundheitlichen Probleme, die mit der heute in den Industrienationen üblichen Ernährungsweise verbunden sind, die Frage stellen, ob es eine für den Menschen artgerechte Ernährungsform gibt, ist es sicherlich hilfreich, die Entwicklungsgeschichte der menschlichen Ernährung zu betrachten.

Offensichtlich ist der Mensch in der Lage, vielfältige Nahrungsquellen zu nutzen. Dies belegt ein Blick auf den Speiseplan von heutigen Naturvölkern in verschiedenen Regionen der Erde. Die Bandbreite reicht dabei von nahezu ausschließlich tierischer bis zu rein pflanzlicher Kost. Während beispielsweise die wenigen noch ursprünglich lebenden Inuit des arktischen Nordens hauptsächlich auf Fischfang und Jagd eingestellt sind, überwiegt in tropischen Gebieten die Ernährung mit pflanzlicher Nahrung. Der Mensch passte sich über Jahrtausende hinweg dem für seine Lebensregion typischen Nahrungsangebot an.

Aus den Ernährungsgewohnheiten unserer Vorfahren sowie körperlichen Merkmalen kann auf eine artgerechte Ernährung für den Menschen geschlossen werden.

- Vor etwa **60 Millionen Jahren** lebten die ältesten Vorfahren der Primaten, also auch des Menschen. Diese spitzmausgroßen Lebewesen ernährten sich hauptsächlich von Insekten.
- Vor etwa **50 Millionen Jahren** vollzog sich bereits der Wandel zu pflanzenbetonter Nahrung. Einige Primaten begannen, anstatt Insekten überwiegend Früchte und Blätter zu verzehren. Die auf der Nahrung vorhandenen Insekten wurden meist mitgegessen und stellten so einen geringen Anteil tierischer Nahrung dar.

- Im Zeitraum von vor etwa **5–2 Millionen Jahren** wurde die Savanne von einem späten Vorfahren des Menschen, dem »Australopithecus«, bevölkert. Dessen Nahrung bestand hauptsächlich aus pflanzlicher Kost: Blätter, Früchte, Samen und Wurzeln. In dieser Zeit nahm allerdings der Anteil tierischer Nahrungsmittel wieder etwas zu. Unklar ist, ob die zumeist verzehrten Kleinstlebewesen aus der Jagd stammten oder ob Tierkadaver verzehrt wurden.
- Vor etwa **2 Millionen Jahren** erschien dann der erste Vertreter der eigentlichen Gattung Mensch auf der Erde: der »Homo habilis«. Der Fleischverzehr nahm in dieser Zeit deutlich zu. Ermöglicht wurde dies durch den Gebrauch von speziell zur Jagd angefertigten Steinwerkzeugen. Dennoch bildete pflanzliche Nahrung weiterhin den Mittelpunkt der Ernährung, schon allein aus dem Grunde, dass sie viel einfacher und risikoloser zu beschaffen war. Diese Epoche der »Jäger und Sammler« müsste also korrekterweise als Zeit der »Sammler und Jäger« bezeichnet werden. Auch heute noch ist die Nahrung von in subtropischen Gebieten lebenden Sammler- und Jäger-Kulturen zu 60–80 % pflanzlichen Ursprungs. Die Ernährungsformen, die sich in der bisher beschriebenen Zeitspanne entwickelt haben, werden als »Naturnahrung« des Menschen bezeichnet.
- Vor rund **10 000 Jahren** begann mit dem Ackerbauzeitalter der systematische Anbau von Nahrungspflanzen. Diese Entwicklung zeichnete sich in den Jahrtausenden zuvor ab, denn der Mensch sammelte bereits intensiv Getreide und andere stärkehaltige Nahrungspflanzen. Mit bis zu 90 % machten pflanzliche Nahrungsmittel weiterhin den Hauptanteil der Kost aus.
- Erst vor etwa **6 500 bis 4 000** Jahren (Jungsteinzeit) stieg nach rund 200 Generationen aufgrund der Domestikation von Nutztieren der Anteil tierischer Nahrungsmittel in der Ernährung wieder etwas an.
  Die in dieser Phase der menschlichen Entwicklungsgeschichte praktizierte Ernährungsform wird als **Kulturnahrung** bezeichnet.
- Mit dem Beginn der Industrialisierung vor etwa **200 Jahren,** in einem erdgeschichtlich bedeutungslosen Zeitraum, haben sich die Ernährungsgewohnheiten rasant und in einem bisher nie gekannten Umfang geändert. An die Stelle einer überwiegend pflanzlichen, d. h. kohlenhydrat- und ballaststoffreichen Nahrung ist eine energiedichte, fettreiche, aber ballaststoffarme Kost getreten, die

zumeist stark verarbeitet ist und einen hohen Anteil tierischer Lebensmittel aufweist. Diese Änderung der Ernährungsweise ging einher mit einer ebenso drastischen Verringerung der körperlichen Aktivität und Veränderung weiterer Lebensumstände. Auch viele sogenannte Entwicklungsländer, die auf dem Wege der Industrialisierung sind, haben mittlerweile diese Veränderungen vollzogen.

Aus der industriellen Revolution ergibt sich die **Zivilisationsnahrung.**

Die Entwicklungsgeschichte der Ernährung des Menschen über viele Jahrmillionen hinweg zeigt eine deutliche Betonung pflanzlicher Kost, ergänzt durch unterschiedliche Mengen vom Tier stammender Nahrungsmittel. Demnach wäre der Mensch ein Omnivore (Allesfresser) mit Schwerpunkt auf pflanzlicher Nahrung.

Dies bestätigt auch ein Blick auf die anatomischen und physiologischen Merkmale des Menschen. Sie unterscheiden sich heute praktisch nicht von denen, die beim ersten Auftreten der Gattung Mensch vorlagen. Die genetische Grundlage, die für die Verwertung und Verstoffwechselung der Nahrung verantwortlich ist, ist das Ergebnis des Nahrungsangebots, das dem Menschen im Laufe der Evolution zur Verfügung stand.

Evolutionsbedingte vollständige genetische Veränderungen benötigen sehr lange Zeiträume. Ein Beispiel für eine unvollständige Anpassung ist die Milchzuckerunverträglichkeit (Laktose-Intoleranz). Während der Säugling, der ursprünglich ausschließlich mit Muttermilch ernährt wurde, das zur Spaltung des Milchzuckers notwendige Enzym Laktase bilden kann, verliert der Erwachsene diese Fähigkeit. Zumindest trifft dies für den überwiegenden Teil der Weltbevölkerung zu. Das Fehlen von Laktase ist also der Normalzustand. Beim hellhäutigen Menschentyp, der vor allem in Mittel- und Nordeuropa lebt, besteht die Fähigkeit, Laktase zu bilden, allerdings auch im Erwachsenenalter fort. Dies wird damit erklärt, dass der ursprünglich dunkelhäutige Mensch in sonnenärmeren Regionen seine Vitamin-D-Eigensynthese nur durch Aufhellung der Haut verbessern konnte, was für die Kalziumabsorption von Bedeutung ist. Durch die zusätzliche Fähigkeit, Laktose zu verwerten, die die Kalziumaufnahme ebenfalls verbessert, konnte er der Entstehung der Kalziummangelkrankheiten Rachitis und Osteomalazie vorbeugen. Das Gen für die Expression von Laktase konnte sich also möglicherweise mit der Entwicklung der Milchwirtschaft vor etwa 10 000 Jahren teilweise durchsetzen.

Beispiele für die ansonsten hauptsächlich auf pflanzliche Nahrung ausgerichtete Physis des Menschen sind die Proportionen zwischen Magen, Dünn- und Dickdarm, die Art der Zähne oder beispielsweise die Unfähigkeit des Menschen (und auch der anderen Primaten), selbst Vitamin C zu synthetisieren – was bei einem überreichlichen Angebot an Früchten und Blättern auch nicht notwendig war. Fleisch fressende Tiere wiederum sind mit den entsprechenden Enzymsystemen ausgestattet (⊞ 1).

Eine überwiegend pflanzliche Ernährung kann deshalb als eine geeignete Ernährung des Menschen bezeichnet werden. Die Zivilisationsnahrung, die sich in den letzten 200 Jahren herausgebildet hat, erfüllt diesen Anspruch hingegen vielfach nicht. Der kurze Zeitraum hat keine wesentliche physiologische Anpassung an diese innerhalb sehr kurzer Zeit entstandene Ernährungsweise ermöglicht. Das Auftreten typischer »Zivilisationskrankheiten« lässt sich vor diesem Hintergrund als Überlastung der menschlichen Regulationssysteme interpretieren, die diese starke, entwicklungsgeschichtlich plötzliche Abweichung von der Norm nicht mehr kompensieren können.

Die fehlende genetische Anpassung an das stark veränderte Nahrungsmittelangebot erklärt deshalb auch, warum ernährungsabhängige Erkrankungen die Haupttodesursache in den Industrienationen darstellen. Sie wirft zudem durch den enormen Kostendruck auch zusehends soziale Probleme auf. Vom Tier stammende Lebensmittel spielen eine viel größere Rolle als noch vor 200 oder auch 100 Jahren. Zugunsten von Fleisch, Wurst, Käse, Milch und Eiern ist der Verbrauch an Getreide, Kartoffeln, Gemüse und Hülsenfrüchten stark zurückgegangen. Außerdem stieg der Verbrauch an Zucker, anderen isolierten Kohlenhydraten und Fetten stark an (◳ 1). Obwohl die körperliche Aktivität und damit der Energiebedarf des Durchschnittsmenschen in den letzten 100 Jahren stark abgenommen hat, ist die Nahrungsenergiezufuhr kaum verändert. Überernährung ist heute das größte Ernährungsproblem in den Industrienationen.

Es ist grotesk, dass sich der Mensch aufgrund des in seiner Entwicklungsgeschichte bisher einmaligen Nahrungsangebots besser als je zuvor ernähren könnte, zugleich aber zunehmend an den Folgen von Fehlernährung leidet.

1 Anatomische und physiologische Unterschiede bei Pflanzenfressern und Fleischfressern (nach *v. Koerber et al.*, 2004, S. 30)		
Merkmal	**Pflanzenfresser (Herbivoren)**	**Fleischfresser (Carnivoren)**
Maulöffnung	klein, Hautfalten bzw. Backentaschen	weit, z.T. bis zum Kiefergelenk
Kaubewegung des Unterkiefers	senkrecht und waagrecht	senkrecht
Zähne	schneiden und mahlen	reißen und festhalten
Zunge	muskulös, kräftig, rau	dünn
Speichelsekretion	viel	wenig
pH-Wert	alkalisch	sauer
Speichelenzyme	Amylase, Ptyalin	keine
Gärmagen	teilweise mehrfache	keiner
Magensäuresekretion	schwach	stark
Nahrungsverweildauer im Magen	lang	kurz
Darmoberfläche	Zotten	glatt
Dickdarmmuskeln	Tänien, Haustren	glatt
Unverdauliches	bakterieller Abbau von Zellulose	Auflösung von Haaren, Knorpel und Knochen
Verhältnis von Darm: Körperlänge[1]	groß (Schaf 20:1)	klein (Wolf 4:1)

[1] Mensch 12:1

In den letzten 200 Jahren ist der Verbrauch folgender Produkte bzw. Inhaltsstoffe **wesentlich gesunken:**

- **Getreide** auf unter 30 % des früheren Getreideverbrauchs
- **hochausgemahlene Mehle** von fast ausschließlichem Verbrauch auf unter 10 % des Getreideverbrauchs
- **Ballaststoffe** auf unter 25 % des früheren Ballaststoffverbrauchs
- **Kohlenhydrate** von fast 60 % auf unter 45 % der Gesamtenergiezufuhr.

In den letzten 200 Jahren ist der Verbrauch folgender Produkte bzw. Inhaltsstoffe **wesentlich gestiegen:**

- **niedrigausgemahlene Mehle** von geringem Verbrauch auf über 80 % des Getreideverbrauchs
- **isolierte Zucker** von geringer Menge auf etwa 115 g pro Person und Tag
- **Fett** von etwa 25 g auf etwa 100 g pro Person und Tag
- **Energie tierischer Herkunft** von mäßigem Anteil auf etwa ein Drittel der Gesamtenergiezufuhr
- **Protein tierischer Herkunft** von unter 20 % auf etwa zwei Drittel der Gesamtproteinzufuhr
- **Alkohol** auf etwa 5 % der Gesamtenergiezufuhr
- **ballaststofffreie Lebensmittel** auf das Fünffache.

◘ **1** Wichtige Änderungen des Lebensmittelverbrauchs in Deutschland seit der Industrialisierung (nach *v. Koerber et al.* 2004, S. 35).

Viele Alternative Ernährungsformen versuchen der artgerechten Ernährung des Menschen möglichst nahe zu kommen, sei es aus einer anthropologischen, ernährungsmedizinischen oder philosophischen Sichtweise heraus. Das Ziel einer gesunderhaltenden, bedarfsorientierten Ernährung, die mit den Empfehlungen der heutigen Ernährungswissenschaft in Einklang steht, kann mit den meisten der nachfolgend beschriebenen Alternativen Ernährungsformen erreicht werden.

Altasiatische Kulturen und Antike

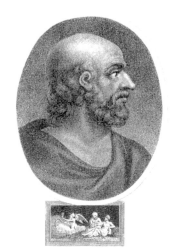

Hippokrates

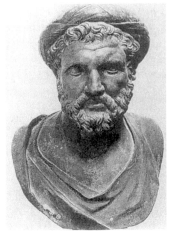

Pythagoras

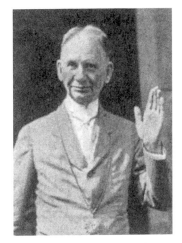

Otoman Zaradusht Hanish

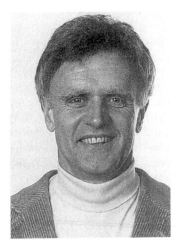

Steven Acuff

Vegetarismus

Einleitung

Die unterschiedlichen Ausprägungen vegetarischer Ernährungsformen stoßen auf zunehmendes Interesse. Anders als in der Vergangenheit werden sie inzwischen nicht mehr nur in wissenschaftlichen Fachgremien, beispielsweise in der Ernährungswissenschaft und der Medizin, sondern auch in weiten Teilen der Bevölkerung diskutiert. Die potenziellen und inzwischen durch zahlreiche Untersuchungen belegten Vorteile einer vegetarischen Ernährung machen diese Kostform für immer mehr Menschen zur praktikablen Alternative. Gefördert wird diese Entwicklung durch problematische Tendenzen bei vom Tier stammenden Lebensmitteln, durch die Kostenexplosion im Gesundheitswesen, die Hilflosigkeit der modernen Medizin bei bestimmten Erkrankungen sowie eine Sensibilisierung der Verbraucher im Hinblick auf das Leiden von Tieren durch Tiertransporte, Massentierhaltung und Schlachtung.

Verschiedene Schätzungen haben ergeben, dass sich heute in Deutschland etwa drei bis sechs Millionen Menschen (rund 3,5–7,5 % der Bevölkerung) vegetarisch ernähren. Nach Erhebungen der Vegetarierverbände gab es im Jahre 2003 in siebzehn europäischen Ländern über 17 Millionen Vegetarier (Minimalschätzung). Neben Deutschland ist in Großbritannien sowohl der absolute als auch der relative Anteil der Vegetarier europaweit am höchsten: 5,3 Millionen Menschen (9 % der Bevölkerung) ernähren sich ohne Nahrungsmittel von getöteten Tieren. Das Verhältnis von Frauen und Männern wird bei solchen Untersuchungen meist mit 60:40 angegeben.

Während sich Vegetarier in der Vergangenheit mit erheblichen Akzeptanzproblemen konfrontiert sahen, ist die gesellschaftliche Anerkennung ihrer Ernährungsweise heute wesentlich höher. Ein allgemeiner Bewusstseinswandel und – nicht zuletzt – das öffentliche Bekenntnis prominenter Vertreter aus Musik, Theater, Kirche, Film und Sport zur vegetarischen Lebensweise halfen dem Vegetarismus aus seinem ehemaligen Nischendasein heraus. Vegetarier werden zunehmend auch von Nicht-Vegetariern akzeptiert, die Lebensmittelindustrie wie auch die Gastronomie reagieren mit einem immer breiteren fleischlosen Angebot.

Dennoch ist der Vegetarismus für Nicht-Vegetarier oftmals nur teilweise verständlich, nicht klar abgrenzbar und nicht in allen seinen Facetten erfassbar. Selbst von Anhängern des Vegetarismus bzw. von Menschen, die sich selbst als Vegetarier bezeichnen, wird die inhaltliche Abgrenzung und die damit verbundene Selbsteinschätzung unterschiedlich gesehen. Nicht jeder, der sich selbst als Vegetarier bezeichnet, ist dies auch aus naturwissenschaftlicher oder philosophischer Sicht. Was also macht diese Ernährungs- und Lebensweise aus? Eine Begriffsbestimmung soll vorgenommen werden.

Historische Entwicklung

Der Vegetarismus ist heute weitaus mehr als nur eine Ernährungsweise – er wird als Weltanschauung verstanden und gelebt. Die Menschheit ernährte sich über Millionen von Jahren vor allem aus Gründen des Angebots an Nahrungsmitteln überwiegend oder ausschließlich vegetarisch und ein gewisser Teil der Weltbevölkerung tut dies – aus religiösen Gründen, aber auch aus ökonomischen Notwendigkeiten – auch heute noch. Der Grundstein für eine fleischlose Ernährung aus philosophisch-ethischen Überlegungen, eng verknüpft mit religiösen Aspekten, wurde jedoch in der Antike gelegt. Erste Impulse für das Meiden von Fleisch gingen von der religiösen Sekte der *Orphiker* (Griechenland, 6. Jh. v. Chr.) aus. Im Mittelpunkt stand bei den Anhängern der mythischen Gestalt des Orpheus – Dichter, Sänger und nicht zuletzt Religionsstifter – das Streben nach Askese, eine Enthaltsamkeit in allen Lebensbereichen und somit auch in der täglichen Kost.

Durch das Streben nach Reinheit und eine religiöse, sittliche Lebensweise sah diese religiös-ethische Bewegung die Möglichkeit zur Befreiung der Seele. Ihren Anhängern, die den Verzehr alles »Beseelten« mieden, war es neben einem Verbot des Fleischkonsums auch nicht gestattet, Eier zu essen oder Wolle zu tragen. Mit dieser Betrachtungsweise verliehen die Orphiker dem griechischen Religionsverständnis neue Impulse, denn die völlige und andauernde Enthaltung stellte im Vergleich zu kultischen Speiseverboten etwas völlig Neuartiges dar.

Die Ablehnung von Fleisch wurde von *Pythagoras* (Philosoph, Griechenland, 570–500 v. Chr.) aufgegriffen und weitergeführt. Der Philosoph und Mathematiker kam auf seinen Reisen als einer der ersten Europäer mit der asiatischen Welt, ihrem Gedankengut und ihren Religionen in Berührung. Im 6. Jh. v.Chr. wirkten in Asien Männer wie *Buddha, Lao-Tse, Konfuzius* und *Zarathustra,* die wesentliche Fundamente für die heutigen Religions- und Glaubenssysteme legten. Durch den Glauben an Seelenwanderung und Wiedergeburt (Reinkarnation) wurde das Meiden von Fleisch und damit der Nichtverzehr von »beseelten« Wesen zu einem wesentlichen Bestandteil des Pythagoräismus, der bis in die Mitte des letzten Jahrhunderts fortwirkte und dann vom »modernen« Vegetarismus abgelöst wurde.

Plutarch (Philosoph, Griechenland, 46–120) verstand die Liebe und Milde gegenüber den Tieren als eine Übung für Nächstenliebe und Barmherzigkeit: »Mit beseelten Geschöpfen darf man nicht wie mit Schuhen und anderen Geräten verfahren, die man, wenn sie zerbrochen sind, wegwirft, sondern man soll sich an ihnen, wenn aus keiner anderen Ursache, wenigstens zur Übung in der Menschenliebe, zur Güte und Sanftmut gewöhnen.« Die logische und praktische Konsequenz dieser Einstellung zu Tieren war der Vegetarismus.

Allerdings war die freiwillig gewählte vegetarische Kost auch in der Antike eher die Ausnahme, was auch die Bemühungen von *Hippokrates* (Arzt, Griechenland, 460–370 v. Chr.) bestätigen, der schon frühzeitig auf die negativen Folgen eines zu hohen Fleischkonsums hinwies.

Auch in den verschiedenen Weltreligionen, die Ausdruck der Beschäftigung des Menschen mit dem Transzendentalen sind, finden sich Gedanken und Leitsätze, die sich mit der Behandlung der Mitgeschöpfe befassen. Das Streben nach ethischen und moralischen Grundsätzen, nach Gewaltlosigkeit, Nächstenliebe und Barmherzigkeit lässt sich in dem zentralen Ausspruch »Behandle andere so, wie Du von ihnen behandelt werden willst« zusammenfassen, der allen Religionssystemen zu eigen ist. Allerdings ist hier wohl zu unterscheiden, ob es sich um religiös geprägten Vegetarismus oder um vegetarisches Gedankengut in der jeweiligen Religion handelt. Hier lässt sich eine deutliche Tendenz erkennen: je älter die Glaubenssysteme sind und je weiter in der Religionsgeschichte zurückgegangen wird, umso eher findet sich die Achtung vor allen Lebensformen wieder.

So ist eine der ältesten Religionen, der Hinduismus, ein sehr konsequenter Vertreter der vegetarischen Lebensweise, während der

Islam, die jüngste der Weltreligionen, sehr viel weniger Gewicht auf den Vegetarismus legt. Für kleinere Religionsgemeinschaften scheint diese Regel allerdings nicht zuzutreffen. So sind einige Konfessionen, die sich erst in den letzten Jahrhunderten gebildet haben, wie die Adventisten des 7. Tages, die Quäker oder die Mormonen, sehr stark vom vegetarischen Gedankengut beeinflusst. In den östlichen Religionen stellt der Glaube an die Seelenwanderung einen ganz entscheidenden Impuls für ein religiöses Fleischverbot dar. Das *Ahimsa* – das Nichttöten sowie die Gewaltlosigkeit und damit die Ehrfurcht vor dem Leben – wurde in den Veden, den ältesten heiligen Schriften Indiens, eingearbeitet und im Sinne des Vegetarismus gedeutet. Auch im Buddhismus, der im 6. Jh. v.Chr. von *Siddharta Gautama* (Indien, 560–480 v.Chr.) und seinen Anhängern entwickelt wurde, sind Barmherzigkeit und vegetarische Lebensweise Grundvoraussetzung für die Erlangung der Weisheit. Das 5. Gebot im Alten Testament lautet: »Du sollst nicht töten!« Dieses Gebot ist für ethisch motivierte Vegetarier eine alle Lebewesen einbeziehende Lebensregel.

Über die Lebensreform-Bewegung des ausgehenden 19. Jh., eine Gegenbewegung zu den rasanten gesellschaftlichen Veränderungen der Industrialisierung, erreichte der Vegetarismus schließlich eine breitere Öffentlichkeit in Deutschland. Im Zentrum der Bemühungen der Vertreter der Lebensreform stand ein neues Verständnis der Natur, des Individuums und seiner Beziehung zur Gesellschaft. Basis für diese Überlegungen war der Naturismus, eine Strömung, die sich die Devise »Zurück zur Natur!« gesetzt hatte. Angestrebt wurde somit ein einfaches, naturverbundenes Leben im Grünen.

Die Lebensreform umfasste als Reformbewegung alle Lebensbereiche und kann in zahlreiche Einzelbestrebungen unterteilt werden: Vegetarismus, Anti-Alkoholbewegung, Tierschutzbewegung, Bodenreform, Naturheilkunde, Siedlungs- und Gartenstadtbewegung, Naturschutzbewegung, Freikörperkulturbewegung und Reformpädagogik. Vorreiter innerhalb der Lebensrefom waren Vertreter der Naturheilkunde, die bereits im ausgehenden 18. und beginnenden 19. Jh. mit *Christoph Wilhelm Hufeland* (Arzt, Deutschland, 1762–1836), *Samuel Hahnemann* (Arzt, Deutschland, 1755–1843) sowie *Vinzenz Priessnitz* (Arzt, Deutschland, 1799–1851) erste Impulse für eine naturgemäße Lebens- und Heilweise gaben.

Eine wichtige, aber nicht dominierende Position innerhalb der Lebensreform-Bewegung nahm die vegetarische Lebensweise ein. Entscheidend war hier der Ernährungswandel im 19. Jh. Durch die rasante Technisierung und Modernisierung des Nahrungsmittelsektors und der Landwirtschaft hatten sich die Ernährungsgewohnheiten innerhalb weniger Jahrzehnte grundlegend gewandelt. Insbesondere der seit 1850 stetig zunehmende Fleischkonsum und die parallel dazu steigende Zahl an Zivilisationskrankheiten gaben Anlass zur Kritik an der modernen Lebensweise. Diese Kritik sowie die Betonung einer gesunden und vollwertigen Ernährung war der Ansatz der Ernährungsreform. Ihre Anhänger waren vorwiegend gesundheitlich orientiert und weniger ethisch-moralisch geprägt.

Der moderne Vegetarismus verstand sich als Strömung, die in die Öffentlichkeit treten wollte. Dies geschah insbesondere durch zahlreiche Publikationen. Die neuartige Möglichkeit, über Zeitschriften, Flugblätter und Bücher die vegetarische Idee zu verbreiten, gab der Bewegung einen bis dahin unbekannten Auftrieb. Verstärkt wurde diese Tendenz durch ein reges Vereinsleben, ein im 19. Jh. neu aufgetretenes Phänomen der Organisation privater Interessen.

Im Jahre 1867 wurde im nordthüringischen Nordhausen vom freireligiösen Pfarrer *Eduard Baltzer* (1814–1887) der »Verein für natürliche Lebensweise« gegründet. In den beiden folgenden Jahrzehnten kam es zu zahlreichen lokalen Vereinsgründungen, vorwiegend in Großstädten und Ballungsgebieten. Im Jahre 1892 schlossen sich die beiden bedeutendsten deutschen Vegetarier-Vereine zum Deutschen Vegetarier-Bund zusammen, der noch heute als Vegetarier-Bund Deutschlands e. V. mit Sitz in Hannover existiert. Bald darauf wurde 1908 in Dresden die Internationale Vegetarier-Union gegründet, die seitdem regelmäßig internationale Kongresse veranstaltet.

Formen des Vegetarismus

Der Vegetarismus stellt sich nicht als eine homogene Ernährungsform dar und existiert in der Praxis unabhängig von den jeweils zugrunde liegenden Motiven. Unter dem Begriff Vegetarismus können vielmehr Ernährungsformen verschiedener Ausprägung zusammengefasst werden, die sich in der Lebensmittelauswahl, vor allem aber in ihren Zielen und Beweggründen unterscheiden. Hierbei müssen zahlreiche Alternative Ernährungsformen (s. Seite 2) mit berücksichtigt werden, die sich nicht als Vegetarismus verstehen, in ihrem Erscheinungsbild aber eine vegetarische Ernährung darstellen.

Die Begriffe »Vegetarier«, »vegetarisch« und »Vegetarismus« haben ihren Ursprung im lateinischen »vegetare« = beleben. Somit kennzeichnet »Vegetarismus« im ursprünglichen Sinne eine »lebende« Form des Seins und der Ernährung, in der neben pflanzlichen Lebensmitteln nur solche Produkte tierischen Ursprungs verzehrt werden, die von lebenden Tieren stammen (Milch, Eier, Honig). In diesem Sinne hatte *Pythagoras* – der Begründer des klassischen Vegetarismus – die Kostform benannt. Die Begriffswahl und Definition symbolisiert bereits, dass es in aller Regel weltanschauliche bzw. philosophische Gesichtspunkte waren, die bei der Entwicklung des Vegetarismus eine entscheidende Rolle spielten.

Bei der Einteilung vegetarischer Ernährungsweisen wird als sinnvollstes Kriterium die Lebensmittelauswahl zugrunde gelegt: **Lakto-Ovo-Vegetarier** essen neben pflanzlicher Nahrung auch Milchprodukte und Eier, **Lakto-Vegetarier** verzehren Milch und Milchprodukte, aber keine Eier. **Ovo-Vegetarier** (eher selten) nehmen weder Fleisch und Fisch noch Milch zu sich, konsumieren jedoch Eier.

Strikte bzw. strenge Vegetarier, so genannte **Veganer,** lehnen den Verzehr sämtlicher Nahrungsmittel ab, die vom Tier stammen. Teilweise bezieht dies auch Honig mit ein, sodass daraus eine ausschließlich pflanzliche Kost resultiert. Vegan lebende Menschen lehnen vielfach auch Gebrauchsgegenstände ab, die von Tieren stammen, z. B. Leder-Kleidung.

Die so genannten **Pudding-Vegetarier** erfüllen zwar das Charakteristikum, Fleisch und Fisch aus dem Speiseplan gestrichen zu haben, ernähren sich aber überwiegend von stark verarbeiteten Produkten, die zumeist eine hohe Energiedichte, allerdings nur geringe Gehalte an nicht-energieliefernden Nährstoffen (Vitamine, Mineralstoffe, sekundäre Pflanzenstoffe usw.) aufweisen. Gerade diese Gruppe hat der vegetarischen Ernährung einen schlechten Ruf eingebracht, denn ebenso wie auch bei einer ungünstig zusammengestellten fleischhaltigen Kost ist hier die optimale Versorgung mit essenziellen Nährstoffen nicht gewährleistet.

Wie hoch die Anteile der verschiedenen Gruppen an der Gesamtheit der vegetarisch lebenden Personen sind, kann nur geschätzt werden.

Zwei der großen in den 1980er Jahren durchgeführten Vegetarier-Studien (Berlin und Gießen) kommen übereinstimmend zu dem Ergebnis, dass die Lakto-Ovo-Vegetarier mit jeweils mehr als der Hälfte bzw. rund zwei Drittel aller Befragten die Mehrheit stellen. Der Anteil der Lakto-Vegetarier lag bei etwa 30 %, der der Veganer bei unter 10 %.

Eine besondere Gruppe unter den Veganern stellen die *Rohköstler* (s. Seite 123) dar, die mit den gleichen Einschränkungen bei der Lebensmittelauswahl leben, zusätzlich aber auch gekochte Nahrung meiden. Ein Teil der sich nach ihrem Instinkt richtenden Rohköstler verzehrt auch rohe Nahrungsmittel tierischen Ursprungs wie Fleisch, Eier und Insekten. Die Anhänger dieser Ernährungsform sind damit keine Vegetarier. Die verschiedenen Ausprägungen des Vegetarismus zeigen, dass Vegetarier ebenso wie Fleisch essende Menschen keine homogene Gruppe darstellen (⊞ **2**).

2 Formen vegetarischer Ernährung (*Leitzmann* und *Hahn*, 1996, S. 15)	
Bezeichnung	**Meiden von** *
Ovo-Vegetarier	Fleisch, Fisch und Milch
Lakto-Vegetarier	Fleisch, Fisch und Eier
Lakto-Ovo-Vegetarier	Fleisch und Fisch
Veganer	alle vom Tier stammenden Lebensmittel (Fleisch, Fisch, Milch, Eier, Honig)

* Bei allen Lebensmitteln sind auch die jeweils daraus hergestellten Produkte eingeschlossen.

Motive von Vegetariern

Eine Einteilung nach der Lebensmittelauswahl besagt noch nichts über die unterschiedlichen Erscheinungsformen in der Praxis oder die zugrunde liegende Motivation für eine vegetarische Lebensweise. Wie sich der Vegetarismus darstellt und zu welchen unterschiedlichen Ausprägungen er geführt hat, wird wesentlich durch die Anschauungen und Ziele des einzelnen Menschen geprägt.

Die Entscheidung, Vegetarier zu werden, basiert auf den verschiedensten Erfahrungen, Lebensumständen, Überlegungen und Erwartungen. Die Motive der meisten Vegetarier sind nicht dauerhaft fixiert, sondern unterliegen im Laufe der Zeit einem Wandel. So gewinnen für viele, die sich aus gesundheitlichen Gründen für den Vegetarismus entschieden haben, im Laufe der Zeit ethische Aspekte an Bedeutung.

Unter der Vielzahl möglicher Beweggründe dominieren neben den ethisch-religiösen die gesundheitlichen Motive, die etwa gleich häufig angegeben werden, oftmals aber nicht strikt voneinander zu trennen sind. In ethischer Hinsicht sind es vor allem die Ablehnung des Tötens und die Beschäftigung mit dem Verhältnis von Mensch und Tier, die eine Hinwendung zum Vegetarismus bewirken. Besonders die seit Mitte der 1970er Jahre erstmals rational geführte Diskussion über den Status von Tieren hat die Abkehr vom Fleischverzehr erneut unterstützt. Seit dieser Zeit wird von verschiedenen Ethikern der zunehmend erfolgreiche Versuch unternommen, für Tiere die gleichen ethisch-moralischen Rechte einzuklagen wie für den Menschen. In diesem Rahmen wird auch die Leidensfähigkeit von Tieren, hervorgerufen durch Angst oder Schmerz, anerkannt. Der Einblick in die nicht artgerechte und quälerische Haltung der Tiere sowie die Bedingungen bei Aufzucht, Mast, Transport und Tötung, die einer immer breiteren Öffentlichkeit bewusst werden, trägt ebenfalls zu einer Sensibilisierung der Bevölkerung und einer verstärkten Hinwendung zur vegetarischen Ernährungsweise bei.

Die gesundheitliche Motivation für eine vegetarische Ernährung umfasst Aspekte wie allgemeine Gesunderhaltung, Körpergewichtsreduktion, Prophylaxe und Heilung verschiedener Krankheiten sowie Steigerung der geistigen und körperlichen Leistungsfähigkeit, z. B. im Hochleistungssport. Auch Lebensmittelskandale wie der Einsatz verbotener oder erlaubter Masthilfen in der Tierzucht, die parasitäre Kontamination von Lebensmitteln tierischer Herkunft oder die Diskussion über die transmissible spongiforme Encephalopathie (TSE) und deren mögliche Übertragbarkeit auf den Menschen haben immer wieder einen Rückgang des Fleischkonsums zur Folge.

Dennoch sprechen sozialpsychologische Ansätze dafür, dass die Hinwendung zum Vegetarismus im Allgemeinen nicht spontan, sondern schrittweise verläuft. Ausschlaggebend sind hier in erster Linie der Wunsch nach einer gesunden Ernährung, artgerechter Tierhaltung

3 Gründe für eine vegetarische Ernährung (*Leitzmann* und *Hahn*, 1996, S. 18)

ethisch/religiös	• Töten als Unrecht/Sünde • Fleischverzehr als religiöses Tabu • Lebensrecht für Tiere • Mitgefühl mit Tieren • Ablehnung der Massentierhaltung • Ablehnung der Tiertötung als Beitrag zur Gewaltfreiheit in der Welt • Ablehnung des Verzehrs tierischer Nahrung als Beitrag zur Lösung des Welthungerproblems
ästhetisch	• Abneigung gegen den Anblick toter Tiere • Ekel vor Fleisch • höherer kulinarischer Genuss vegetarischer Gerichte
spirituell	• Freisetzung geistiger Kräfte • Unterstützung von meditativen Übungen und Yoga • Verminderung des Geschlechtstriebes
sozial	• Erziehung • Gewohnheit • Gruppeneinflüsse
gesundheitlich	• allgemeine Gesunderhaltung (undifferenziert) • Körpergewichtsabnahme • Prophylaxe bestimmter Erkrankungen • Heilung bestimmter Erkrankungen • Steigerung der körperlichen Leistungsfähigkeit • Steigerung der geistigen Leistungsfähigkeit
kosmetisch	• Körpergewichtsabnahme • Beseitigung von Hautunreinheiten
hygienisch toxikologisch	• bessere Küchenhygiene in vegetarischen Küchen • Verminderung der Schadstoffaufnahme
ökonomisch	• begrenzte finanzielle Möglichkeiten • sparen für andere Werte als Ernährung
ökologisch	• Verminderung der durch Massentierhaltung bedingten Umweltbelastungen

und nachweltgerechter Ökologie. Diese Bewusstseinsbildung führt zu anderen persönlichen Auffassungen und Einstellungen, aus denen schließlich eine Verhaltensänderung resultiert. Allerdings sind auch zahlreiche Schlüsselerlebnisse bekannt, die zu spontaner Änderung der Ernährungsweise führen, z. B. ein Schlachthofbesuch (⊞ **3**).

Naturheilkunde und Vegetarismus

Naturheilkunde und Vegetarismus liegen nahe beieinander. Beide haben eine jahrtausendealte Tradition, deren Wurzeln in der griechischen Antike liegen. Schon früh sahen Ärzte die Ernährung als wesentliches Element im Wechselspiel zwischen Gesundheit und Krankheit an. Bereits bei den Pythagoräern spielten hygienische Gründe und diätetische Aspekte (im Sinne der ganzheitlichen Betrachtungsweise der »Diaetia« als Regelung der Lebensweise in ethischer wie physischer Hinsicht) für Empfehlungen zum Meiden des Fleischverzehrs bei Krankheit oder gesundheitlichen Beschwerden eine Rolle. So sagte der Arzt *Androkydes:* »Heilmittel sind nicht nur die von der Heilkunst bereiteten, sondern auch die täglich zur Nahrung genossenen Speisen und Getränke.«

Zwar kann bei den großen Vertretern der antiken Heilkunst wie *Hippokrates, Herodikos, Diokles* oder *Asklepiades* nicht von einer ausgesprochen vegetarischen Richtung gesprochen werden, doch wurde von allen der gesundheitliche Wert und die Bedeutung von pflanzlicher Nahrung zur Vorbeugung und Behandlung bestimmter Krankheiten erkannt und geschätzt. So verordnete Hippokrates bereits um 400 v. Chr. Fasten, Vollkornbrot, Obst und rohes Gemüse und steht damit heutigen Ernährungsempfehlungen erstaunlich nahe.

Die Naturheilkunde des 19. Jh. entwickelte sich zu einer Strömung, die der Schulmedizin sehr kritisch gegenüberstand und vor allem mit Laien-Schrifttum über Gesundheitsbelehrung die Patienten ansprach. Ihre Vertreter wandten traditionelle Heilmethoden an und erweiterten sie, orientiert an den Bedürfnissen des Industriezeitalters. Innerhalb weniger Jahrzehnte wurden zahlreiche Sanatorien und Heilanstalten gegründet, deren Kuren auf natürlichen Heilmethoden basierten. Dazu zählten die Hydro- und Phytotherapie, die

Licht- und Luftbehandlungen sowie die Lehm- und Erdheilkuren ebenso wie die vegetarische Ernährung.

Der Schweizer Arzt *Maximilian Bircher-Benner* (1867–1939) beispielsweise verordnete seinen Patienten pflanzliche Rohkost und ging damit neue Wege in der Ernährungstherapie.

Die ersten Vertreter der Naturheilkunde zu Beginn des 19. Jh. waren Vorreiter der späteren breiten Bewegung der Lebensreform. Oftmals ergänzten sich die Forderungen aus beiden Bereichen gegenseitig: Vertreter der Naturheilkunde empfahlen vegetarische Kost zur Unterstützung der natürlichen Therapiemethoden und sahen die fleischlose Ernährung als wesentlichen Bestandteil des Heilprozesses bzw. der Prophylaxe an. Wegbereiter dieser engen Verbindung von Naturheilkunde und vegetarischem Gedankengut war der Apotheker *Theodor Hahn* (Deutschland, 1824–1883). Seine Erkenntnisse von richtiger Ernährung und gesunder Lebensweise legte Hahn in seinem Werk »Die naturgemäße Diät, die Diät der Zukunft« dar. Er wird auch als der erste Vegetarier in der Naturheilkunde bezeichnet. Auch heute noch besteht ein enger Zusammenhang zwischen vegetarischer Ernährung und Naturheilkunde. Besonders Vegetarier bevorzugen natürliche Heilmethoden.

In den USA gilt *Sylvester Graham* (Arzt, 1794–1891) als einer der Begründer der modernen Gesundheitsbewegung. Der Erfinder des nach ihm benannten »Grahambrots« propagierte eine vollwertige, vegetarische Lebensweise. Ein Zeitgenosse Bircher-Benners, der Arzt und Adventist *John Harvey Kellogg* (1852–1943), veröffentlichte zahlreiche Gesundheitsschriften und hatte ebenfalls eine große Anhängerschar.

Ernährungsphysiologische Bewertung

In der Vergangenheit wurde die vegetarische Ernährung seitens der Medizin und der Ernährungswissenschaft fast ausnahmslos als »Mangelernährung« eingestuft. Dies lag teilweise auch daran, dass gesicherte wissenschaftliche Erkenntnisse über die ernährungsphysiologische Wirkung einer fleischlosen Kost fehlten und jahrtausendealte Erfahrungswerte nicht akzeptiert wurden. Mittlerweile liegen umfangreiche wissenschaftliche Untersuchungen vor. Diese belegen eindrucksvoll, dass nicht nur – wie früher häufig behauptet –

die insgesamt gesunde Lebensweise von Vegetariern (ausreichende Bewegung, weitgehender oder völliger Verzicht auf Alkohol und Nikotin) den guten Gesundheitsstatus bedingt. Sie zeigen ebenso, dass zahlreiche Vorteile direkt auf die Ernährung zurückzuführen sind.

Langfristige Studien über Ernährungsverhalten und Gesundheitszustand von vegetarisch lebenden Personen ergaben, dass eine lakto-ovo-vegetarische Ernährung zahlreiche positive Effekte mit sich bringt. So haben Vegetarier seltener Übergewicht und weniger häufig hohen Blutdruck. Außerdem sind ihre Blutcholesterinwerte in der Regel günstiger als bei Personen mit durchschnittlicher Ernährungsweise, da die Zufuhr ungünstig zu beurteilender Nahrungsinhaltsstoffe, wie gesättigte Fettsäuren, Cholesterin und Purine, niedriger ausfällt als bei Mischköstlern, während ernährungsphysiologisch günstige Nahrungsbestandteile, wie komplexe Kohlenhydrate, Ballaststoffe und sekundäre Pflanzenstoffe, in größerer Menge verzehrt werden. Als Folge ihrer gesünderen Ernährungs- und Lebensweise ist das Risiko von Vegetariern für Diabetes mellitus, Gicht, Krebs und Herz-Kreislauf-Erkrankungen niedriger. Die Lebenserwartung von Vegetariern ist in der Regel höher als die von Mischköstlern.

Die empfohlene Aufnahme von **Nahrungsenergie** wird von Vegetariern seltener überschritten als in der Durchschnittsbevölkerung. Entsprechend findet sich bei ihnen häufig ein niedrigeres Körpergewicht als bei sich durchschnittlich ernährenden Vergleichsgruppen. Da das Verzehrsverhalten von Vegetariern im Wesentlichen von dem der Mischköstler abweicht, ist entsprechend auch die Relation und Zusammensetzung der energieliefernden Nährstoffe verändert.

Vegetarier nehmen einen höheren Anteil an **Kohlenhydraten** auf. Durch ihren Obstverzehr enthält ihre Kost vermehrt Monosaccharide, aber auch die Zufuhr an Polysacchariden (vor allem Stärke) liegt über der von Mischköstlern. Dadurch erreichen sie gleichzeitig eine erhöhte Ballaststoffzufuhr, wodurch die Nahrung wiederum eine geringere Energiedichte aufweist. Mit der höheren Ballaststoffaufnahme ist jedoch eine erhöhte Oxal- und Phytinsäurezufuhr verbunden, welche die Absorption verschiedener Mineralstoffe verringert. In der Praxis spielt dieser Effekt aber offenbar keine Rolle, vor allem deshalb, weil Vegetarier insgesamt höhere Mineralstoffmengen zuführen.

Auch bei der aufgenommenen Menge an **Fett** und der Fettsäurezusammensetzung bestehen Unterschiede zu Mischköstlern. Zwar liegt die Fettaufnahme auch bei Vegetariern meist höher als empfohlen, jedoch in der Regel günstiger als beim Bevölkerungsdurchschnitt. Nur Veganer liegen hier im Bereich der Empfehlungen. Das verzehrte Fett ist überwiegend pflanzlichen Ursprungs. Dadurch werden mehr Polyenfettsäuren (polyunsaturated) und verhältnismäßig weniger gesättigte (saturated) und einfach ungesättigte Fettsäuren aufgenommen. Häufig ergeben sich daher P/S-Quotienten, die den ernährungsphysiologisch angestrebten Wert von 1 erreichen oder überschreiten.

Die Kost der Veganer ist weitgehend frei von **Cholesterin.** Die Cholesterinzufuhr von Lakto-Ovo-Vegetariern ist nicht zwangsläufig niedriger als die von Fleischessern. Die körpereigene Cholesterinsynthese passt sich der alimentären Zufuhr an und sinkt, wenn die Cholesterinaufnahme steigt. Dieser Mechanismus scheint aber nicht unbegrenzt und vor allem nicht bei allen Individuen eine vollständige Adaption zu erlauben. Aus diesem Grund wird empfohlen, die Cholesterinzufuhr mit der Nahrung auf maximal 300 mg/d zu begrenzen, um arteriosklerotisch bedeutsamen Veränderungen des Serumcholesterinspiegels vorzubeugen.

Ein von Kritikern des Vegetarismus lange Zeit und teilweise noch immer ins Feld geführtes Argument besagt, dass mit vegetarischer Ernährung der Bedarf des Menschen an **Protein** nicht oder nur teilweise gedeckt werden könne. In der Realität trifft dies jedoch nicht zu.

Nicht nur die Höhe der Zufuhr, auch die Zusammensetzung des Proteins weist bei vegetarischer Nahrung Abweichungen auf, da pflanzliche Proteine meist eine geringere Konzentration einzelner essenzieller Aminosäuren besitzen. Trotz dieser geringeren biologischen Wertigkeit von pflanzlichem gegenüber tierischem Protein gewährleistet eine abwechslungsreiche vegetarische Ernährung durch den Aufwertungseffekt (s. Seite 201) eine ausreichende Deckung des Proteinbedarfs (die DGE empfiehlt 0,8 g/kg Körpergewicht). Die Proteinzufuhr bei Veganern liegt teilweise deutlich unter der anderer Vegetariergruppen und verdient deshalb ein besonderes Augenmerk. Insbesondere in Verbindung mit einer gleichzeitig geringen Energiezufuhr besteht hier ein Risiko für Mangelerscheinungen (Waldmann et al. 2003).

Auch bei der Zufuhr von **Vitaminen** schneiden Vegetarier im Regelfall günstiger ab als Mischköstler. Ihre pflanzlich betonte Kost führt zu einer höheren Aufnahme von **Vitamin C** und **E, β-Karotin, Folsäure** sowie **Vitamin B$_1$.**

Bedingt durch den teilweisen Ausschluss von Lebensmitteln tierischen Ursprungs weisen vegetarisch lebende Personen eine niedrige Zufuhr an **Vitamin D** auf. Allerdings liegt auch die Vitamin-D-Zufuhr von Nicht-Vegetariern im Allgemeinen deutlich unter den Empfehlungen, da lediglich bestimmte Fischarten hohe Gehalte an Vitamin D haben. Insgesamt sind aber selbst bei Veganern Vitamin-D-Mangelerscheinungen selten, sofern sie sich ausreichend im Freien aufhalten, denn durch Einwirkung von Sonnenlicht wird in der Haut Vitamin D aus entsprechenden Vorstufen gebildet. Da allerdings bereits bei nicht-vegetarisch lebenden Frauen der Vitamin-D-Gehalt der Muttermilch so niedrig ist, dass die Säuglinge bei einer Stilldauer von mehr als sechs Monaten Rachitis bekommen können, sollte gerade bei veganer Ernährung eine begleitende orale Supplementierung mit Vitamin D erfolgen.

Da **Vitamin B$_{12}$** (Kobalamin) von Pflanzen nicht gebildet werden kann, wird bei keinem anderen Nährstoff so kontrovers die Frage diskutiert, inwieweit eine ausreichende Versorgung mit ausschließlich pflanzlicher Ernährung möglich ist. Keine Probleme ergeben sich bei lakto- und lakto-ovo-vegetabilen Ernährungsformen, da Milch und Milchprodukte insgesamt erhebliche Vitamin-B$_{12}$-Mengen liefern. Studien mit Veganern zeigen, dass auch sie mit 0,3–1,2 µg/d geringe Mengen des Vitamins aufnehmen, wobei der Ursprung dieser Aufnahme nicht immer bekannt ist. Nicht alle Veganer meiden z. B. in letzter Konsequenz Milch und Milchprodukte. Denkbar ist weiterhin die Aufnahme kleiner Kobalaminmengen über Teig- und Backwaren, denen bei der Herstellung Eier zugesetzt wurden. Möglicherweise spielen darüber hinaus die Mund- und Dünndarmflora, die mikrobielle Kontamination von Lebensmitteln und Essgeschirr sowie der Gehalt in fermentierten Produkten eine Rolle. Auch wenn bei langfristiger veganer Ernährung häufig erniedrigte Kobalamin-Blutspiegel zu finden sind, treten klinische Anzeichen eines Mangels bei Erwachsenen seltener auf als erwartet. Dies liegt einerseits an der hohen Reservekapazität des Vitamins und zum anderen daran, dass der tatsächliche Vitamin-B$_{12}$-Bedarf mit etwa 0,5–1 µg/d deutlich unterhalb der derzeit empfohlenen Zufuhr von

3 µg/d liegt. Bei einer Zufuhrempfehlung handelt es sich um die Menge, die vermutlich alle Personen der Bevölkerungsgruppe, für die die Empfehlung ausgesprochen wird, vor ernährungsbedingten Gesundheitsschäden schützt. Die Zufuhrempfehlungen enthalten zudem immer Sicherheitszuschläge. Zu beachten ist jedoch, dass hohe Folsäurezufuhren die Entwicklung einer kobalaminbedingten Anämie verzögern, während gleichzeitig neurologische Veränderungen fortschreiten.

Zur Verbesserung der Versorgung – insbesondere bei Kindern, Schwangeren und Stillenden – bietet sich bei Veganern neben einer Vitamin-B$_{12}$-Supplementierung die Anreicherung von »Sojafleisch« oder Sojamilch mit Vitamin B$_{12}$ an.

Die Versorgung mit **Vitamin B$_2$** ist bei lakto- und lakto-ovo-vegetarischer Ernährung ausreichend bis gut. Bei veganer Lebensweise gestaltet sich die Bedarfsdeckung schwierig, sie ist jedoch möglich; biochemisch-klinische Mangelerscheinungen sind kaum festzustellen.

Bei **Vitamin B$_6$** erreichen viele Vegetarier nicht die empfohlene Zufuhr, liegen jedoch über nicht-vegetarischen Vergleichsgruppen. Auch deuten Blutparameter auf einen schlechten Versorgungsstatus hin, was mit einer geringen Verfügbarkeit der in pflanzlichen Lebensmitteln dominierenden Pyridoxinglykosiden zusammenhängen könnte. Bei Veganern liegen auch biochemische Daten eines überdurchschnittlich häufigen marginalen Versorgungsstatus vor.

Die Versorgung vegetarischer Bevölkerungsgruppen mit **Niacin** weist starke Schwankungen auf. Da keine Berichte über biochemisch-klinische Anzeichen eines Niacinmangels bei vielseitiger vegetarischer Ernährung vorliegen, kann im Falle einer niedrigen Zufuhr von einer erheblichen intermediären Synthese des Niacins aus der Aminosäure Tryptophan ausgegangen werden. Über die Versorgung von Vegetariern mit **Pantothensäure** und **Biotin** liegen keine Untersuchungen vor. Der tägliche Bedarf ist nur annäherungsweise bekannt. Bei gesunden Erwachsenen gibt es keine alimentären Mangelerscheinungen.

Die Zufuhr an **Mineralstoffen** ist vielfach günstiger zu bewerten als bei Mischköstlern, sie weist aber einige potenzielle Schwachpunkte auf. So wurde vegetarischen Ernährungsformen häufig nachgesagt, dass sie die Versorgung mit **Eisen** nicht sicherstellen können. Diese Auffassung ist heute jedoch überholt. Tatsächlich ist der Eisenmangel unter Lakto-Ovo-Vegetariern westlicher Industrienationen nicht häufiger als bei Fleisch essenden Personen. Die meisten Vegetarier und Veganer haben eine relativ hohe Eisenaufnahme aus Lebensmitteln wie Vollgetreide, Blattgemüse und angereicherten Nahrungsmitteln. Hierdurch wird die schlechtere Verfügbarkeit des aus Pflanzen stammenden ionischen Eisens teilweise kompensiert. Dies gilt insbesondere dann, wenn gleichzeitig viel Vitamin C aufgenommen wird, das die Eisenresorption fördert. Bei Vegetarierinnen ist in manchen Fällen jedoch eine unbefriedigende Versorgung mit Eisen zu beobachten. Dies ist aber weniger ein Problem der vegetarischen Ernährung, sondern vielmehr auf die Eisenverluste durch die Menstruation zurückzuführen. Biochemische oder klinische Anzeichen eines Eisenmangels sind somit bei Vegetarierinnen nicht häufiger zu finden als im Bevölkerungsdurchschnitt. Allerdings sind ihre Eisenreserven häufig geringer, was in Zeiten eines erhöhten Eisenbedarfs, insbesondere während der Schwangerschaft, beachtet werden sollte. Normwerte der Eisenspeicher im unteren Bereich werden inzwischen jedoch bezüglich des Auftretens von Infektionskrankheiten sowie der Entstehung von radikalassoziierten Erkrankungen (z.B. Herzinfarkt, Krebs, Atherosklerose) eher positiv bewertet. Kritisch stellt sich die Eisenversorgung bei Veganerinnen dar. In einzelnen Studien zeigte sich eine hohe Prävalenz von Mangelerscheinungen.

Ebenfalls als kritischer Nährstoff in der Versorgungslage der Gesamtbevölkerung gilt **Kalzium.** In der Regel ist die Versorgung von Vegetariern mit Kalzium ausreichend. Eine überhöhte Aufnahme von Kalzium ist nicht wünschenswert, da in diesem Fall die Resorptionsrate von Eisen und Zink gesenkt wird. Außerdem verfügt der menschliche Körper über verschiedene Anpassungsmechanismen an eine niedrige Nährstoffzufuhr, sodass z.B. die Resorptionsrate für Kalzium gesteigert werden kann. Veganer nehmen die geringsten Kalziummengen auf. Zusätzlich zu dem geringen Kalziumgehalt ihrer Kost muss der resorptionsvermindernde Einfluss von Oxal- und Phytinsäure sowie bestimmter Ballaststoffkomponenten berücksichtigt werden. Andererseits wirkt sich die niedrige Proteinaufnahme von Veganern günstig auf die Kalziumausnutzung aus (kalziumsparender Effekt), es wird weniger Kalzium im Urin ausgeschieden. Als teilweise kritisch ist die Kalziumversorgung vegan ernährter Kleinkinder zu bewerten. Auch bei älteren Kindern und Jugendlichen ist bei veganer Ernährung auf eine ausreichende Kalziumzufuhr zu achten.

Eine Reihe von Studien belegt, dass die Zufuhr von **Jod** sowohl bei Vegetariern als auch in der Durchschnittsbevölkerung zu gering ist. Problematisch für die Beurteilung der tatsächlichen Jodzufuhr ist jedoch, dass der Konsum von jodiertem Speisesalz bei den Verzehrsstudien nicht miterfasst wurde und somit die Zufuhr vermutlich höher liegt als bisher angenommen. Der Einsatz von jodiertem Speisesalz konnte die Jodversorgung der Bevölkerung in den letzten Jahren verbessern, wenngleich dies immer noch nicht ausreicht.

Im Vergleich zu Mischköstlern weisen Vegetarier eine bessere Versorgung mit **Magnesium, Kalium** und **Mangan** auf. Etwa in gleichem Umfang wie bei Nicht-Vegetariern werden **Chlorid, Kupfer** und **Selen** aufgenommen. Die Aufnahme von **Zink** liegt bei Vegetariern und Mischköstlern unter den Empfehlungen. Bei erwachsenen Vegetariern ist der in Studien ermittelte Zinkstatus jedoch zufriedenstellend. Der Bedarf an **Phosphor** richtet sich nach der Kalziumaufnahme. Als optimal wird ein Kalzium/Phosphat-Verhältnis von 1:1 bis 1:1,2 angesehen. Mit einer durchschnittlichen Mischkost wird jedoch deutlich mehr Phosphat als Kalzium aufgenommen, auch bei vegetarischer Ernährung überwiegt häufig die Phosphataufnahme. **Natrium** als Bestandteil des Kochsalzes nehmen Vegetarier meist unter der üblichen, viel zu hohen Durchschnittszufuhr auf. Weder bei Vegetariern noch bei Mischköstlern sind klinische Symptome eines **Molybdän-, Chrom-** sowie **Fluorid**mangels bekannt.

Zahlreiche Effekte einer vegetarischen Ernährung gehen auf die hohe Aufnahme von **bioaktiven Substanzen** zurück (s. Seite 178). Zu diesen gesundheitsfördernden Nahrungsinhaltsstoffen werden Ballaststoffe, Substanzen in milchsauer vergorenen Lebensmitteln (v.a. Milchsäurebakterien) und sekundäre Pflanzenstoffe gezählt. Die letzte Gruppe umfasst eine Vielzahl unterschiedlicher Verbindungen, z.B. Karotinoide, Phytosterine, Saponine, Polyphenole, Protease-Inhibitoren, Sulfide und Terpene (☐ **4**). Diese Substanzen sind vielfach spezifisch für die jeweilige Pflanzenart und besitzen u.a. antikanzerogene, antioxidative, antimikrobielle, antithrombotische, entzündungshemmende, cholesterinspiegelsenkende und blutglukosebeeinflussende Eigenschaften. Der bessere Gesundheitsstatus von Vegetariern und die geringere Inzidenz verschiedener Erkrankungen lassen sich zu einem – nicht quantifizierbaren – Anteil auf

4 Wesentliche sekundäre Pflanzenstoffe und ihre Wirkung (nach *Watzl* und *Leitzmann*, 1999, S. 23).		
Bezeichnung	**Vorkommen**	**(vermutete) Wirkung**
Karotinoide	gelbe und rote Pflanzenteile	z.T. Provitamin A antioxidativ immunstimulierend
Phytosterine	fettreiche Pflanzenteile (Sonnenblumenkerne, Sesamsaaten)	Senkung des Blutcholesterinspiegels
Saponine	Leguminosen	Senkung des Blutcholesterinspiegels
Polyphenole	Obst, Gemüse, Tee	antioxidativ antikanzerogen antimikrobiell
Protease-Inhibitoren	Leguminosen, Getreide	antikanzerogen antioxidativ entzündungshemmend
Terpene	ubiquitär (pflanzliche Aromastoffe)	Enzyminduktion antikanzerogen
Phytoöstrogene	Lignin, Soja	antikanzerogen
Sulfide	Knoblauch, Lauch, Zwiebeln	antimikrobiell antioxidativ antikanzerogen immunmodulierend

die Zufuhr dieser pharmakologisch wirksamen Nahrungsinhaltsstoffe zurückführen. Dies trifft insbesondere für das Krebserkrankungsrisiko zu. Die wiederholt festgestellte geringere Karzinomhäufigkeit bei Vegetariern geht somit nicht nur auf die niedrigere Gesamtfett- und höhere Ballaststoffaufnahme zurück, sondern wird vermutlich auch durch eine vermehrte Zufuhr an Antioxidanzien und sekundären Pflanzenstoffen bedingt. Aber auch der niedrigere

Cholesterinspiegel, das geringe Vorkommen von Bluthochdruck und die geringere Diabeteshäufigkeit bei Vegetariern dürften zumindest partiell auf sekundäre Pflanzenstoffe zurückzuführen sein, die von ihnen in größerer Menge aufgenommen werden als von der Durchschnittsbevölkerung.

Da zahlreiche sekundäre Pflanzenstoffe hitzelabil sind, gelangen sie vor allem bei der Aufnahme von rohem Obst und Gemüse unverändert in den Gastrointestinaltrakt und, sofern sie resorbiert werden, in den Gesamtorganismus. Die Empfehlung vieler alternativer Ernährungsformen, einen erheblichen Anteil der Nahrung in Form von Rohkost aufzunehmen, gewinnt daher nicht nur im Hinblick auf »klassische« Nährstoffe wie Vitamine, sondern auch in Bezug auf sekundäre Pflanzenstoffe an Bedeutung.

Die **Ernährung von Kindern** stellt besondere Ansprüche an die Versorgung mit Nährstoffen und unterscheidet sich deutlich von der Erwachsener (⊞ 5). Gemessen an ihrem Körpergewicht haben Kinder einen relativ hohen Nahrungsenergiebedarf. Sehr voluminöse Nahrung, wie sie durch einen hohen Gehalt an Ballaststoffen, Wasser und komplexen Kohlenhydraten entsteht, hat dagegen eine geringe Energiedichte. Generell gilt die Faustregel, dass je jünger ein Kind ist und je höher seine Wachstumsgeschwindigkeit, desto geringer sollte das Volumen der Nahrung sein, mit dem Energie und Nährstoffe zugeführt werden. Gemessen an der Energiezufuhr ist bei Kindern insbesondere der Bedarf an Kalzium, Vitamin D und C gegenüber Erwachsenen erhöht.

⊞ 5	Unterschiede im Nährstoffbedarf von Säuglingen, Kindern und Erwachsenen (nach *Leitzmann* und *Hahn*, 1996, S. 349)		
Nährstoff	**Säuglinge** 0–2 Monate	**Kinder** 4–6 Jahre	**Erwachsene**
Protein, g/kg KG	2,2	1,1	0,8
Kalzium, mg/1000 kcal	950	450	220
Eisen, mg/1000 kcal	–	5,0	4,6
Vitamin D, µg/d	10	10	5
Vitamin C, mg/1000 kcal	75	38	29

Im **Säuglingsalter (0–6 Monate)** ist Muttermilch die beste Nahrungsquelle. Sie bietet eine ideale Nährstoffzusammensetzung, einen Schutz vor Infektionen, ist nicht allergen und lässt die Kinder gut gedeihen. Ist allerdings bereits die Mutter mangelernährt, was bei einer veganen Ernährungsweise möglich ist, kann auch der Säugling durch die Muttermilch allein nicht optimal versorgt werden. Beträgt die Stilldauer mehr als sechs Monate – bei Vegetarierinnen ist ein Jahr und mehr keine Seltenheit –, sollten Eisen und Vitamin D supplementiert werden. Wird als vegetarische Abstillnahrung industriell hergestellte Säuglingsnahrung auf Milch- oder Sojabasis bzw. selbst hergestellte milchhaltige Säuglingsnahrung verwendet, tauchen nur sehr selten gesundheitliche Probleme auf. Allerdings sollte ein Zusatz von Pflanzenölen enthalten sein, um den Bedarf des Säuglings an essenziellen Fettsäuren zu decken. Darüber hinaus muss bei selbst hergestellten Säuglingsmilchen ab der 6. Woche Vitamin A und C in Form von etwas Saft ergänzt werden. Von der Verwendung von Rohmilch ist aufgrund der potenziellen bakteriellen Kontamination abzuraten. Obst kann ab dem 6./7. Lebensmonat roh zugefüttert werden, Gemüse und Getreide sollten zur besseren Nährstoffausnutzung erhitzt werden. Aufgrund des allergenen Potenzials von Getreideproteinen und der Gefahr einer Zöliakie, v.a. bei familiärer Veranlagung, sollte Getreide nicht vor dem 4. Lebensmonat gegeben werden.

Im **fortgeschrittenen Säuglingsalter (6–12 Monate)** kann die Nährstoffversorgung ohne geeignete Beikost kritisch sein. Der Ballaststoffanteil sollte vorerst gering sein, um eine ausreichende Nahrungsenergiedichte zu gewährleisten. Nüsse, Getreide und Hülsenfrüchte können die Energiedichte erhöhen, während Obst und Gemüse relativ energiearm sind. Gemüse und Getreide sollten zur besseren Nährstoffausnutzung weiterhin erhitzt werden. Eine milchfreie Ernährung ohne Ergänzungspräparate ist hinsichtlich der Versorgung mit Eisen, Zink, Kalzium und Vitamin D kritisch zu betrachten, zumal schwere Formen der Fehlernährung bei vegan-ähnlich ernährten Kindern bekannt geworden sind (s. Seite 75).

Für **Klein- und Vorschulkinder (1–5 Jahre)** ist der Nährstoffbedarf bezogen auf das Körpergewicht zwar noch erhöht, aber nicht mehr so stark wie im Säuglingsalter. Ohne Supplementierung kann bei veganer Ernährung ein Mangel entstehen. Bei einer lakto- oder

6   Zusammenfassung und ernährungsphysiologische Bewertung der vegetarischen Ernährung.

Grundsätze und Ziele

Wichtigste Beweggründe:

- ethisch, religiös, spirituell
- gesundheitlich
- politisch, ökologisch

Lebensmittelauswahl

Ovo-Vegetarier (selten):	pflanzliche Kost und Eier
Lakto-Vegetarier:	pflanzliche Kost und Milch
Lakto-Ovo-Vegetarier:	pflanzliche Kost, Milch und Eier
Veganer:	ausschließlich pflanzliche Kost

Besonderheiten

- keine einheitliche Ernährungsform
- sehr viele individuelle Gestaltungsmöglichkeiten
- oft Bestandteil anderer alternativer Kostformen

Ernährungsphysiologische Bewertung

Lakto-(Ovo-)Vegetarismus

- bei vollwertiger und gut zusammengestellter Nahrungsmittelauswahl für Erwachsene als Dauerkost geeignet
- bei erhöhtem Nährstoffbedarf kann die Versorgung unzureichend sein (Kinder, Schwangere, Stillende)
- zahlreiche positive Gesundheitswirkungen

Veganismus

- bei sorgfältiger Auswahl und Zubereitung der Lebensmittel für Erwachsene geeignet
- kritische Nährstoffe (Vitamin D für gestillte Säuglinge, Vitamin B_{12}, Vitamin B_2, Kalzium, Eisen, Zink, Jod) sollten besonders beachtet werden
- selbst hergestellte vegane Muttermilchersatznahrung für Säuglinge ungeeignet
- vegane Beikost für Kleinkinder nicht bedarfsdeckend
- für Kinder und andere Risikogruppen sind ggf. Nährstoffergänzungen notwendig
- einige positive Gesundheitswirkungen
- als Dauerkost bei ausreichendem Ernährungswissen geeignet

lakto-ovo-vegetarischen Kost sind die Kinder im Allgemeinen ausreichend mit Nährstoffen versorgt.

Schulkinder (5–11 Jahre) nähern sich hinsichtlich des Nährstoffbedarfs immer mehr den Erwachsenen an. Vegan ernährte Kinder scheinen in dieser Phase weniger ernährungsbedingte Probleme zu haben als in der frühen Kindheit.

Bei **Jugendlichen (11–18 Jahre)** ist in der pubertären Wachstumsphase ein starker Anstieg des Energie- und Nährstoffbedarfs zu beachten. Auch hier kann bei veganer Ernährung eine Unterversorgung mit Kalzium, Eisen, Zink, Vitamin D und B_{12} bestehen.

Abschließend kann festgestellt werden, dass eine gut zusammengestellte lakto-(ovo-)vegetarische Ernährung für Erwachsene als Dauerkost geeignet ist und im Hinblick auf die Prävention ernährungsabhängiger Erkrankungen Vorteile bringt. Zur Deckung des Nährstoffbedarfs in allen Entwicklungsphasen von Kindern und Jugendlichen sind besondere Ernährungskenntnisse notwendig. Bei Verwendung angereicherter Produkte, wie z. B. eisenangereicherte Beikost, sind jedoch keinerlei Probleme zu erwarten. Eine vegane Ernährung birgt mehr Risiken hinsichtlich der Nährstoffversorgung als eine lakto-(ovo-)vegetarische Kost, sie ist aber bei breiter Lebensmittelauswahl sowie besonderer Berücksichtigung und ggf. Ergänzung kritischer Nährstoffe ebenfalls in der Lage, eine ausreichende Versorgung von Erwachsenen sicherzustellen (▦ 6).

Kontaktadressen:

Prof. Dr. Andreas Hahn
Institut für Lebensmittelwissenschaft
Zentrum Angewandte Chemie
Universität Hannover
Wunstorfer Straße 14
30453 Hannover
andreas.hahn@lw.uni-hannover.de

Vegetarier-Bund Deutschlands e. V.
Blumenstraße 3
30159 Hannover
info@vebu.de
www.vebu.de

Ernährung im Ayurveda

Einleitung und historische Entwicklung

Der Ayurveda (moderne Form: Maharishi-Ayurveda) ist eine traditionelle Heil- und Gesundheitslehre, in der Vorbeugung eine große Rolle spielt. Ihr Ursprung lässt sich mehr als 5000 Jahre bis in die alte vedische Hochkultur Indiens zurückverfolgen. Die Veden (*veda* bedeutet »vollständiges Wissen, Wissenschaft«) verstehen sich als Dichtungen, die nicht von Menschen geschaffen wurden, sondern die »stille Intelligenz der Natur« darstellen. Jeder Mensch trägt dieses Wissen in sich und kann (wieder) einen bewussten Zugang dazu finden. Im 7. Jh. v. Chr. bis etwa 1000 n.Chr., der Blütezeit des Ayurveda, entstanden die beiden bedeutendsten Schriften: »Caraka Samhita« und »Sushruta Samhita«. Sie bilden noch heute die Grundlage ayurvedischer Therapieverfahren. Über Jahrtausende hinweg war der Ayurveda die einzige medizinische Tradition Indiens, noch heute werden etwa 80 % der indischen Bevölkerung mit ayurvedischen Methoden behandelt. Der ganzheitliche Ansatz dieser alten Heilkunde beeinflusste nicht nur die Medizin im gesamten asiatischen Raum (wie z.B. die Traditionelle Chinesische Medizin, TCM, s. Seite 46), sondern auch altägyptische Heilkundige und *Hippokrates,* den bedeutendsten Arzt des antiken Griechenland (460–370 v.Chr.). Ayurveda wird deshalb auch als »die Mutter der Medizin« bezeichnet.

Die beiden Sanskrit-Wörter »Ayus« und »Veda« werden üblicherweise als »die Wissenschaft vom Leben« bzw. »das Wissen von den Lebensspannen« übersetzt. Die indische Ayurveda-Medizin betrachtet den Menschen als Einheit von Körper, Geist, Verhalten und Umwelt. Sie geht davon aus, dass der Geist den Körper beherrscht und der Mensch durch körperlich-seelisch-geistige Ausgewogenheit weder Krankheit noch Alterung unterworfen ist. Gesundheit bedeutet, dass sich alle Körperfunktionen wie Stoffwechsel, Verdauung, Gewebe und Ausscheidung im Gleichgewicht, sowie Seele, Sinne und Geist im Zustand dauerhafter innerer Zufriedenheit befinden. Krankheit wiederum ist eine sich im Körper manifestierende Störung dieser Harmonie, die aber durch das bewusste Anwenden verschiedener Techniken wiederhergestellt werden kann. Zu diesen Techniken zählt neben einer Reinigungstherapie, Körper- und Atemübungen, Massagen, Aroma-, Farb- und Klangtherapien sowie Meditation auch die Ernährungsweise. Das oberste Ziel des Ayurveda ist ein langes und gesundes Leben sowie die Befriedigung der elementaren Bedürfnisse nach geistiger Weiterentwicklung wie nach Erfolg im täglichen Leben.

Grundsätze und Lebensmittelauswahl

Im Ayurveda wird jeder Mensch ganz individuell betrachtet, nämlich nach seinem **Konstitutionstyp (Prakriti)**. Der Konstitutionstyp, der angeboren ist, entspricht einem Bauplan, der die Eigenart und das Wesen des jeweiligen Menschen beschreibt. Grundlage der Konstitutionslehre bildet im Ayurveda die Lehre von den **Fünf Elementen** (▦ 7), die auch als Bausteine des Lebens bezeichnet werden. Diese sind:

- Raum
- Luft
- Feuer
- Wasser
- Erde.

7 Die Fünf Elemente und ihre Zuordnungen.

Raum	Luft	Feuer	Wasser	Erde
fehlender Widerstand	Ausdehnung und Bewegung	Hitze	Flüssigkeit	Festigkeit, Rauheit, Form
Gehör, Sprache	Tastsinn	Sehsinn	Geschmackssinn	Geruchssinn
Ohr, Zunge	Haut	Augen	Zunge, Gaumen	Nase
	Hände	Füße	Anus	Geschlechtsorgane

Alles Existierende enthält diese Fünf Elemente in unterschiedlichen Anteilen, sie beeinflussen biologische Vorgänge. Dieses Selbstverständnis geht allerdings über das rein Materielle hinaus. Vielmehr versteht ein »Vaidya« – so werden die ayurvedischen Ärzte in Indien genannt – darunter die Gesamtwirkung unserer Umwelt, auch der nichtstofflichen, auf den Organismus. Die Fünf Elemente sind einem permanenten Wandel unterworfen. Genauso wie sich beispielsweise mit der Veränderung der Jahreszeiten die Temperatur, die Art und Zusammensetzung der Nahrungsmittel und die Farben der Landschaft ändern, variiert die Zusammenstellung der Fünf Elemente, aus denen unser Körper besteht, ständig. Jeder Mensch hat eine für ihn spezifische Zusammensetzung, was sich in Körperbau, Charakter, Stärken, Schwächen und auch Anfälligkeit für bestimmte Krankheiten äußert.

Bei der Anwendung der Lehre von den Fünf Elementen im Ayurveda werden die Fünf Elemente auf drei Qualitäten projiziert, die so genannten »drei Doshas«. Diese drei Grundprinzipien – beim Menschen als Konstitutionsgrundtypen bezeichnet – werden **Vata**, **Pitta** und **Kapha** genannt. Jedem Dosha sind jeweils zwei Elemente zugeordnet (◙ 2).

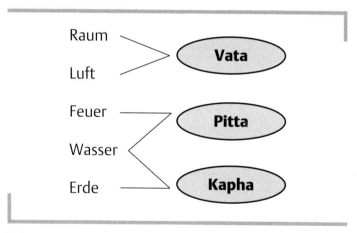

◙ 2   Zusammensetzung der drei Doshas.

Jeder Mensch trägt lebensnotwendigerweise alle drei dieser Doshas, die die Schnittstelle zwischen Geist und Körper darstellen, in unterschiedlicher Ausprägung in sich. Alle drei sind voneinander abhängig und bilden für den Organismus einen komplexen Regulationsmechanismus, der sich in einem dynamischen Gleichgewicht befindet. Jedes Dosha wirkt in jeder Zelle, erklärt aber auch gleichzeitig die Wechselbeziehung des Menschen mit seiner Ernährung und der gesamten Umwelt. Das individuelle Verhältnis der Doshas in jedem Menschen ist angeboren: Die Doshas können zu gleichen Anteilen ausgebildet sein, aber ebenso können ein oder mehrere Doshas dominieren und dadurch die Konstitution des einzelnen Menschen charakterisieren (⊞ 8).

8 Eigenschaften von Vata-, Pitta- und Kapha-Typen.

Vata-Typen	Pitta-Typen	Kapha-Typen
leichter Körperbau	mittelschwerer Körperbau	stabiler, schwerer Körperbau
Abneigung gegen kaltes und windiges Wetter	Abneigung gegen Hitze	große Ausdauer
vergisst schnell	Zielstrebigkeit	gutes Langzeit- gedächtnis
Begeisterungs- fähigkeit	Unternehmungs- lust	ruhige Persönlichkeit
unregelmäßige Verdauung	gute Verdauung	langsame Verdauung
Neigung zu Verstopfung	bevorzugt kalte Speisen und kühle Getränke	Neigung zu Fettleibigkeit
Neigung zu Schlafstörungen	Neigung zu Ungeduld und Ärger	tiefer und guter Schlaf
kurzlebige Gefühls- und Begeisterungs- ausbrüche	Führungsanspruch	Toleranz

Vata ist, zusammengesetzt aus den beiden Elementen Raum und Luft, für alle Bewegungen im Körper verantwortlich. Es steuert die Muskeln, den Atem, den Nahrungstransport sowie die Nervenimpulse. Außerdem ist es zuständig für das Wachstum und bewirkt Klarheit und Kreativität. Vata kontrolliert die anderen beiden Doshas und wirkt somit als »Schrittmacher« der biologischen Aktivität.

Pitta, abgeleitet aus dem Feuerelement mit ein wenig Einfluss des Wasserelementes, steuert den Stoffwechsel und die Verdauung, insbesondere das »Verdauungsfeuer Agni«. Zusätzlich wird von Pitta der Wärmehaushalt des Körpers geregelt.

Kapha ist aus den beiden Elementen Erde und Wasser abgeleitet. Es sorgt als formgebende Kraft für Struktur und Stabilität und ist für den Flüssigkeitshaushalt des Körpers verantwortlich.

Praktische Ernährungslehre im Ayurveda

Befinden sich die drei Doshas im Gleichgewicht, ist der Mensch gesund. Dies muss keineswegs bedeuten, dass alle Doshas zu gleichen Anteilen im Körper vorhanden sein sollen. Wichtig ist die individuelle Zusammensetzung jedes Menschen, die erfahrene ayurvedische Ärzte durch Ansicht, Befragung und Untersuchung erkennen können. Jede Disharmonie, sprich Dominanz eines oder mehrerer Doshas entgegen der eigentlichen Konstitution, führt zu Problemen, Befindlichkeitsstörungen und schließlich zu Krankheit. Ziel des Ayurveda ist es, die verloren gegangene Balance wiederherzustellen. Damit es aber möglichst gar nicht erst zum Ausbruch einer Krankheit kommt, wird im Ayurveda der Prävention, also der Gesundheitsvorsorge, höchste Priorität eingeräumt. Selbst kleinste Anzeichen eines unbalancierten Dosha-Verhältnisses werden registriert, um geeignete Gegenmaßnahmen ergreifen zu können.

Dominiert bei einem Menschen ein Dosha, kann dieses besonders leicht aus dem Gleichgewicht geraten. Es sollte deshalb nicht noch weiter erhöht, sondern ausgeglichen werden. Die ayurvedische Heilkunst spricht auch von Vata-, Pitta- oder Kapha-Störungen, denen bestimmte Krankheitssymptome zugeordnet werden können. Um das Gleichgewicht zu erhalten bzw. wiederherzustellen kann neben anderen Heilmethoden eine auf den individuellen Konstitutionstyp zugeschnittene **Ernährung** harmonisierend wirken.

Aus diesem Grunde gibt es in den »Ahara« – den Ernährungslehren im Ayurveda – keine strikten Ernährungsregeln, sondern lediglich Empfehlungen, die die jeweiligen Bedürfnisse und Eigenarten eines Menschen in seiner spezifischen Umwelt und Lebenssituation (Alter, Beruf, körperliche und geistige Verfassung) einbeziehen.

Allgemeine Ratschläge zur Ernährung sind:
- nur bei Hunger essen
- regelmäßige Mahlzeiten
- keine Zwischenmahlzeiten
- mittags die Hauptmahlzeit, abends nur leichte Kost
- essen in ruhiger Umgebung
- keine Ablenkung während des Essens
- nie in erregtem Zustand essen
- während des Kauens nicht sprechen
- mindestens 3–6 Stunden Pause zur letzten Mahlzeit lassen
- sich nie völlig satt essen.

Den Nährstoffen wird im Ayurveda keine große Bedeutung beigemessen. Vielmehr beansprucht die ayurvedische Ernährungsweise jahrtausendealte Erfahrungswerte aus der Natur. Die Nahrung sollte ausgewogen und vollwertig sein, aber vor allem auch den individuellen Bedürfnissen entsprechen. Die ayurvedische Ernährungslehre vertraut auf ein dem Menschen innewohnendes ganzheitliches »Wahrnehmungs- und Meldesystem«, das mit unseren Sinnen kommuniziert. Der Mensch soll wieder lernen, diese Signale zu deuten, um die Bedürfnisse des Körpers zu erkennen und zu befriedigen. Die Nahrung stellt Information für die Doshas dar, welche sich wiederum auf den Körper und dessen Bedürfnisbefriedigung auswirkt. Im Idealfall wird diese Information in »Ojas« umgewandelt, das subtile Endprodukt der Verdauung. Diese immaterielle, feinstoffliche Substanz, die auch bei positiven geistigen Ereignissen und Glückserfahrungen entsteht, soll den Zellen »Wohlbefinden« vermitteln, ähnlich dem Serotonin. Ojas führt zu starken Abwehrkräften, Vitalität und Zufriedenheit und verbindet Körper und Geist. Ojas kann aber nur in dem Maße gebildet werden, wie das Verdauungsfeuer »Agni« brennt.
Agni wird vielseitig beeinflusst durch die Qualität und Menge der Nahrungsmittel, durch körperliche und geistige Aktivität, aber auch durch jahreszeitliche und biologische Rhythmen. Agni steht aber

nicht nur für die Kraft des Verdauungsfeuers, sondern auch für die Lebensflamme allgemein, die Nahrung in körpereigene Energie und Substanz umwandelt. Erlischt Agni, stirbt der Mensch. Bei einer Störung von Agni, die sich durch Blähungen, Völlegefühl, Müdigkeit und Heißhungeranfälle äußern kann, werden die Nahrungsbestandteile nicht vollständig ab- und umgebaut und statt Ojas entsteht »Ama«. Ama – wörtlich »unreif, ungekocht« – beinhaltet Körpergifte, »Schlacken« und unverdaute Nahrungsbestandteile, die sich im Körper ablagern und den Stoffwechsel der Zellen und Gewebe beeinträchtigen. Hierzu zählen auch Alkohol sowie Gärungs- und Fäulnisprodukte im Magen-Darm-Trakt. Aber auch im psychischen Bereich kann durch »unverdaute«, d.h. unverarbeitete Ereignisse, Probleme und Konflikte »Ama« entstehen.

Eine ausgewogene und vollwertige Ernährung kann durch eine »sattvische Nahrungsmittelauswahl« (»Sattva« bedeutet soviel wie »der Wunsch, sich zu entfalten« oder auch »Reinheit«) gewährleistet werden. Sattvische Lebensmittel werden vollständig in Ojas umgewandelt. Allgemein formuliert beinhaltet diese Empfehlung:

- leicht verdauliche Speisen
- naturbelassene, frische Lebensmittel
- Quellwasser und Kräutertee
- maßvolle Portionen
- Ausgewogenheit der sechs Geschmacksrichtungen (»Rasas«) süß, sauer, salzig, bitter, scharf und herb
- Lebensmittel, die der Region und der Jahreszeit entsprechen.

Als besonders sattvisch gelten folgende Lebensmittel, deren Verzehr empfohlen wird: Milch (möglichst gekocht), Reis, Ghee (geklärte Butter), Sesam, Obst und Obstsäfte sowie süße Speisen. Lebensmittel, die nur sehr schwer in Ojas umgewandelt werden können und deshalb weniger empfohlen werden, sind: Fleisch, Geflügel und Fisch, Eier, Käse, Konserven, Tiefkühlkost, übermäßig saure oder salzige Speisen sowie schwere, fettige Kost. Speisereste sollen nicht wiederverwendet werden, da sie keine Ojas mehr erzeugen. Generell vermieden werden sollten Alkohol, Kaffee, kohlensäurehaltige Getränke und Schokolade.

Zu diesen für alle Menschen gültigen Ernährungsempfehlungen wird eine speziell auf den jeweiligen Konstitutionstyp abgestimmte Lebensmittelauswahl getroffen, um das eine oder andere Dosha

9   Einteilung und Eigenschaften der sechs Geschmacksrichtungen.

Süß	Salzig	Sauer	Bitter	Scharf	Herb
Erde und Wasser	Wasser und Feuer	Erde und Feuer	Luft und Raum	Luft und Feuer	Luft und Erde
verstärkt Kapha	verstärkt Pitta und Kapha	verstärkt Kapha und Pitta	verstärkt Vata	verstärkt Vata und Pitta	verstärkt Vata
verringert Pitta und Vata	verringert Vata	verringert Vata	verringert Pitta und Kapha	verringert Kapha	verringert Pitta und Kapha
dominierend bei fast allen Grundnahrungsmitteln (Getreide, Kartoffeln, andere Knollenfrüchte), Honig, Milch, Fleisch	Salz	Zitronen und anderes säuerliches Obst, Tomaten, Käse, Joghurt, Essig	Blattgemüse, insbesondere bitteres, Kurkuma, Koriander	scharfe Gewürzpflanzen (Ingwer, Pfeffer, Chili), Knoblauch, Zwiebeln, Radieschen, Senf, Meerrettich	Bohnen, Linsen, Äpfel, Birnen, Kohl, Kartoffeln
beruhigend, sättigend	appetitanregend, verdauungsfördernd	appetitanregend, reinigend, schweißtreibend	blutreinigend, trocknend	verdauungsfördernd, entgiftend, nervenstimulierend	beruhigend, kühlend
im Übermaß: verdauungshemmend, appetitvermindernd, erkältungsfördernd, Übergewicht	im Übermaß: Entzündungen, Bluthochdruck, Fieber	im Übermaß: erhöhte Entzündungsanfälligkeit, Gewebswassersucht, Übersäuerung	im Übermaß: Appetitverlust, Schwäche, Schwindelgefühl	im Übermaß: Durst, Schwindelgefühl, Schwäche	im Übermaß: Verstopfung, Blähungen, Herzschmerzen, Schwäche

anzuheben oder auszugleichen. Hier spielen insbesondere die sechs Geschmacksrichtungen eine Rolle, denn sie sollen dem Menschen helfen, die individuell passenden Nahrungsmittel auszuwählen (⊞ 9). Die Rasas liefern die Hauptinformation für die drei Doshas, denn der Geschmack der verschiedenen Speisen bereitet die jeweiligen Verdauungsdrüsen auf ihre Arbeit vor. Gewürze und Kräuter spielen deshalb in der ayurvedischen Ernährungslehre eine wichtige Rolle, denn sie können Gerichte an die verschiedenen Grundkonstitutionen anpassen. Dennoch sollten in einer Mahlzeit möglichst alle sechs Geschmacksrichtungen harmonisch verbunden sein.

Für die einzelnen Konstitutionstypen stellen sich die Ernährungsempfehlungen wie folgt dar:

Vata-Typen sollten aufgrund der Neigung zu Verdauungsstörungen gekochte und leicht verdauliche Speisen bevorzugen. Die Nahrung sollte warm sein und mit etwas Butter oder Fett angereichert werden. Die empfohlenen Geschmacksrichtungen sind salzig, sauer und süß.

Für **Pitta-Typen** werden aufgrund des meist starken »Verdauungsfeuers« kalte oder warme, jedoch nicht heiße Speisen von mittelschwerer Konsistenz empfohlen. Als Geschmacksrichtungen eignen sich bitter, süß und herb.

Kapha-Typen sind nur schwer durch die Nahrung zu beeinflussen. Dennoch können durch die heute übliche reichliche, fetthaltige Nahrung auch Kapha-Typen aus dem Gleichgewicht geraten. Empfohlen werden nur mäßig gegarte Speisen, frisches Obst und rohes Gemüse. Die Speisen sollten warm, leicht und trocken sein; Fett, Öl und Süßungsmittel sind nur mäßig zu verwenden. Empfohlene Geschmacksrichtungen sind scharf, bitter und herb (⊞ 10).

Spezielle Empfehlungen zur **Ernährung von Kindern** werden in der ayurvedischen Ernährungslehre nicht gegeben. Der Ayurveda betrachtet die Kindheit als Kapha-Phase, in der insbesondere auf ein Zuviel an Kapha geachtet werden muss, was sich in Form von Erkältungen, Husten, Verschleimungen der Luftwege und Lungenerkrankungen äußern kann.

10 Ernährungsempfehlungen für Vata-, Pitta- und Kapha-Typen.

Vata-Typen	Pitta-Typen	Kapha-Typen
Karotten, Gurken, Rote Bete, Spargel, grüne Bohnen, milde Rettiche, Zwiebeln und Knoblauch (nicht roh), Okra, Süßkartoffeln	süße, bittere und herbe Gemüsesorten wie Gurken, Zucchini, Kürbis, Spargel, Erbsen, grüne Paprika, Sellerie, alle Kohlarten, Pilze, Kartoffeln, Chicorée, alle Blattsalate, Keimlinge	alle Blattgemüse, scharfe, bittere und herbe Gemüsesorten Chicorée, Zwiebeln, Knoblauch, Pilze, Paprika, Kartoffeln, alle Kohlarten, Rettiche, Stangensellerie, Spargel
Basmatireis, Weizen	Basmatireis, Weizen, Hafer, Gerste	Gerste, Buchweizen, Mais, Hirse, Roggen, Dinkel, wenig Reis
alle Milchprodukte	Milch, Butter, Ghee (geklärte Butter), Hüttenkäse	warme Magermilch, Ziegenmilch, Ghee
Sojaprodukte, grüne und rote Linsen, Mungbohnen, Kichererbsen	Sojaprodukte, alle Hülsenfrüchte außer Linsen	alle Hülsenfrüchte außer Sojaprodukte und weiße oder schwarze Bohnen
alle Öle und Fette in kleinen Mengen	Oliven- und Sonnenblumenöl, Soja- und Kokosöl	Mandel-, Maiskeim-, Sonnenblumen-, Sesam- und Olivenöl in kleinen Mengen
süßes und reifes Obst: Bananen, Mangos, Melonen, Ananas, Pflaumen, Orangen, Beeren, Kirschen, Pfirsiche, Trauben, Zitronen, Avocados	alle süßen Früchte: Bananen, Mangos, Melonen, Feigen, Birnen, Kirschen, Ananas, Pflaumen, Orangen, Äpfel, Trauben, Rosinen, Avocados	Äpfel, Birnen, Beeren, Kirschen, Aprikosen, Mangos, Pfirsiche, Dörr- und Trockenobst

10 Fortsetzung		
Vata-Typen	**Pitta-Typen**	**Kapha-Typen**
alle Nüsse und Samen in geringen Mengen	Kokosnüsse, Sonnenblumenkerne, Kürbiskerne	Sonnenblumenkerne und Kürbiskerne in kleinen Mengen
alle natürlichen Süßmittel	alle Süßmittel außer Honig und Melasse	Honig
Ingwer, Kardamom, Zimt, Cumin, Senfkörner, Senfsaat	eher wenig Gewürze, aber: Koriander, Kardamom, Zimt, Fenchel, Safran, Kurkuma, Ingwer, frische Kräuter, wenig Salz	scharfe Gewürze wie Ingwer, schwarzer Pfeffer, Koriander, Kurkuma, Nelken, Kardamom, Zimt, wenig Salz

Ernährungsphysiologische Bewertung

Wissenschaftliche Untersuchungen zur ayurvedischen Ernährung sind bisher nicht bekannt. Aus **ernährungsphysiologischer Sicht** ist die Betonung einer vegetabilen, fettarmen und möglichst frischen Kost positiv zu bewerten; dies entspricht dem heutigen Stand der Wissenschaft. In den Empfehlungen für die einzelnen Konstitutionstypen findet sich eine abwechslungsreiche Nahrungsmittelauswahl, was im Hinblick auf eine ausgewogene Ernährung ebenfalls von Vorteil ist. Lediglich der geringe Rohkostanteil könnte sich ungünstig auf die Vitaminzufuhr auswirken, bei schonender Zubereitung sind jedoch keine Probleme zu erwarten. Die ayurvedische Ernährung stellt keine Dogmen auf, sondern gibt lediglich Anregungen und Orientierungshilfen (⊞ 11).

11 Zusammenfassung und ernährungsphysiologische Bewertung der ayurvedischen Ernährung.

Grundsätze und Ziele	• vorbeugende Gesundheits- und Heilkunde • körperlich-seelisch-geistige Ausgewogenheit
Lebensmittelauswahl	• vorwiegend lakto-vegetabil • regionale und saisonale Lebensmittel • »individuell« geeignete Lebensmittel • Meiden: denaturierte Nahrungsmittel, Speisereste
Besonderheiten	• individuelle Ernährung nach Konstitutionstyp und medizinischen Erfordernissen • möglichst frisch zubereitete Nahrung
Ernährungsphysio-logische Bewertung	• ausreichende Nährstoffzufuhr • teilweise geringer Rohkostanteil • es gelten die Vorteile anderer vegetarisch orientierter Kostformen • als Dauerkost geeignet

Kontaktadresse:

Deutsche Gesellschaft für Ayurveda e. V.
Wildbadstraße 201
56841 Traben-Trarbach
info@ayurveda-gesellschaft.de
www.ayurveda.de

Chinesische Ernährungslehre

Einleitung und historische Entwicklung

Die Chinesische Ernährungslehre ist neben der Kräuterheilkunde, der Akupunktur, der Massage, der Meditation, der Heilgymnastik, der Astrologie und der Geomantie Teil der **Traditionellen Chinesischen Medizin (TCM),** die sich vor etwa 3 000 Jahren aus dem Taoismus entwickelt hat. Wie bei allen Philosophien und Religionen entstammt auch der Taoismus der Sehnsucht des Menschen nach der Erlösung von den unvorhersehbaren und deshalb furchteinflößenden Schrecken des menschlichen Daseins – Unglück, Krankheit und Tod. Aus diesem Bedürfnis heraus entwickelten die Chinesen die Langlebensphilosophie (die Lehre der Wiedergeburt kam erst etwa 500 v. Chr. mit dem Buddhismus nach China). Ziel allen Strebens war die Unsterblichkeit oder zumindest das Erreichen eines möglichst hohen Lebensalters. Damit sollte die Möglichkeit geschaffen werden, Erleuchtung zu erlangen.

Später trat die Vervollkommnung des Bewusstseins in den Hintergrund, das lange Leben wurde zum Selbstzweck. Zeugnis dafür sind die vielen medizinischen und heilgymnastischen Gesundheitsübungen der Chinesen, von denen das »Tai Chi Chuan« wohl die bekannteste ist. Das Ziel des langen Lebens stellte einen hohen Anspruch an die diagnostischen Fähigkeiten der Ärzte, die das geheime Wissen über die Prävention und die Ursachen von Krankheit innerhalb der Ärztefamilien von Generation zu Generation weitergaben. Dies hatte allerdings zur Folge, dass die breite Bevölkerung nur unzureichend medizinisch versorgt wurde.

In der chinesischen Philosophie basiert Leben auf den beiden Komponenten »Energie« und »Substanz«. Ist eine Komponente unzureichend oder übermäßig ausgebildet, entsteht Krankheit. Fehlt eine der Komponenten gänzlich, hat dies den Tod zur Folge. Diese Sichtweise alles Seienden kann mit dem Yin-Yang-Modell veranschaulicht werden. Alles Materielle und Nicht-Materielle kann in die beiden Kategorien Yin und Yang eingeteilt werden. Während die Energie (Qi, gesprochen »tschi«) Yang-Charakter hat, wird die Substanz Yin zugeordnet (⊞ **12**). Wie im ganzen Universum müssen auch im Menschen Yin und Yang bzw. Substanz und Energie immer ausgewogen sein. Dabei kommt es allerdings permanent zu Schwankungen, denn nach der Lehre von den Wandlungen herrscht im Kosmos kein statischer Zustand, alles ist in Bewegung. Diese Schwankungen müssen aber immer wieder ausgeglichen werden, um das Entstehen von Krankheit zu verhindern.

12 Beispiele für die Yin-Yang-Einteilung.	
Yin	**Yang**
Schatten, dunkel	Licht, hell
nach unten und innen gerichtet	nach oben und außen gerichtet
Nacht, Mond, Erde	Tag, Sonne, Himmel
das weibliche Prinzip	das männliche Prinzip
das Bewahrende	das Aktive
Substanz	Energie
das Materielle	das Nicht-Materielle

In der Praxis heißt dies, dass die Yin-Yang-Ausgewogenheit auch für alle Organe zutrifft. Gesundheit stellt sich dann ein, wenn die Organe aufgrund eines ausgewogenen Angebots an Energie und Substanz harmonisch zusammenarbeiten, denn die Organe tauschen die Energie durch Zuführen und Entziehen untereinander aus. Alle Organe sind zu Yin- und Yang-Paaren zusammengefasst und über die **Meridiane,** feinstoffliche Leitbahnen, durch die Energie fließt, miteinander verbunden. Die Organpaare werden nacheinander mit Energie versorgt: Leber-Gallenblase, Herz-Dünndarm, Milz-Magen, Lunge-Dickdarm und Niere-Blase. Kurzfristige Belastungen können so ausgeglichen werden, ohne dass es zu Beschwerden oder gar Krankheit kommt.

Krankheit ist somit – stark vereinfacht ausgedrückt – die Manifestation eines Zuviel oder Zuwenig an Yin oder Yang. Die chinesische Medizin spricht dann von einer »Erhöhung« oder »Absenkung der Yin- bzw. Yang-Wurzel« (13). Ursachen dafür können innere und äußere Faktoren sein. Zu den inneren krankmachenden Faktoren zählen Emotionen und geistige Konzepte, äußere krankmachende

13 Symptome bei Unausgewogenheit der Yin- bzw. Yang-Wurzel.

Zustand	Yang-Wurzel	Yin-Wurzel	Symptome
Qi-Mangel	abgesenkt	normal	Müdigkeit, Konzentrationsmangel, Heißhunger auf Süßes, Völlegefühl, Blähungen, schwache Abwehr, kalte Hände
Yang-Mangel	stark abgesenkt	normal	Erschöpfung, Antriebslosigkeit, Heißhunger auf Süßes, häufiges Frieren, Völlegefühl, Blähungen, Abneigung gegen kalte Speisen und kalte Getränke
Yin-Fülle	abgesenkt	erhöht	Kopfschmerzen, Schweregefühl in Armen und Beinen, langsame Bewegung und Sprache, kalte Hände, Blähungen, Völlegefühl, Neigung zu Depressionen
Blut-mangel	abgesenkt	abgesenkt	Lichtempfindlichkeit, blasses Gesicht, eingeschlafene Gliedmaßen, Augenflimmern, Kopfschmerzen, Gereiztheit, Einschlafschwierigkeiten
Yin-Mangel	normal oder erhöht	abgesenkt	Nachtschweiß, trockener Mund, Schlafstörungen, inneres Hitzegefühl, Nervosität, Stressanfälligkeit, Schwindel
Yang-Fülle	erhöht	normal oder abgesenkt	heiße Körperempfindung, rote Gesichtsfarbe, Hyperaktivität, Schlafstörungen, viel Durst, Kopfschmerzen

Faktoren sind bioklimatische Einflüsse, Umwelt sowie Ernährung. Die beste Gesundheitsvorsorge ist eine »energetisch ausgewogene« Ernährung, die alle Organe ausreichend und optimal mit Energie versorgt.

Um zu erklären, aus welchen Quellen der Körper seine Energie bezieht, aber auch, um komplexe Funktionen des Organismus wie z. B. den Wasser- und Wärmehaushalt zu beschreiben, greift die Chinesische Medizin auf das Modell der **Drei Erwärmer** zurück. Danach wird der Organismus aus zwei zentralen Energiequellen gespeist: der Essenz aus der vorgeburtlichen und der Essenz aus der nachgeburtlichen Energie. Die Essenz aus der vorgeburtlichen Energie bringt der Mensch bei seiner Geburt mit. Sie besteht aus zwei Komponenten: dem Erbgut sowie der kosmischen Energie, die je nach religiöser Überzeugung göttlichen bzw. karmischen Ursprungs ist.

Die Essenz der vorgeburtlichen Energie wird im **Unteren Erwärmer,** den Nieren, gespeichert und ist die Basis des Lebens. Von ihrer Quantität ist die Lebensspanne des Menschen abhängig. Dies bedeutet, dass die Menge dieser vorgeburtlichen Energie mit der Geburt bereits festgelegt ist. Die Kunst besteht nun darin, diese Energie zu bewahren – das Ziel sämtlicher chinesischer Gesundheitsübungen. Durch die schrittweise tägliche Energieabgabe der Nieren altert der Mensch.

Die Aufgabe des **Mittleren Erwärmers,** lokalisiert im mittleren Rumpfbereich mit den Organen Magen und Milz, ist es, Qi und Essenz (Substanz) aus der Nahrung zu extrahieren und dem Körper zur Verfügung zu stellen. Dies ist der erste Teil der nachgeburtlichen Energie. Funktionieren Unterer und Mittlerer Erwärmer gut, gelangt ausreichend Energie in den oberen Rumpfbereich, um die Organe des **Oberen Erwärmers,** Lunge und Herz, zu versorgen. Hier wird der zweite Teil der nachgeburtlichen Energie, nämlich Energie aus der Atemluft, extrahiert.

Nahrungs-Qi und Atmungs-Qi formen eine energetische Grundsubstanz, die in den Meridiankreislauf eintritt und aus der der Körper sämtliche Energien, Substanzen und »Säfte«, die er benötigt, bildet. Je mehr nachgeburtliche Energie erzeugt wird, umso weniger vorgeburtliche Energie wird verbraucht. Während der Körper tagsüber durch Bewegung Qi erzeugt, werden nachts die Yin-Elemente gebildet. Auf der praktischen Ebene spielen eine gute Atmung, gesunde

Luft, eine energiereiche Ernährung sowie ein ausgewogenes Verhältnis zwischen Aktivität und Entspannung die größte Rolle. Auf der geistigen Ebene sollte der Mensch sich mit positiven Eindrücken identifizieren, negative Stimmungen loslassen und eine innere Ruhe finden.

Grundsätze und Lebensmittelauswahl

Während in der westlichen Diätetik bei einem Mangel jeglicher Art die fehlenden Substanzen von außen zugeführt werden, geht die östliche Denkweise davon aus, dass lediglich die Energie zugeführt werden muss, um somit den Körper in die Lage zu versetzen, die notwendigen Substanzen selbst zu erzeugen. Die Chinesische Medizin teilt demgemäß alle Nahrungsmittel hinsichtlich ihrer thermischen Wirkung ein in:

- heiß
- warm
- neutral
- erfrischend
- kalt.

Nahrungsmittel mit einem hohen Wassergehalt wirken abkühlend. Wurden die Nahrungsmittel mit leicht löslichem Mineraldünger produziert, enthalten sie überdurchschnittlich viel Wasser und wirken deshalb noch abkühlender. Ein weiteres wichtiges Kriterium ist der Wachstumsort. Je mehr eine Pflanze der Sonne ausgesetzt war, umso abkühlender wirkt sie. Das bedeutet in der Chinesischen Ernährungslehre, dass Südfrüchte, in Mitteleuropa verzehrt, eine innere Kälte erzeugen und somit den Mittleren Erwärmer abkühlen. Magen und Milz können nicht mehr genug Nahrungsenergie extrahieren, ein Qi- bzw. Yang-Mangel ist die Folge. Die Chinesische Medizin geht davon aus, dass in der jeweiligen Region, in der der Mensch lebt, auch die richtigen Nahrungsmittel wachsen. Ein weiteres Einteilungskriterium der Nahrungsmittel sind die Yin- und Yang-Anteile (nicht zu verwechseln mit der Klassifizierung in der Makrobiotik, s. Seite 67).

Heiße Nahrungsmittel wie scharfe Gewürze, Lammfleisch, Fencheltee oder hochprozentige Alkoholika schützen vor Kälte (Yang-Mangel) und sollten deshalb v. a. in der kalten Jahreszeit konsumiert werden. Bei einem übermäßigen Verzehr kommt es allerdings zu einer Yang-Fülle, d. h. die »Säfte« trocknen aus.

Warme Nahrungsmittel, zu denen Geflügel, Lauch, Zwiebeln, Ingwer oder auch Rotwein zählen, haben eine ähnliche Wirkungsweise wie die heißen Nahrungsmittel, lediglich in abgeschwächter Form. Sie steigern die Aktivität, insbesondere bei Menschen, die viel sitzen und häufig frieren.

Neutrale Nahrungsmittel wie z. B. Getreide liefern Qi und wirken ausgleichend gegen Überschuss und Mangel. Getreide beruhigt den Geist – Kulturen, die auf der Basis einer Getreideernährung entstanden, waren sehr friedfertig und hoch entwickelt. Zusammen mit gekochtem Gemüse sorgt Getreide dafür, Giftstoffe auszuscheiden, die bei Qi-Mangel als Folge fehlender Bewegung, abkühlender Ernährungsweise und emotionaler Frustration aus unvollständig verdauter Nahrung entstehen. Neutrale Lebensmittel sollten immer den Hauptteil einer Speise ausmachen.

Die **erfrischenden Nahrungsmittel** wie die meisten Obst- und Gemüsesorten sowie einige Salate tonisieren (kräftigen) das Blut. Aus ihnen bildet der Organismus Blut, »Säfte« und Substanz. Als Rohkost sollten diese Nahrungsmittel nur mäßig bzw. von körperlich hart arbeitenden Menschen, Leistungssportlern oder generell Charakteren mit ausgeprägter Yang-Fülle verzehrt werden. Gekochte Nahrungsmittel werden in der TCM generell bevorzugt, da der Energieaufwand, den der Körper zur Verwertung der Nahrung aufwenden muss, geringer ist. Im Übrigen sind die Chinesen der Ansicht, dass »durch das Feuer beim Kochen das geistige Feuer des Menschen entfacht« wird. Beim übermäßigen Verzehr kommt es allerdings zu einer Hitzeentwicklung im Körper (Yang-Fülle), wodurch die »Säfte« angegriffen werden.

Kalte Lebensmittel wie z. B. Südfrüchte schützen vor Hitze und eignen sich deshalb für den Hochsommer bzw. heiße Länder. Sie sollten nur sehr maßvoll zum Ausgleich bioklimatischer Hitze verzehrt werden.

Gemäß dem Postulat, dass der Geist den Körper beherrschen soll und nicht umgekehrt, muss die Ernährungsweise flexibel sein und sich dem individuellen Geschmack anpassen. Wie die Lebensphasen verändert sich auch die Ernährung im Laufe des Lebens oder der Jahreszeiten. Der Mensch soll wieder lernen, die Bedürfnisse des Körpers richtig zu interpretieren und seiner inneren Stimme zu folgen. Um eine gesunde geistige Entwicklung auf der Basis einer energetisch ausgewogenen Ernährung vollziehen zu können, ist ein innerer

Abstand zu Emotionen, Bedürfnissen, Begierden und Süchten notwendig. Der Mensch soll frei entscheiden können. Dementsprechend gibt es auch in der TCM keine starren Ernährungsregeln, sondern lediglich Empfehlungen.

Die Speisenzusammensetzung und -zubereitung sollte individuell nach den Regeln der Goldenen Mitte erfolgen: ausgewogen und der Jahreszeit entsprechend kochen (Kombination der verschiedenen Lebensmittel nach thermischer Wirkung), so oft wie möglich sanfte und neutrale Garmethoden verwenden (dünsten mit wenig Wasser bei schwacher Hitze, nicht scharf anbraten), ein ausgewogener Einsatz der fünf Geschmacksrichtungen und auch der fünf Farben (grün, rot, gelb, weiß und blau/schwarz). Durch eine Kombination von Nahrungsmitteln verschiedener thermischer Wirkung soll der ganze Organismus harmonisiert werden. Um diese den Lebensmitteln innewohnende thermische Wirkung noch zu verstärken oder auszugleichen, können verschiedene Zubereitungsmethoden angewendet werden. Nahrungsmittel werden »yangisiert«, um eine erfrischende Wirkung auszugleichen oder eine erwärmende Wirkung zu unterstützen. Beim »Yinisieren« wird eine erwärmende Wirkung ausgeglichen oder eine abkühlende verstärkt (⊞ 14).

14 Methoden zur Yinisierung	
Yinisieren	**Yangisieren**
blanchieren	grillen, scharf braten, räuchern (nur selten wegen kanzerogener Wirkung)
kochen in viel Wasser	langsames Anbraten in pflanzlichen Ölen
erfrischende Zutaten (z. B. kalte Früchte, Sprossen)	backen
	langsames Kochen
	Gewürze, Alkohol

Neben der thermischen Einteilung der Nahrungsmittel wird das Analogiesystem der **Fünf Elemente** verwendet. Dieses System stammt jedoch nicht originär aus der Chinesischen Ernährungslehre bzw. der

TCM, sondern ist westlich adaptiert. Die Fünf-Elemente-Lehre stellt eine Erklärungsmöglichkeit für Ursache-Wirkungs-Zusammenhänge dar: Alle geistigen, emotionalen, energetischen und materiellen Phänomene können den Fünf Elementen zugeordnet werden (⊞ **15**):

- Holz
- Feuer
- Erde
- Metall
- Wasser.

15 Zuordnungen zu den Fünf Elementen (nach *Temelie*, 2002).

	Holz	Feuer	Erde	Metall	Wasser
Jahreszeit	Frühling	Sommer	Spätsommer	Herbst	Winter
Klima	Wind	Hitze	Feuchtigkeit	Trockenheit	Kälte
Farbe	grün	rot	gelb	weiß	blau/ schwarz
Yin-Organ	Leber	Herz	Milz	Lunge	Nieren
Yang-Organ	Gallenblase	Dünndarm	Magen	Dickdarm	Blase
Sinn	Sehen	Sprechen	Schmecken	Riechen	Hören
Geschmack	sauer	bitter	süß	scharf	salzig
Emotion oder Geisteshaltung	Zorn, Großzügigkeit, Toleranz	Freude, Intelligenz, Intuition	Vernunft, Stabilität, Grübeln	Traurigkeit, Vertrauen, Gerechtigkeit	Angst, Mut, Bescheidenheit

Alle Elemente stehen in einem zyklischen Zusammenhang, dem so genannten »Fütterungszyklus«, und »ernähren« sich gegenseitig. Jeder Prozess und damit auch jedes Menschenleben durchläuft nacheinander alle fünf Stadien, doch alle Fünf Elemente sind in jeder Lebensphase in unterschiedlicher Ausprägung gegenwärtig.

Im **Holzelement** wird der Mensch geboren. Hier wird unter günstigen Bedingungen der Grundstock für die Entwicklung von Kreativität und Toleranz gelegt. Im **Feuerelement,** dem Element der Jugend, schaffen Intuition und Wissen die Basis für die geistige Entwicklung. Vernunft und praktische Erfahrung bestimmen die dem

Erdelement zugeordnete Lebensmitte. Reife und Lebenserfahrung schärfen im **Metallelement** den Sinn für Gerechtigkeit und den Blick hinter das Wesen der Dinge. Im Alter schließlich befindet sich der Mensch im **Wasserelement,** mit der Erkenntnis, dass der Geist nicht zerstört werden kann.

Auf die Ernährung übertragen ist insbesondere die Einteilung der Nahrungsmittel in die fünf Geschmacksrichtungen sauer, bitter, süß, scharf und salzig von Bedeutung (▦ 16). In jeder Mahlzeit sollten idealerweise immer alle fünf Geschmacksrichtungen, zumindest aber drei, enthalten sein. Auch die fünf Farben grün, rot, gelb, weiß und blau/schwarz haben eine gute energetische Wirkung, außerdem regen sie – wie die verschiedenen Geschmacksrichtungen – die Verdauungssäfte an. Erdnahrungsmittel können auch ohne Kombination mit anderen Geschmacksrichtungen verzehrt werden, da sie in sich harmonisch sind.

Nahrungsmittelschwerpunkte der Chinesischen Ernährungslehre sind Vollgetreide und gekochtes Gemüse. Vegetarisch lebenden Menschen wird empfohlen, möglichst viel gekochte Speisen zu verzehren, um sich ausreichend Energie zuzuführen. **Fleisch** wird zumeist nicht als problematisch, sondern auch als Heilmittel betrachtet. Lediglich ein Zuviel kann schädlich sein. Wenn Fleisch gegessen wird, sollte dies möglichst in Suppen oder Brühen erfolgen. **Rohkost** wird nur in geringem Maße empfohlen, da gekochte Nahrung leichter verdaulich ist. Abgelehnt werden Nahrungsmittel, die keine Lebendigkeit mehr haben: industriell verarbeitete, bestrahlte, tiefgekühlte oder in der Mikrowelle zubereitete Produkte. Gesteigerter Wert wird auf den Aufbau einer gesunden Darmflora gelegt (Symbiontenlenkung). Generell sollte nicht zuviel und nur bei Hunger gegessen werden. Frischen sowie ökologisch erzeugten Lebensmitteln sollte der Vorrang gegeben werden.

Weiterhin wird großer Wert auf Kochen mit saisonalen Lebensmitteln gelegt. Entsprechend dem jahreszeitlichen Angebot der Region können so die dem jeweiligen Element zugeordneten Organe besonders gestärkt werden. Im **Frühling** überwiegen nach der TCM Qi und Wind. Um der Gefahr der Austrocknung zu begegnen und Leber und Gallenblase zu stärken, werden Nahrungsmittel, die dem Holzelement zugeordnet sind (z.B. Weizen, Dinkel, Grünkern, Sprossen, Sauermilchprodukte und Geflügel), empfohlen. Im **Sommer** sollte wegen der Hitze auf erfrischende Nahrungsmittel und yinisierende

16   Einteilung und Eigenschaften der fünf Geschmacksrichtungen.

	heiß	warm	neutral	erfrischend	kalt
Holz (sauer)	–	Grünkern, Huhn, Essig	–	Weizen, Ente, Sauerkraut, Orangen, Sauermilch	Tomaten, Zitronen, Joghurt
Feuer (bitter)	Hammel, Bockshornklee	Buchweizen, Schafskäse, Kurkuma	Feldsalat, Rosenkohl	Roggen, Rote Bete, Quitte, Salbei	grüner Tee
Erde (süß)	Fenchel, Zimt	Amaranth, Kürbis, Aprikose, Vanille, Walnüsse	Hirse, Mais, alle Kohlsorten, Pflaumen, Rind, Butter, Safran, Honig, Haselnüsse	Gerste, Mangold, Birnen, Tofu, Estragon, Ahornsirup, Sonnenblumenkerne, Olivenöl	Gurken, Bananen
Metall (scharf)	Chili, Muskat	Hafer, Zwiebeln, Fasan, Schimmelkäse, Kümmel	Hase	Reis, Kohlrabi, Gans, Kresse	–
Wasser (salzig)	–	Forelle, Thunfisch	Erbsen, Karpfen	Kichererbsen, Tintenfisch	Algen, Mungbohnen, Austern, Miso

Kochmethoden zurückgegriffen werden. Lunge und Dickdarm werden im trockenen **Herbst** am besten durch Reis geschützt. In der Kälte des **Winters** kommen thermisch wirkende, warme Lebensmittel, Gewürze und Kräuter sowie yangisierende Zubereitungsmethoden verstärkt zur Anwendung.

In der taoistischen Kochkunst wird mitunter als kleine Besonderheit das »Kochen im Elementezyklus« praktiziert. Beginnend im Feuerelement (Erhitzen des Topfes) werden Zutaten aller anderen Elemente nach und nach zugegeben, wobei kein Element übersprungen werden darf, um den Zyklus nicht zu unterbrechen. Sollen bestimmte Organe besonders gestärkt werden, wird im Kochzyklus so lange weitergegangen, bis das entsprechend zugeordnete Element erreicht ist.

In der **Kinderernährung** sollten Erdnahrungsmittel den größten Anteil ausmachen. Der süße Geschmack der Erdnahrungsmittel ernährt und entwickelt den Körper und wirkt befeuchtend sowie entspannend. Da Kinder besonders viel Qi und Yang haben, werden sie ohne einen entsprechenden Ausgleich unruhig. Südfrüchte und Milchprodukte sollten nur in Maßen verzehrt werden.

Ernährungsphysiologische Bewertung

Wissenschaftliche Untersuchungen zur Chinesischen Ernährungslehre sind bisher nicht bekannt. Aus **ernährungsphysiologischer Sicht** gelten die Vorteile einer abwechslungsreichen Mischkost, bei der wenig verarbeitete Lebensmittel verzehrt werden. Die Ablehnung von Südfrüchten im Winter sowie der geringe Stellenwert der Rohkost sind weniger günstig zu beurteilen. Auch das Meiden von Milchprodukten und Südfrüchten bei Kindern ist nicht ohne Weiteres nachvollziehbar und kann Risiken bergen. Zu einer abwechslungsreichen Ernährung und für eine ausreichende Kalzium- und Vitaminversorgung bei Kindern können Milch und Milchprodukte beitragen. Die Empfehlungen zur Zusammenstellung der Kost nach dem Yin-Yang-Modell sind mit naturwissenschaftlichen Methoden nicht zu begründen (⊞ **17**).

17 Zusammenfassung und ernährungsphysiologische Bewertung der Chinesischen Ernährungslehre.

Grundsätze und Ziele
- vorbeugende Gesundheits- und Heilkunde
- Ausgewogenheit von Energie (Yang) und Substanz (Yin)

Lebensmittelauswahl
- vorwiegend lakto-vegetabil
- regionale und saisonale Lebensmittel
- »individuell« geeignete Lebensmittel
- überwiegend warme Mahlzeiten
- Meiden: stark verarbeitete Nahrungsmittel (ohne »Lebendigkeit«)

Besonderheiten
- Einteilung der Lebensmittel nach thermischer Wirkung und den Fünf Elementen

Ernährungsphysiologische Bewertung
- ausreichende Nährstoffzufuhr
- geringer Rohkostanteil
- es gelten die Vorteile einer abwechslungsreichen Mischkost
- als Dauerkost geeignet

Kontaktadresse:

Dr. Stefan Hager
TCM-Klinik Kötzting
Ludwigstraße 2
93444 Kötzting
www.tcm.info
info@tcm-klinik-koetzting.de

Mazdaznan-Ernährung

Einleitung und historische Entwicklung

Die Mazdaznan-Ernährungslehre (gesprochen: »Masdasnan«) geht auf jahrtausendalte Erfahrungen zurück. Aufgegriffen wurden diese Lehren unter anderem von dem Propheten und Religionserneuerer *Zarathustra* (Ost-Iran/Afghanistan, 630–553 v.Chr.). Seine Philosophie wurde uns in der Awesta-Sprache überliefert, aus der sich auch der Begriff »Mazdaznan« herleitet: ma = groß, gut; zda = Wissen, Denken; znan = beherrschen.

Die Mazdaznan-Lehre sieht den Sinn der menschlichen Existenz auf Erden darin, dass der Mensch die Macht des Geistes über die Materie beweisen soll. Dazu ist es nötig, dass er Bewusstsein über die Unbegrenztheit seiner Seele und seines Geistes sowie die Individualität seines Lebensweges erlangt. Die beiden Grundpfeiler dieser Philosophie bilden Atmung und Ernährung.

Durch die Atmung nimmt der Mensch geistige Nahrung aus dem Kosmos in sich auf und hält mit Hilfe der Lungen das Gehirn und damit das Intelligenzwesen aufrecht. Über die Lebensmittel verschafft er sich materielle Nahrung, um das Körperwesen gesund zu erhalten und zu »veredeln«. Atmung und Ernährung müssen sich ergänzen, um durch einen harmonischen Ausgleich das Leben zu verlängern und zu vervollkommnen. Durch eine bewusste Lebensweise soll der Mensch seine Talente erkennen und entfalten. Atemübungen, eine natürliche Nahrungsauswahl und eine nicht ausschweifende Lebensweise lassen ihn seine Kräfte für dieses Ziel sammeln und einsetzen. Das Leben nach der Mazdaznan-Lebenswissenschaft soll der gesamten Menschheit zu Frieden, erfolgreichem Schaffen und einer höheren Kulturstufe verhelfen.

Verbreitung fand die Mazdaznan-Lehre im Abendland in erster Linie durch *Otoman Zaradusht Hanish* – bürgerlich *Otto Hanisch* – (Arzt, USA, 1844–1936), der 1908 auch die erste deutschsprachige Ausgabe der Mazdaznan-Ernährungslehre autorisierte. Übersetzt und herausgegeben wurde das Werk von *David Ammann* (Deutschland, 1855–1923), der als der »erste Botschafter« der Mazdaznan-Bewegung in Europa gilt.

Grundsätze und Lebensmittelauswahl

Da Ernährung nach der Mazdaznan-Lehre ein Schöpfungsprozess ist, der dem Menschen Hilfe und Stütze bei seinem Streben nach höherer Menschwerdung sein soll, darf Essen nie ein rein mechanisches Verschlingen der Nahrung sein, sondern muss zur geistigen, konzentrierten Handlung werden. Die Ernährungsweise muss wie alle anderen Aspekte des Lebens auch mit Intelligenz und Geist des frei entscheidenden Menschen durchdrungen sein. Die Frage ist daher nicht »wie viel?«, sondern »wie wenig?«. Von allen materiellen Versuchungen, denen der Mensch erliegt, gilt die Esslust als das größte Übel, weil sie körperliche und geistige, individuelle und soziale Einseitigkeit mit entsprechenden Störungen wie Krankheit, Denkunfähigkeit, Überheblichkeit, Klassengeist, Eroberungssucht und Kulturverfall verursacht.

Aus diesem Grunde soll der Mensch sich Zucht und Ordnung im Essen angewöhnen und nur die Nahrung auswählen, die die natürliche Zellenbildung, den Gewebeaufbau und die Belebung der Energien und der Intelligenz vermittelt.

Eine optimale Versorgung des Organismus ist dann gesichert, wenn wir uns an die Grundregel halten: »Lasse alles Durcheinander und Mischen in deiner Ernährungsweise beiseite und bevorzuge grundsätzlich alle frischen und durchsonnten Nahrungsmittel vor allen irgendwie zubereiteten Speisen!« Dennoch wird großer Wert auf die Individualität jedes Menschen gelegt, die sich durch das **Temperament** ausdrücken lässt. In der Mazdaznan-Lehre gibt es den materiellen, den spirituellen und den intellektuellen Typ (▥ **18**). Aber auch die Berücksichtigung der Jahreszeiten spielt bei der Kostzusammenstellung eine große Rolle. Eine weitere Grundregel ist das Vermeiden von säurereicher bzw. säurebildender Nahrung, da diese zusammen mit mineralischen oder salzigen Lebensmitteln Verdauungsstörungen verursachen soll.

Wichtigste »Ernährungsgrundlage« ist **Vollgetreide**, insbesondere Weizen in verschiedenen Verarbeitungs- und Zubereitungsformen. Getreide als »täglich Brot« enthält alle Grundstoffe, die der Körper zum Aufbau und zur Aufrechterhaltung braucht. Brot sollte ungetrieben sein, da sonst die Hefen und Bakterien im Körper eine weitere Gärung vollziehen, die schließlich die Darmflora ins Ungleichgewicht bringen.

18 Lebensmittelauswahl für die verschiedenen Temperamente.

Materieller Typ	Spiritueller Typ	Intellektueller Typ
einheimisches Obst	Obst mit Samen	stein- und samenlose Tropenfrüchte
viel Salat	weniger Salat	Salate
Gemüse, roh, gedünstet, gebacken, gebraten, gedämpft	Gemüse gedünstet und gebacken	Gemüse gebacken
Getreide roh und gekocht	Getreide roh	Getreide gekocht
ungetriebenes Brot	etwas Käse saisonal	Mandeln, Pistazien, Pinienkerne
Milchprodukte saisonal		wenig Milchprodukte
Eier saisonal		wenig Eier
Wal-, Erd- und Haselnüsse		
Getränke nur vor den Mahlzeiten		

Gemüse gilt als Ausscheidungsmittel und sollte aus regionalem und saisonalem Anbau stammen. Um sowohl als Nahrungs- als auch als Heilmittel wirken zu können, sollte es immer frisch und möglichst roh verzehrt werden. Wenn Gemüse erhitzt wird, sollte die Zubereitung ohne Wasserzugabe, mit wenig Öl erfolgen (dünsten im eigenen Saft, backen, braten). Über dem Boden reifende Arten sind reich an organischen Salzen, Säuren und anderen für den Körperhaushalt wichtigen Inhaltsstoffen. Gemüsearten, die im Erdboden reifen, werden wegen ihrer anregenden, ausscheidenden und

»schmarotzerfeindlichen« Wirkung geschätzt. Sie sollten vornehmlich bei kaltem Wetter verzehrt werden. Zum Gemüse zählen in der Mazdaznan-Ernährungslehre alle Pflanzen, bei denen zwischen Aussaat und Ernte maximal 14 Monate liegen. Dauert die Zeit der Reife 14–18 Monate, handelt es sich um Kleinfrüchte oder **Beeren,** die Übergangsarten zwischen Gemüse und **Obst** darstellen.

Das im Obst enthaltene Wasser wird als besonders wertvoll betrachtet, da es natürlich gereinigt ist und mit seinen gesundheitsfördernden Inhaltsstoffen die Organe anregt, die Umwandlung der Nahrung fördert sowie für die Ausscheidung sorgt. Obst sollte in der Regel roh und vollreif, jedoch immer sehr langsam gegessen werden. Zum Obstverzehr sollte nie getrunken werden. Bei einer »Übersäuerung« des Körpers wird ein gänzliches Meiden von Obst angeraten.

Hülsenfrüchte bieten sich für die Jahreszeiten an, in denen sich der Körper auf Ausscheidung einstellt, nämlich dem Übergang vom Winter zum Frühjahr sowie vom Herbst zum Winter. Hier wird an das Fest des Linsengerichts erinnert, das unsere Vorfahren während der drei Tage vom 31. Oktober bis zum 2. November feierten. Hülsenfrüchte eignen sich besonders für Kinder und »Muskelarbeiter«, deren Körper sich in einem stetigen Umbau befindet. Außerdem sind sie beim Übergang von der Fleisch- zur Pflanzenkost hilfreich.

Öl sollte ausschließlich von Pflanzen stammen, da tierische Fette als unverdaulich und blutverunreinigend betrachtet werden. Bei der Umstellung auf eine pflanzliche Ernährung wird der Körper vorübergehend nach mehr Öl verlangen.

Ein zu hoher bzw. zu häufiger Verzehr von **Salz** und **Gewürzen** schädigt die Verdauungsorgane.

Fleisch ist in der Mazdaznan-Ernährung kein Lebensmittel. Mit der Berufung auf das 5. Gebot wird auch das Töten von Tieren als nicht menschengemäß erachtet.

Im Gegensatz zu Fleisch sind **Eier** und **Milchprodukte** als vom lebenden Tier stammende Nahrungsmittel, die eine fertige Entwicklung hinter sich haben, erlaubt. Dennoch geht die Mazdaznan-Lebenslehre davon aus, dass die Menschheit in zukünftigen Zeiten auch darauf verzichten wird. Zu einer Mahlzeit sollte entweder Milch oder Ei verzehrt werden, niemals beide zusammen. Käse sollte aufgrund seiner »säuernden« Wirkung nur sehr sparsam verwendet werden.

Eine reine **Rohkost** wird mit der Begründung abgelehnt, dass der Mensch seit Jahrtausenden seine Nahrungsmittel gart und sich seine Verdauung auf diese aufgeschlossenen Nahrungsmittel eingestellt hat. Da von jeder einseitigen Kostform abgeraten wird, ist eine vollständige Rohkosternährung nicht ideal. Zwar kann die Ernährung in den heißen Sommermonaten zu 85 % aus roher Kost bestehen, dies darf aber keine strikte Regel sein, die die individuellen Bedürfnisse und Empfindlichkeiten unberücksichtigt lässt. Moderne Vertreter der Mazdaznan-Ernährungslehre empfehlen einen Anteil von ein bis zwei Dritteln Rohkost.

Als **Getränk** kommt insbesondere destilliertes Wasser in Frage, das allerdings nicht zu den Mahlzeiten getrunken werden sollte. Jeder regelmäßige Alkoholkonsum wird abgelehnt. Bier, Wein, Kaffee (ohne Milch und Zucker) und schwarzer Tee können gelegentlich in mäßiger Menge getrunken werden. Hochprozentige Alkoholika dienen tropfenweise in Wasser als Heilmittel.

Im Laufe des Lebens sollte die Zusammensetzung der Nahrung auch dem jeweiligen Alter angepasst werden. So braucht beispielsweise der aufgebaute und ausgewachsene Körper nach und nach weniger Getreide und mehr Gemüse sowie Obst. Die Kost sollte dann zu etwa zwei Dritteln aus Gemüse (»ausscheidende« Speisen, zu Beginn der Mahlzeit verzehrt) und zu etwa einem Drittel aus vorwiegend stärke-, fett- und proteinhaltigen Lebensmitteln bestehen (Getreide, Milch und Milcherzeugnisse, Eier und Nüsse). Wie die einzelnen Lebensmittelgruppen kombiniert werden können, zeigt ▦ **19.**

Für die **Säuglingsernährung** ist Muttermilch optimal. Wenn keine Muttermilch gegeben werden kann, wurde in der Vergangenheit zu mit destilliertem Wasser verdünnter Kuh- oder besser Ziegenmilch geraten. Heute wird jedoch in der Mazdaznan-Ernährung Muttermilch-Ersatznahrung aus dem Naturkostladen empfohlen, die optimal auf die Bedürfnisse des Säuglings abgestimmt ist. Milch kann bis ins späte Kindesalter Grundlage der Ernährung sein, wenn sie mit fester Kost zur Ausbildung der Zähne kombiniert wird. Kleine **Kinder** wissen instinktiv, was sie brauchen. Bis zum 2. Lebensjahr werden leichte Getreideschleime, roh geriebene Äpfel und Apfelsinensaft mit Milch, Sahne oder heißem Wasser vermischt gegeben. Die tägliche Gabe von Apfelsinensaft soll bei Kindern alle Krankheiten erfolgreich verhüten. Im 3.–8. Lebensjahr schließen sich Getreide,

19 Kombinationsmöglichkeiten der verschiedenen Lebensmittelgruppen.

	Getreide	Kartoffeln	Hülsenfrüchte	Gemüse	Obst	Beeren	Nüsse	Milchprodukte	Eier
Getreide	Ausnahmen ○	○	×	×	×	×	×	Milch, Sahne	×
Kartoffeln	○	×	○	×	○	○	○	×	×
Hülsenfrüchte	×	○	×	×	○	×	–	–	○
Gemüse	×	×	×	○	○	×	×	×	×
Obst	×	○	○	○	Ausnahmen	○	×	Sahne	×
Beeren	×	○	×	×	○	–	×	×	×
Nüsse	×	○	–	×	×	×	–	×	○
Milchprodukte	Milch, Sahne	×	–	×	Sahne	×	×	Sahne	○
Eier	×	×	○	×	×	×	○	○	×

× = Kombination möglich
○ = Kombination nicht empfohlen
– = keine Angabe

Obst, Gemüse (Kartoffeln besonders gut geeignet) und gelegentlich ein weiches Ei an.

Kinder brauchen für Wachstum und Knochenbildung Süßes. Der nötige Zucker soll möglichst in Form von Obst, ersatzweise als Sirup oder Rohrzucker zugeführt werden. Schokolade eignet sich zur Anregung der Drüsen, insbesondere bei spirituell veranlagten Kindern. Weißbrot sollte strikt vermieden werden, da es die körperliche und geistige Entwicklung der Kinder stark beeinträchtigt. Zwischen dem 9. und 17. Lebensjahr soll dem Kind verstärkt die Möglichkeit gegeben werden, sein eigenes Urteil zu bilden und seine eigene Auswahl zu treffen. In der Pubertät sollten alle tierischen Lebensmittel vermieden werden, da diese »reizend« wirken.

Die Mazdaznan-Ernährungslehre betrachtet Essen als Kunst, die individuell erworben werden muss, indem der Mensch auf seine innere Stimme hört, sein Temperament und seine jeweilige Lebenssituation berücksichtigt und das höhere Ziel der Bewusstseinsentwicklung im Auge behält. Daher gilt die Maxime: »lieber zu wenig als zu viel«.

Ernährungsphysiologische Bewertung

Wissenschaftliche Untersuchungen zur Mazdaznan-Ernährung wurden bisher nicht durchgeführt.

Die Mazdaznan-Ernährung ist eine lakto-ovo-vegetabile Kostform mit hohem Rohkostanteil. Da individuelle Bedürfnisse berücksichtigt werden, kann die Kost abwechslungsreich gestaltet werden, sodass eine einseitige Ernährung vermieden wird. Aus diesen Gründen gelten aus **ernährungsphysiologischer Sicht** die allgemeinen Vorteile einer überwiegend vegetabilen Ernährung. Kritisch zu werten ist das Trinken von destilliertem Wasser als wichtigstem Getränk, da hierdurch Wasser als Mineralstofflieferant entfällt.

Die ursprünglichen Empfehlungen zur Säuglingsernährung sind negativ zu beurteilen, spielen jedoch in der heutigen Praxis keine Rolle mehr. Getreide sollte aufgrund des Glutengehaltes nicht vor dem 4. Lebensmonat gegeben werden.

Wie bei anderen Alternativen Ernährungsformen sind die Empfehlungen zur Lebensmittelkombination aus naturwissenschaftlicher Sicht nicht nachvollziehbar. Bei abwechslungsreicher Lebensmittelauswahl ist die Mazdaznan-Ernährung für Kinder und Erwachsene jedoch als Dauerkost geeignet (**20**).

---

 20 Zusammenfassung und ernährungsphysiologische Bewertung der Mazdaznan-Ernährungslehre.

Grundsätze und Ziele
- ethisch-moralische Prinzipien
- Bewusstseinsentwicklung
- Beherrschung der Materie durch den Geist
- Vermeidung von Überernährung

Lebensmittelauswahl
- lakto-ovo-vegetabil
- vorwiegend Rohkost, Getreidegerichte und schonend gegarte Gemüse
- Meiden: Auszugsmehle, Alkohol, isolierte Zucker (für Kinder im Wachstum können u.U. Sirup und Rohrzucker verwendet werden)
- Innerhalb einer Mahlzeit möglichst nicht mischen: verschiedene Proteinträger, verschiedene Stärketräger

Besonderheiten
- Lebensmittel der Saison
- Berücksichtigung des Temperaments
- instinktive Auswahl der Speisen

Ernährungsphysiologische Bewertung
- im Allgemeinen abwechslungsreiche Kost
- ausreichende Nährstoffzufuhr, wenn breite Lebensmittelauswahl erfolgt
- als Dauerkost geeignet
- ursprüngliche Empfehlungen für die Säuglings- und Kleinkindernährung kritisch

Kontaktadressen:

NDL – Neuzeitliche Diät- und Lebensschule e. V.
Kurstraße 4
34549 Edertal-Bringhausen
www.ndl-bringhausen.de
info@ndl-bringhausen.de

Wassermann-Arbeitsgemeinschaft
Zur Ziegelhütte 13
76228 Karlsruhe
www.mazdaznan.de
wassermann@mazdaznan.de

Makrobiotische Ernährung

Einleitung

Die Makrobiotik (griech. makros = groß, lang; bios = Leben) gründet auf eine der ältesten Philosophien der Welt, dem chinesischen Taoismus. Zentrum dieser über 5 000 Jahre alten Philosophie ist die Lehre von **Yin** und **Yang.** Diese Lehre besagt, dass die Natur einem ständigen Rhythmus unterworfen und alles in Bewegung ist: der Tag wird zur Nacht, diese wieder zum Tag usw. Yin und Yang stellen ein vereinfachtes Prinzip dar, um die zwei entgegengesetzten Energietendenzen, aus denen das Universum besteht, zu beschreiben. Alles Existierende, sei es körperlicher, seelischer oder geistiger Art, kann diesen beiden Prinzipien zugeordnet werden (⊞ **21**).

21 Beispiele für die Yin-Yang-Einteilung.

Yin	Yang
Ausdehnung	Zusammenziehung
nach oben und außen ausgerichtet; zentripedal	nach unten und innen ausgerichtet; zentrifugal
Nacht	Tag
Mond	Sonne
das weibliche Prinzip	das männliche Prinzip
das Bewahrende	das Aktive
kalt	warm
dunkel	hell
leicht	schwer
feucht	trocken
weich	hart
pflanzlich	tierisch
wächst schnell	wächst langsam
das Nicht-Materielle	das Materielle

Die beiden Energien, die durch den Grundcharakter »ausdehnend« (Yin) und »zusammenziehend« (Yang) gekennzeichnet sind, ziehen sich an und ergänzen sich gegenseitig: Frau und Mann, Erde und Himmel, Wärme und Kälte usw. Das eine kann ohne das andere nicht existieren. Yin trägt auch immer Yang in sich und umgekehrt. Die beiden Energien haben das Bestreben, einen Zustand der Harmonie zu erreichen. Krankheit wird als Ausdruck eines Ungleichgewichts zwischen Yin und Yang angesehen. Die Makrobiotik will Belastungen für den Körper verringern und die körpereigene Energie stärken, um so das innere Gleichgewicht aus eigener Kraft wieder herzustellen. Ein wichtiger Aspekt der Selbstheilung ist die jeweilige Konstitution des Menschen. In der Makrobiotik wird darunter die »ursprüngliche Kraft und Stärke« des Menschen bezeichnet. Sie ist das Resultat aus dem Erbgut der Eltern sowie der Ernährung im Mutterleib und in der Kindheit. Doch auch der geistigen Einstellung wird große Bedeutung beigemessen: mit gesundem Optimismus, Dankbarkeit, Demut und freundlicher Aufgeschlossenheit dem Leben gegenüber kann jeder etwas für seine Genesung tun. Weitere Einflussfaktoren für ein gesundes »energetisches« Gleichgewicht sind die richtige Atmung, Bewegung und die ergänzende Therapie durch Akupunktur.

Ein wichtiger Teil einer nach Harmonie und Ausgleich strebenden ganzheitlichen Lebensgestaltung ist in der Makrobiotik die gesunde, vollwertige, lebenskraftspendende und die Selbstheilungskräfte des Organismus anregende Ernährung. Die Makrobiotik beinhaltet ein besonderes Verständnis des Yin-Yang-Prinzips, das nach der energetischen Wirkung der verschiedenen Lebensmittel auf Körper und Geist entwickelt wurde. Zuteilungskriterien der Lebensmittel zur Yin- oder Yang-Seite sind z.B. der Wassergehalt, das Kalium-Natrium-Verhältnis, die Farbe, aber auch Faktoren des Wachstums (Form, Geschwindigkeit und Standort). Gesundheit soll als Mittel zur persönlichen Weiterentwicklung dienen, Körper und Geist bilden eine Einheit. Insofern stellt die Makrobiotik einen »Weg der Mitte« dar. Sie soll Ausgewogenheit und Flexibilität ermöglichen, ein Gleichgewicht von körperlicher und geistiger Energie schaffen.

Grundsätze und Lebensmittelauswahl

Da die Ernährung die biologische Grundlage der Existenz darstellt, nimmt sie in der makrobiotischen Lehre einen wichtigen Platz ein. Die Bedeutung des Essens sollte zwar geschätzt werden, der Mensch soll darüber allerdings nicht Lebensfreude, Spaß an körperlicher Bewegung und harmonische Beziehungen zu anderen Menschen vernachlässigen.

So wie der Mensch als Energiegestalt betrachtet wird, werden auch die Lebensmittel nach Energietendenzen (kühlend/wärmend) einge-teilt (⊞ 22).

Die »kühlende und ausdehnende Energietendenz (Yin)« erzeugt bei Pflanzen die folgenden Eigenschaften: größer, weicher, lockerer, leichter, wasserhaltiger, länglicher, schneller und nach oben wach-send, ölhaltiger, eher kalium- als natriumhaltig, eher im wärmeren Klima gedeihend, vom Geschmack eher süß, sauer und scharf. Die »wärmende und zusammenziehende Energietendenz (Yang)« äußert sich in folgenden Eigenschaften: kleiner, härter, dichter, schwerer, trockener, rundlicher, langsamer und nach unten wachsend, weniger ölhaltig, eher natrium- als kaliumhaltig, eher im kühleren Klima gedeihend, vom Geschmack eher salzig und bitter.

Getreide beispielsweise ist eher Yang (kleine, kompakte, trockene Körner), kann aber wiederum in mehr Yang-betonte Arten wie Hirse und mehr Yin-betonte Arten wie Mais unterteilt werden.

Wichtigste Nahrungsgrundlage in der makrobiotischen Ernährung ist – wie auch in den vergangenen Jahrtausenden der Menschheits-geschichte – **Vollgetreide.** Getreide gilt als ausgeglichen und damit auch in seiner Wirkung auf den Körper als ausgleichend. Der leichte Yang-Überschuss bei reichlicher Getreideernährung wird durch Gemüse, teilweise auch durch Obst ausgeglichen. Wer sich extrem Yang ernährt, also wie in den westlichen Industrienationen üblich überwiegend tierische Produkte wie Fleisch, Eier und Milchprodukte verzehrt, greift zum »Ausgleich« auf extreme Yin-Nahrungs- und Genussmittel wie Zucker und Alkohol zurück. Eine sehr Yang-beton-te Ernährung bewirkt auf Dauer eine innere Verspannung, weil sich der Körper zusammenzieht. Überwiegen Nahrungsmittel mit extre-men Yin-Eigenschaften, äußert sich das allmählich in Zerstreuung, Konzentrationsschwierigkeiten und Gedächtnisschwäche.

22 Einteilung der Nahrungsmittel nach Yin- und Yang-Eigenschaften.

extrem Yin	ausgewogen Yin	Mitte	ausgewogen Yang	extrem Yang
chemisch behandelte Nahrung	Pflanzenöle	Getreide	Fisch	Fleisch
Zucker, Honig	Malz	Samen, Kerne	Tamari, Shoyu, Miso	Eier
scharfe Gewürze, Essig	Kräuter, Ingwer, Senf, Meerrettich, Reisessig	Gemüse		Hartkäse
tropische Früchte	einheimisches Obst, Trockenfrüchte	Hülsenfrüchte		Salz
Tomaten, Kartoffeln, Paprika, Spargel	Nüsse, Nussmus	Tofu, Tempeh, Seitan		Ginseng-Tee
Milch, Joghurt, Quark, Weichkäse	Kräutertee, grüner Tee	Meeresalgen		
Kaffee, schwarzer Tee, Alkohol		Getreidekaffee, Wasser		

Makrobiotische Ernährung nach Ohsawa

Neben Schriften von *Christoph Wilhelm Hufeland* (Arzt, Deutschland, 1762–1836) bemühte sich vor allem *Georges Ohsawa* (Naturphilosoph, Japan, 1892–1966) um die Vertiefung und internationale Verbreitung der ursprünglichen Makrobiotik, um dem Verfall körperlicher, psychischer und spiritueller Gesundheit der Menschheit entgegenzuwirken. Sein radikales Ernährungskonzept beinhaltete in erster Linie Naturreis, etwas gekochtes Gemüse und Hülsenfrüchte, Meeresalgen, reichlich Kochsalz und nur ein Minimum an Flüssigkeit. Rohkost, Früchte, Kräuter, Kaffee, Zucker und Milchprodukte waren ausgeklammert. Die Lebensmittel wurden in eine Zehn-Stufen-Skala eingeteilt, an derem Ende eine reine Getreidekost steht. Diese galt es besonders bei Krankheiten einzuhalten. Außerdem vertrat Ohsawa die These, dass der Körper zur Vitamin-C-Synthese »erzogen« werden könne, wenn kein Vitamin C zugeführt wird.

Getreide (Reis) ist Ohsawa zufolge ein lebenswichtiges Nahrungsmittel, das mindestens 60 % der Nahrung ausmachen sollte. Da es ebenso wie unser Körper Kalium und Natrium im optimalen Verhältnis von 5:1 enthält, ist es das ausgewogenste Lebensmittel.

Makrobiotische Ernährung nach Kushi und Acuff

Nach Ohsawas Tod entwickelte *Mishio Kushi* (Politikwissenschaftler, Japan, *1926) die Makrobiotik weiter. Er ließ die Stufeneinteilung fallen und empfiehlt eine Ernährung, bei der Vollkorngetreide einen Anteil von 50–60 % ausmachen soll. Eine weitere Verbreitung erfährt diese Form der makrobiotischen Ernährung in der westlichen Welt durch *Steven Acuff* (Germanist, USA, *1945), der weitere Modifikationen vorgenommen hat. Die Empfehlungen sollen keine dogmatischen, unumstößlichen Gesetze darstellen, sondern jedem Menschen eigene Erfahrungen ermöglichen, um schließlich gesteigerte Lebensfreude zu bewirken.

Durch das Bevorzugen von energetisch ausgewogenen Speisen sollen Extreme vermieden werden. Zum Getreide als Hauptnahrungsbestandteil kommen deshalb Gemüse (davon mindestens zwei Drittel gekocht) und Hülsenfrüchte in verschiedenen Zubereitungsformen sowie Nüsse, Samen und Meeresalgen. Obst sollte nur mäßig und nach Bedarf, in Form von Kompott, Trockenobst oder auch als frisches Obst verzehrt werden. Kushi empfiehlt wie auch Ohsawa täglich eine Suppe aus Land- und Meeresgemüse sowie eine Brühe mit Miso (milchsauer vergorene Paste aus Sojabohnen, Getreide und Salz) oder Tamari (Sojasoße). Die Enzyme, die in Miso und Tamari enthalten sind, stellen nach Kushis Auffassung die Urform des Lebens dar.

Acuff betrachtet Meeresalgen als wichtigste Mineralstoffquelle. Er räumt allerdings ein, dass sie nach neueren Untersuchungen als ausschließliche Vitamin-B_{12}-Quelle ebenso wie Miso und Tamari vermutlich ungeeignet sind. Acuff empfieht daher zur Vitamin-B_{12}-Versorgung den Verzehr von **Eiern und fettreichem Fisch** (ein- bis dreimal wöchentlich), der gleichzeitig eine gute Vitamin-D-Quelle darstellt und anti-atherosklerotisch wirkende Omega-3-Fettsäuren enthält. Acuff betont, dass bei rein pflanzlicher Kost insbesondere auf die ausreichende Versorgung mit Vitamin B_{12} und D geachtet werden muss.

Fleisch wird als sehr schwer verdaulich betrachtet, außerdem setzt sich der Fäulnisprozess nach dem Verzehr im Darm fort, was wiederum die Bildung verschiedener Toxine in Leber, Niere und Dickdarm zur Folge hat und die »Übersäuerung« des Organismus fördert. Da auch der Mensch – wie das Tier – eher Yang-Energie verkörpert, sollte aus Gründen des Ausgleichs eine Yin-betonte Pflanzennahrung bevorzugt werden. Daher wird vom Fleischverzehr abgeraten.

Auch **Milch und Milchprodukte** werden in der Makrobiotik als sehr kritisch angesehen. Kuhmilcherzeugnisse werden als »Fremdkörper« betrachtet, die aufgrund des hohen Kasein-Gehalts »schleimbildend« im Dünndarm und den Atemwegen wirken sowie Toxine bilden. Diese Ablagerungen werden mit der Entstehung von Herzkrankheiten, Zysten, Tumoren, Verstopfung, Menstruationsbeschwerden und Allergien in Verbindung gebracht. Lediglich **gesäuerte Milchprodukte** werden in der makrobiotischen Ernährungsweise toleriert.

Zucker wird neben Milch und Fleisch als Hauptverursacher der Zivilisationskrankheiten angesehen. Da raffinierter Zucker nur isolierte Bestandteile der Ursprungspflanze enthält, gilt er als sehr unharmonisch. Die fehlenden Nährstoffe werden dem Organismus entzogen und erzeugen einen Mangel, z. B. an B-Vitaminen, sowie eine »Übersäuerung« des Körpers. Die extreme Yin-Eigenschaft des Zuckers wirkt der ursprünglichen Yang-Energie des Menschen entgegen und die »straffen« Yang-Organe Herz, Nieren und Leber (hier gibt es offensichtlich einen Widerspruch zur TCM ▤ 15, S. 53) neigen zu einer übermäßigen Ausdehnung, was wiederum ihre Funktionsfähigkeit beeinträchtigt.

So wie der Zucker extrem Yin ist, stellt **Salz** eine extreme Yang-Energie dar. Übermäßiger Salzkonsum hat wiederum das Verlangen nach sehr Yin-betonter Nahrung wie Süßigkeiten zur Folge. Deshalb sollte nie direkt am Tisch gesalzen werden und der Salzverbrauch generell sehr sparsam sein.

Nachtschattengewächse wie Kartoffeln, Tomaten und Paprika sollten aufgrund des Alkaloidgehalts (extrem Yin) ebenfalls gemieden oder nur selten verzehrt werden. Durch yangisierende Zubereitungsarten, z. B. längere Hitzebehandlung durch Kochen, Braten oder Backen, können die negativen energetischen Eigenschaften gemildert werden.

Rohkost sollte aufgrund der abkühlenden Wirkung nicht in größeren Mengen verzehrt werden, wird aber insbesondere für Frauen und Kinder wegen des erhöhten Yin-Bedürfnisses empfohlen. Bei Männern kann Rohkost helfen, einen Yang-Überschuss abzubauen. Jeder sollte die für ihn richtige Menge an Rohkost selbst herausfinden, indem er auf die Signale des Körpers (Bedürfnis und Bekömmlichkeit) achtet.

Auch beim **Trinken** sollte sich die Menge nach den individuellen Bedürfnissen richten. Flüssigkeit soll nicht – wie bei Ohsawa – so wenig wie möglich, sondern so viel, wie der Durst verlangt, aufgenommen werden.

Zwar finden fermentierte **Sojaprodukte** wie Miso, Tamari und Tempeh eine breite Verwendung, dennoch legt die moderne Variante der Makrobiotik großen Wert auf die Regionalität der verzehrten Lebensmittel.

Fette und **Öl** werden in mäßigen Mengen verwendet. Auch hier sollen tierische Erzeugnisse gemieden und hochwertigen, kaltgepressten pflanzlichen Ölen der Vorzug gegeben werden. Generell abgelehnt werden außerdem Kaffee, schwarzer Tee, anregende Kräutertees wie Pfefferminztee, scharfe Gewürze, Alkohol, Süßstoff, Lebensmittel mit Zusatzstoffen, Konserven und Tiefkühlkost. Generell sollten möglichst Produkte aus ökologischer Erzeugung sowie der Jahreszeit entsprechend bevorzugt werden.

Insgesamt resultiert aus diesen Empfehlungen eine weitgehend vegane Ernährung, mit möglichem Verzehr von Fisch und kleinen Mengen gesäuerter Milchprodukte.

Kinderernährung in der Makrobiotik

Als Muttermilchersatz, wenn nicht gestillt werden kann, empfiehlt Ohsawa »Kokkoh«, eine Mischung aus Reis, Buchweizen, Hafer, Weizen- und Sojamehl sowie Sesamsamen. Alle Zutaten werden einzeln erhitzt, gemahlen, dann vermischt und mit Wasser im Verhältnis von 1:10 mit etwas Salz gekocht. Als Beikost sollen ab dem 4. Lebensmonat nach und nach Gemüse und Vollkornreis ergänzt werden.

Die Empfehlungen in der modernen Makrobiotik enthalten zusätzlich Hinweise für die Ernährung der Mutter während der Stillzeit und geben möglicherweise kritische Nährstoffe an. Für die gesunde Ernährung des Kindes nach der Geburt wird nach wie vor **Muttermilch** als natürlichste Nahrung angesehen. Die Mutter sollte jetzt besonders reichhaltige Kost zu sich nehmen und auf die Zusammensetzung der Nahrung achten, denn diese wirkt sich direkt auf Menge und Qualität der Muttermilch aus. Süßer Reis, Misosuppe mit Vollkornnudeln und Haferflockenbrei mit Rosinen und Reismilch erhöhen den Fluss der Muttermilch, gesüßte Kräutertees aus Salbei und Thymian wirken sich eher negativ aus. Sechs Monate sollte voll gestillt werden.

Danach wird als **Anfangsnahrung** z.B. eine leichte Misosuppe, gekochter und gesüßter Gemüsebrei, Nudeln, weichgekochte Möhren, Obstmus und auch Fisch gegeben. Zur Vorbeugung einer Unterversorgung mit Vitamin D und Vitamin B_{12} wird in neueren Empfehlungen der Makrobiotik zwei- bis dreimal pro Woche Fisch oder auch Ei in den Speiseplan aufgenommen. Als alternative Kalziumquellen zu Kuhmilch werden Meeresalgen, grünes Blattgemüse, Mandeln, Sonnenblumenkerne, Tofu und Hülsenfrüchte wie Kichererbsen vorgeschlagen. Auch die Zufuhr von Speiseöl sollte bei Kindern bis zum 4. Lebensjahr reichhaltiger als bei Erwachsenen sein, da Kinder relativ mehr Energie benötigen. Ballaststoffe (aus Getreide) sollten aufgrund der oft geringeren Verträglichkeit hingegen nicht im Übermaß verzehrt werden. Das Bedürfnis der Kinder nach Süßem sollte regelmäßig, aber mit gesunden Nahrungsmitteln gestillt werden, z. B. mit Getreidemalz oder Obst.

Ernährungsphysiologische Bewertung

Aus Gründen der sehr beschränkten Lebensmittelauswahl ist die Makrobiotik nach Ohsawa die umstrittenste Alternative Ernährungsform. Sie ist ernährungsphysiologisch problematisch und kann u. a. aufgrund der geringen Trinkmenge zu schwerwiegenden gesundheitlichen Problemen führen. Bei einer reinen Getreideernährung, wie sie insbesondere für Kranke empfohlen wird, sind gravierende Mangelerscheinungen zu erwarten. Darüber hinaus sind Aussagen, dass der Körper zur Vitamin-C-Synthese erzogen werden könne, irreführend und begünstigen die einseitige Lebensmittelauswahl (▭ **23**). Bei einer makrobiotischen Ernährung nach Kushi ergeben sich vor allem für Kinder Probleme, da insbesondere die Zufuhr an Fett, Kalzium, Eisen sowie der Vitamine D, B_2 und B_{12} zu gering ist, um ihren hohen Nährstoffbedarf zu decken. Das Meiden von Milchprodukten kann sich auf das Wachstum und die Entwicklung nachteilig auswirken, wenn nicht entsprechend angereicherte Produkte oder Supplemente aufgenommen werden.

Wissenschaftliche Untersuchungen ergaben, dass Kinder von makrobiotisch ernährten Müttern ein niedrigeres Geburtsgewicht hatten, das mit der Häufigkeit des Verzehrs von Milchprodukten und Fisch korrelierte. In Familien, die mindestens dreimal pro Woche Milchprodukte oder einmal pro Woche Fisch verzehrten, lag das Geburtsgewicht im Durchschnitt höher als in Familien, die nur einmal im Monat Milchprodukte oder seltener als einmal im Monat Fisch aßen. Der Protein-, Fett- und damit auch Energiegehalt in der Nahrung makrobiotisch ernährter Kleinkinder lag niedriger als bei einer durchschnittlichen Kost. Die Ballaststoffaufnahme nahm mit steigendem Alter stark zu. Die Aufnahme an Kalzium, Vitamin B_1, B_2, B_{12} und C war wesentlich geringer als in der Kontrollgruppe. Die Eisenzufuhr überschritt zwar in den meisten Altersstufen die der Kontrollgruppe, wobei aber die geringe Verfügbarkeit berücksichtigt werden muss.

23   Zusammenfassung und ernährungsphysiologische Bewertung der Makrobiotik nach Ohsawa.

Grundsätze und Ziele
- Ausgewogenheit von Yin und Yang
- Einklang mit dem Kosmos
- menschliche Bewusstseinsentwicklung
- Gesundheit als Grundlage für Glück, Freiheit und Wohlbefinden

Lebensmittelauswahl
- vorwiegend Naturreis (mindestens 60%)
- etwas gekochtes Gemüse, Hülsenfrüchte, Meeresalgen, reichlich Kochsalz
- Minimum an Flüssigkeit
- Meiden: Milch, Milchprodukte, Rohkost, Früchte, Kräuter, Kaffee, Zucker

Besonderheiten
- reine Getreidekost bei Krankheiten
- Körper soll zur Vitamin-C-Synthese erzogen werden, wenn kein Vitamin C zugeführt wird

Ernährungsphysiologische Bewertung
- Makrobiotik nach Ohsawa als vegane Kost für Kinder problematisch (Vitamin D, Kalzium, Eisen, Vitamin B_2, Vitamin B_{12})
- geringe Flüssigkeitszufuhr kann Schäden hervorrufen
- reine Getreideernährung bei Krankheiten ungeeignet

In der weiteren Entwicklung makrobiotisch ernährter Kinder zeigten sich ein verringertes Wachstum und eine langsamere Körpergewichtszunahme als in der Kontrollgruppe. Körpergewicht, -größe und Armumfang der makrobiotisch ernährten Kinder waren signifikant größer, wenn die Kinder aus Familien stammten, die mehr als dreimal wöchentlich Milchprodukte verzehrten. Etwa ein Drittel der Kinder wies eine Dystrophie des Unterhautfett- und Muskelgewebes als Folge starker Abmagerung auf. Gleichzeitig zeigten sich Störungen der Grobmotorik, und die Sprachentwicklung war verzögert. Darüber hinaus hatten 28 % der Kinder im Sommer und 55 % der Kinder im Winter rachitische Symptome, die neben der geringen Vitamin-D- und Kalziumzufuhr auch durch die hohe Ballaststoffaufnahme bedingt war, die die Kalziumverfügbarkeit verschlechterte. Außerdem zeigten die Blutuntersuchungen, dass etwa ein Viertel der makrobiotisch ernährten Kinder einen Vitamin-B_{12}-Mangel und 15 % einen Eisenmangel aufwiesen. Auch die Kobalaminkonzentration lag unter dem Normwert.

Eine makrobiotische Ernährung geht insbesondere für Kinder mit einem erheblichen Gesundheitsrisiko einher. Aus **ernährungswissenschaftlicher Sicht** kann daher eine nahezu vegane und sehr fettarme makrobiotische Ernährung ohne Supplementierung für Kinder nicht empfohlen werden. Auch Erwachsene sollten diese Kostform nur bei ausreichendem Ernährungswissen praktizieren. Die neueren Empfehlungen nach Acuff sind insgesamt zwar etwas günstiger zu beurteilen, aber der weitgehende Ausschluss von Milch und Milchprodukten kann zu Versorgungsengpässen bei Vitamin B_2, B_{12} und Kalzium führen. Positiv zu bewerten ist, dass in der makrobiotischen Ernährung inzwischen auf Risiken wie die unzureichende Kobalaminversorgung trotz des Verzehrs von Algenprodukten hingewiesen wird (⊞ **24**).

24   Zusammenfassung und ernährungsphysiologische Bewertung der Makrobiotik nach Kushi und Acuff.

Grundsätze und Ziele
- Ausgewogenheit von Yin und Yang
- Einklang mit dem Kosmos
- menschliche Bewusstseinsentwicklung
- Gesundheit als Grundlage für Glück, Freiheit und Wohlbefinden

Lebensmittelauswahl
- vorwiegend vegetabil
- hoher Anteil an Vollgetreide (50–60 %)
- Gemüse (20–30 %), gegart, milchsauer und als Saft
- Hülsenfrüchte, Samen, Nüsse, Algen, Sojaprodukte
- geringe Mengen an Fisch
- Meiden: Milch, Milchprodukte, Fleisch, Nachtschattengewächse, Kaffee, Tee, Zucker, Süßstoff, Lebensmittel mit Zusatzstoffen, Konserven, Tiefkühlkost, raffinierte Lebensmittel

Besonderheiten
- Nahrung möglichst aus der gleichen Klimazone
- saisonale Lebensmittel
- ökologisch erzeugte Lebensmittel

Ernährungsphysiologische Bewertung
- Makrobiotik nach Kushi als vegane Kost für Kinder problematisch (Vitamin D, Kalzium, Eisen, Vitamin B_2, Vitamin B_{12})
- moderne Form der Makrobiotik nach Acuff als Dauerkost für Erwachsene bei ausreichenden Kenntnissen möglich
- für Kinder u. U. problematisch

Kontaktadressen:

Steven Acuff
Naturmedicinska Föreningen
Gunnel Cernerud
Ängsnäsvägen 4
14146 Huddinge, Schweden

Makrobiotik in Deutschland e. V.
Eichenweg 46
75323 Bad Wildbad/Nonnenmiss

1. Hälfte des 20. Jahrhunderts

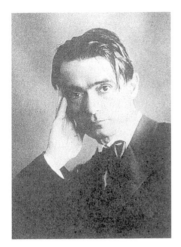

Rudolf Steiner

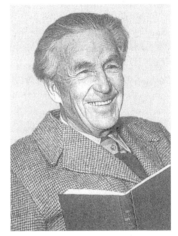

Are Waerland

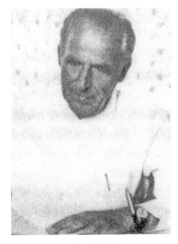

Ludwig Walb

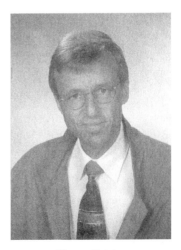

Thomas Heintze

Anthroposophisch orientierte Ernährung

Einleitung und historische Entwicklung

Wie andere philosophisch geprägten Kostformen basiert auch die Anthroposophisch orientierte Ernährung auf Gedanken über die menschliche Erkenntnisfähigkeit. Die **Anthroposophie** entwickelte sich aus den Lehren *Rudolf Steiners* (Philosoph, Deutschland, 1861–1925), der in Österreich, Deutschland und vor allem in Dornach, Schweiz, lebte und wirkte. Die Anthroposophie ist eine ganzheitliche Philosophie, die Naturwissenschaft und Psychologie verbinden will und den Menschen als seelisch-geistiges Wesen in seinem Zusammenhang mit der Welt und dem Kosmos begreift. Neben wichtigen Impulsen für Pädagogik (z. B. Waldorfschulen), Wirtschaft, Medizin und Landwirtschaft (biologisch-dynamische Wirtschaftsweise) beinhaltet die Anthroposophie auch eine Ernährungslehre, die insbesondere von *Udo Renzenbrink* (Arzt, Deutschland, 1913–1994) und *Petra Kühne* (Oecotrophologin, Deutschland, *1953) weiterentwickelt wurde.

Die Vertreter der Anthroposophisch orientierten Ernährung gehen davon aus, dass die »konventionelle« Ernährungswissenschaft ausschließlich den stofflich-physischen Bereich untersucht. Die ihrer Ansicht nach etwas weitergehende »Reformernährung« richtet zwar das Augenmerk auf »lebendige«, natürliche Lebensmittel, sieht hinter dieser »Lebendigkeit« aber lediglich das Zusammenwirken bekannter und unbekannter Nährstoffe ohne eigenständiges Kräftegefüge. Die anthroposophische Betrachtungsweise hingegen bezieht auch seelische und geistige Einwirkungen der Lebensmittel bzw. der Ernährung auf den Organismus mit ein. Dessen ungeachtet versteht sich die Anthroposophisch orientierte Sicht der Ernährung als Ergänzung zu Ernährungswissenschaft und Medizin.

Grundsätze und Lebensmittelauswahl

Oberstes Grundprinzip in der Anthroposophisch orientierten Ernährung ist die »freie Entscheidung« des Menschen: Es gibt keine verbotenen oder erlaubten Lebensmittel, lediglich die Wirkung dieser verschiedenen Lebensmittel wird dargestellt. So muss jeder Mensch entscheiden, was für ihn zuträglich ist und was nicht. Steiner wird aus einem Vortrag zitiert: »Ich sage überhaupt niemals einem Menschen, ob er den Alkoholgenuß unterlassen soll oder ob er den Alkohol trinken soll, ob er Pflanzen essen oder Fleisch essen soll, sondern ich sage zu dem Menschen: der Alkohol wirkt so und so. Ich stelle ihm einfach dar, wie er wirkt, dann mag er sich entschließen zu trinken oder nicht. Und so mache ich es schließlich auch beim Pflanzen- und Fleischessen. [...] Und die Folge davon ist, daß der Mensch sich selber entschließen kann. Das ist das, was man vor allen Dingen in der Wissenschaft haben muß: Respekt vor der menschlichen Freiheit.«

Die Anthroposophisch orientierte Ernährung geht davon aus, dass die Ernährung wie viele andere Verhaltensweisen die seelisch-geistige Einstellung der Menschen widerspiegelt. Mit der drastischen Veränderung der Lebensgewohnheiten seit Beginn der Industrialisierung, wie z. B. Trennung von Wohnort und Arbeitsplatz oder Arbeit fern der Landwirtschaft, ging eine Entfremdung von der Natur einher. Dementsprechend veränderten sich auch die Ernährungsgewohnheiten in den Industrienationen. Die Rückkehr zu einer gesund erhaltenden und vollwertigen Ernährung ist langfristig nur dann erfolgreich, wenn gleichzeitig auch falsche Lebensgewohnheiten geändert werden. In diesem Sinne vertritt die Anthroposophisch orientierte Ernährung einen holistischen Ansatz.

Im Vordergrund steht dabei die ganzheitliche Qualität der Lebensmittel. Der Qualitätsbegriff umfasst hier weitaus mehr als die Beschaffenheit einer Ware. Es werden ökologische (Anbau und Verarbeitung) und gesundheitliche Aspekte (Anwesenheit erwünschter und unerwünschter Inhaltsstoffe), Vitalität, Genusswert sowie wirtschaftliche und soziale Aspekte berücksichtigt. Die Qualität eines Lebensmittels ergibt sich aus seiner Entstehung, die anhand der vier Bereiche Biologie, Anbau, Verarbeitung und Zubereitung betrachtet wird. Die biologische Qualität resultiert aus der Zugehörigkeit zu einer Pflanzenfamilie bzw. Tierart. Wie bereits bei *Goethe* werden die Nahrungspflanzen in drei Glieder unterteilt: Wurzel, Blatt und Blüte. Analog dazu wird in der Anthroposophisch orientierten Ernährung auch für den menschlichen Körper eine **Dreigliederung** vorgenommen, die der Pflanze analog ist:

- die Wurzel mit ihren feinsten Sinnesorganen entspricht dem Kopfbereich als Hauptsitz von Nerven und Sinnen,

- das Blattwerk und der Stängel als Ort der organischen Atmung und des Kreislaufs entsprechen dem Brustbereich (oder auch rhythmischem System) des Menschen mit Herz und Lunge,
- die Blüte und die aus ihr hervorgehende Frucht wiederum finden ihr Spiegelbild im Bauchraum mit den Fortpflanzungsorganen und im Stoffwechsel.

Entsprechend dieser Zuordnung wirken die jeweiligen Pflanzenteile heilend oder auch anregend auf die menschlichen Körpersysteme (▦ **25**).

25 Analogien der Dreigliederung der Nahrungspflanzen und des Menschen (nach *Kühne*, 1993, S. 43)

System	Nahrungspflanze	Mensch
Wurzel Nerven-Sinnes-System	Verhärtendes Wahrnehmungsorgan zur Umwelt Mineralstoffe, Salze Kühle	Verhärtendes (Schädel) Sinnesorgan (Wahrnehmung der Umwelt) Verarbeitung der Sinneseindrücke Kühle Starre
Blatt/Stängel Rhythmisches System	Vermittelndes Säftestrom Flüssigkeit Assimilation Chlorophyll Blattatmung	Vermittelndes Atmung Blutkreislauf Hämoglobin Rhythmus (Puls, Atmung)
Blüte/Frucht/ Samen Stoffwechsel Gliedmaßen-System	Verströmendes/ Konzentrierendes Duft, Aroma, Farbe Stoffwechsel Stoffspeicherung Fortpflanzung Innenraumbildung	Verströmendes/sich Auflösendes (Verdauung) Konzentrierung (Aufbau) Stoffwechsel Fortpflanzung Wärmeprozesse Beweglichkeit

In der anthroposophischen Betrachtungsweise entstehen Pflanzen durch das Zusammenwirken von irdischen Substanzprozessen und »ätherischen Bildekräften« aus dem Kosmos. Diese wirken in den vier Naturreichen, die aufeinander aufbauen: der »physische Leib« des Mineralreiches wird im Pflanzenreich durch den »Ätherleib« erweitert. Im Tierreich sorgt der »Astralleib« für die Entfaltung seelischer Äußerungen und wird im Menschenreich durch das »Ich« vervollkommnet, indem sich eine individuelle Geist-Seele entwickelt, die Selbstbewusstsein und Selbstverantwortung trägt. Die Ernährung soll den physischen Leib erhalten und darüber hinaus auf die drei höheren Wesensglieder des Menschen einwirken, damit der Mensch seelische und geistige Reife erlangen kann (Vier-Temperamente-Lehre ▥ 26).

In der Anthroposophisch orientierten Ernährung werden daher Erzeugnisse aus **biologisch-dynamischer Landwirtschaft (Demeter)** bevorzugt, denen im Gegensatz zu konventionell erzeugten Lebensmitteln ein hoher Gehalt an »ätherischen Bildekräften« zugeschrieben wird. Pflanzen, die in konventionellem Anbau mit leicht löslichem Mineraldünger produziert werden, gelten als »faul«, da sie nicht mehr viel Kraft für die Assimilation der benötigten Nährstoffe aufwenden müssen. Im ökologischen Anbau mit organischer Düngung entstehen dagegen »fleißige«, kraftvolle Pflanzen, die sich durch das Meiden von Pestiziden auch gegen Schadorganismen wie Insekten, konkurrierende Pflanzen und Pilze durchsetzen müssen. Auf die »Anbauqualität« wirken sich neben der Art des Anbaus und den Kulturmaßnahmen des Landwirts auch die Qualität des Saatguts und des Bodens sowie die Witterung aus.

Auf die biologische Qualität und die Qualität des Anbaus folgt die »Verarbeitungsqualität«. In der Anthroposophie wird die menschliche Fähigkeit der gezielten Verarbeitung von Lebensmitteln als schöpferischer Akt betrachtet. Durch diese Möglichkeit wird der Mensch in die Lage versetzt, Nahrung nach eigenen Bedürfnissen so zu gestalten, wie sie die Natur nicht kennt. Um der Gefahr des Irrtums und Missbrauchs zu begegnen, muss allerdings die Wirkung der verarbeiteten Produkte auf den Menschen erkannt werden. Die Verarbeitung muss für Handel und Verbraucher nachvollziehbar sein. Daher fordert die Anthroposophisch orientierte Ernährung die Vermeidung unnötiger Verarbeitung und von Verarbeitung, deren Gesundheitsverträglichkeit nicht vollständig geklärt oder umstritten ist, sowie die Bevorzugung von Verfahren, die die Umwelt nicht oder nur gering belasten. Abgelehnt werden die Verwendung von Zusatzstoffen und der Einsatz von Mikrowellen, Begasung, Bestrahlung sowie Verfahren, bei denen wichtige Bestandteile des Lebensmittels entfernt werden (z. B. Raffination von Ölen, Schälen von Reis).

Die »Zubereitungsqualität« schließlich befasst sich mit dem Vorbereiten, Garen und Aufbereiten (Anrichten und Portionieren) der Nahrungsmittel. Auch das Garen wird als schöpferische Handlung gesehen (»Koch- und Backkunst«). Durch die Beherrschung des Feuers kann der Mensch die Nahrung beeinflussen, um die Konsistenz zu verändern, das Aroma zu verbessern oder die Verdaulichkeit zu fördern. Ausgehend davon, dass eine Frucht ihre beste Komposition von Stoffen und Kräften in ausgereiftem Zustand erreicht hat, wird Garen als »Nachreifen« betrachtet. Durch die Zunahme der »inneren Wärme« des Lebensmittels werden außerdem Kräfte entwickelt, die den Wärmeorganismus des Menschen anregen. Die verschiedenen Garmethoden haben wiederum ganz spezifische Wirkungen auf die Wesensglieder des Menschen, die durch die vier Elemente Feuer, Wasser, Luft und Erde symbolisiert werden.

26 Die vier Temperamente.			
Choleriker	**Sanguiniker**	**Phlegmatiker**	**Melancholiker**
Feuer	Luft	Wasser	Erde
Ich	Lebendiges	Seele	Physischer Leib
willensstark, aktiv, dominant	sozial, gesellig, sinnesfreudig	in sich ruhend, träge, ausdauernd	ruhig, nach innen gekehrt, willensstark
kompakt, athletisch	schlank, nicht sehr groß	eher dicklich	drahtig
fiebrige Erkrankungen	Nervosität, entzündliche Prozesse	Erkältungskrankheiten, Durchfälle, Frieren	Verstopfung, Kälte
feste Kost, pikante Speisen	wenig, aber leichte Kost	weiche Speisen	kräftige Kost

In der **Vier-Temperamente-Lehre** gibt das Temperament ein Verhältnis zwischen den Grundelementen an (⊞ 26). Kein Element kommt isoliert vor, sondern ist immer mit anderen vermischt (z. B. Wasser und Luft in der Gischt; Feuer, Erde und Luft im Sandsturm). Beim Menschen gibt es die vier Wesensglieder physischer Leib, Ätherleib, Astralleib und Ich. Dominiert bei einem Menschen jeweils ein Wesensglied, kann dieser einem der vier Temperamente zugeordnet werden.

Der Mensch trägt alle Wesensglieder in unterschiedlichen Anteilen in sich, sodass durch die Garverfahren gezielt auf einzelne Komponenten eingewirkt werden kann. Insgesamt sollte jedoch ein gewisses Gleichgewicht herrschen (⊞ 27).

27 Wirkung verschiedener Garmethoden auf die Wesensglieder des Menschen.		
Wirkung	**Garmethoden**	**Wesensglied/Element**
Verfestigung	Kochen, Frittieren, Rösten, Grillen, Braten (Krustenbildung)	Erde
Wasseraufnahme	Dünsten, Dämpfen, Garen im Wasserbad, Kochen	Wasser
Lockerung	Dünsten, Dämpfen, Garen im Wasserbad, Backen	Luft
Aromabildung	Braten, Grillen, Rösten, Frittieren	Feuer

Den Nährstoffen werden verschiedene Bedeutungen beigemessen. **Protein** wird in substanzielles und dynamisches Protein unterteilt. Während das substanzielle Protein im Organismus Strukturen (z. B. Muskeln) und Gerüste (z. B. Knochen und Sehnen) bildet, regt das dynamische Protein die menschliche Substanzneubildung an. Führt sich der Mensch beispielsweise durch fleischbetonte Nahrung zu viel substanzielles und zu wenig dynamisches Protein zu, fehlt die Anregung der Stoffwechselkräfte, es kommt zu einer Belastung des Organismus und zu Ablagerungen. Tierisches Protein gilt aufgrund der Beseeltheit des Tieres als wesentlich erdbezogener (»Fleisch fesselt an die Erde«, so Steiner). Ferner wird Protein als Trägersubstanz alles Lebendigen gesehen. In zu hohen Dosierungen kann es allerdings die freie Bewusstseinsentfaltung einengen, der Mensch wird von einer Bildekraft beherrscht, »die auf den Bauch beschränkt sein sollte«. Außerdem wird in zu hohem Proteinkonsum die Hauptursache für die Entstehung der Sklerose gesehen. Pflanzliches Protein wird allgemein bevorzugt, als idealer Proteinträger gilt Getreide.

Während Protein Strukturen bildet und das Gerüst baut, dient **Fett** als Ausfüllsubstanz. Auch hier werden statische (Depotfett) und dynamische Fette (Zellmembranen, Hormone, Vitamine und Nervengewebe) unterschieden. Als größter Energiespeicher im menschlichen Organismus hat das Fett als wichtigste Aufgabe die Bildung von Wärme, denn die »Ich-Organisation« des Menschen lebt in der Wärme und verwirklicht sich mit ihrer Hilfe im Leib. Zur Vermeidung ernährungsbedingter Zivilisationskrankheiten wird von einem Übermaß abgeraten und die Bevorzugung frischer, kaltgepresster, möglichst aus der eigenen Lebensregion stammender Samenöle empfohlen, denn tierisches Fett ist »irdischer«, schwerer und gesättigter. Dennoch wird Butter als ideale Kombination von gesättigten und mehrfach ungesättigten Fettsäuren betrachtet.

Kohlenhydrate dienen Pflanzen als Gerüst und Substanz. Im Vergleich zu den Fetten enthalten sie in der Molekularstruktur relativ mehr Sauerstoff (»Element des Lebens«) als Wasserstoff (»Element des Kosmischen«). Während Zucker (Mono- und Disaccharide) als »feurig« betrachtet wird, da er schnell Energie liefert, den Organismus mit seinem Geschmack anspricht und auf das Nerven-Sinnen-System wirkt, gilt Stärke als »nährend« und »stärkend«. Der unlöslichen, unverdaulichen Zellulose wiederum kommt als stützende und stabilisierende Substanz eine wichtige Rolle als Ballaststoff zu. Neben ihrer Bedeutung als mengenmäßig wichtigster Energielieferant werden in der Anthroposophisch orientierten Ernährung die Kohlenhydrate als Träger des menschlichen Ich in organischen Zusammenhängen und somit als bedeutender Stoff gesehen. Im Übermaß verzehrt – insbesondere als isolierte Zucker –, sind sie allerdings Verursacher von Karies, Adipositas, Diabetes mellitus und anderen Zivilisationskrankheiten. Hauptquelle für Kohlenhydrate ist Stärke in Getreiden, Obst und Gemüse.

Mengen- und Spurenelemente sollten nicht isoliert aufgenommen werden. In Pflanzen liegen sie ionisiert und gelenkt von ätherischen Bildekräften in organischen Strukturen vor. Ungelöste Minerale wie z. B. Kochsalz erfordern viel mehr Verdauungs- und Aufbauenergie ohne die »Vorarbeit« der Pflanze, sodass sie u. U. nicht eingegliedert werden können. Als Ergebnis kommt es zur Herausbildung der den Mineralien innewohnenden kristallinen Struktur, beispielsweise in Form von Nierensteinen. Generell darf keine Substanz ein Eigenleben entfalten, ohne dass der übergeordnete Gesamtorganismus das will, da sonst Krankheit die Folge ist.

Die Anthroposophisch orientierte Ernährung unterscheidet sieben Lebensmittelgruppen für eine gesunde, vollwertige Ernährung:

- Getreide und Brot
- Gemüse, Kartoffeln, Hülsenfrüchte und Obst
- Milchprodukte
- Ölsaaten und Nüsse
- alternative Süßungsmittel wie Honig
- Getränke
- Gewürze und Kochsalz.

Nahrungsgrundlage in der Anthroposophisch orientierten Ernährung ist das **Getreide** aus vollem Korn. Bei **Obst** und **Gemüse** soll auf Ausgewogenheit der Dreigliedrigkeit geachtet werden, um auf alle Systeme des Menschen einzuwirken. Empfohlen wird, täglich von allen drei Bereichen zu essen, um eine harmonische Ganzheit zu erreichen. Bei einseitiger Belastung, beispielsweise durch intensive Kopfarbeit, können die Kräfte jedoch gezielt ausgeglichen und ersetzt werden.

Rohkost ist ein wichtiger Bestandteil der Ernährung. Rohes Obst und Gemüse, Salate, Nüsse, Ölsaaten, rohes Getreide und gekeimte Samen setzen dem Verdauungssystem größeren Widerstand als gekochte Nahrung entgegen. Die Kräfteanstrengung beschränkt sich nicht nur auf den zentralen, inneren Bereich des Menschen, sondern ist so mächtig, dass sie auch auf die Peripherie wirkt. Durch die angeregten Selbstheilungskräfte wird auch die positive Wirkung der Rohkost auf Haut und Haare erklärt. Ein Viertel bis ein Drittel der täglich verzehrten Nahrungsmittel (bezogen auf das Gewicht) sollten roh verzehrt werden, als ausschließliche Dauernahrung eignet sich die Rohkost jedoch nicht.

Nachtschattengewächse – und hier vor allem die **Kartoffel** – werden aufgrund ihres wuchernden, vegetativen Wachstums und der Alkaloidbildung (z. B. Solanin) weniger empfohlen, da sie die Denkprozesse störend beeinflussen. Da auch **Alkohol** zu einem eingeschränkten Bewusstsein bis hin zu völligem Kontrollverlust führen kann, wird von seinem Konsum abgeraten.

Als allgemeiner Ernährungsratschlag gilt ein eingeschränkter Verzehr vom Tier stammender Lebensmittel wie Fleisch, Fisch und Eier, denn diese wirken beschwerend und ermüdend. Insbesondere **Fleisch** »bindet« an die Erde und fördert somit sowohl die Begierden als auch die Aggressivität. Ein gesund fortschreitendes Instinktleben wehrt sich gegen getötete tierische Nahrung durch Ekel und Abscheu. Dennoch – so Steiner – »ist es besser, Schinken zu essen als ihn zu denken«. Das Meiden von Fleisch aus rein gesundheitlichen Motiven ohne Bewusstseinsveränderung könne eher schaden als nutzen.

Die **Milch** wird in erster Linie als Nahrungsmittel für Kinder und Heranwachsende betrachtet. Dennoch gilt Milch als »dynamisches« tierisches Lebensmittel, das nährt, aber nicht an die Erde bindet. Im Alter sollte die Milch eher gesäuert (Sauermilchprodukte und Käse) aufgenommen werden, um der Schwere entgegenzuwirken. Weiterhin wird in der Anthroposophisch orientierten Ernährung großer Wert auf die Beachtung von **Rhythmen** gelegt. Dies sind periodisch wiederkehrende Abläufe, die durch Bewegung und Veränderung gekennzeichnet sind. Unter die kosmischen Rhythmen fallen der Jahreszeitenrhythmus, der Wochen- und Monatsrhythmus sowie der Tag- und Nachtrhythmus. Saisonale, jahreszeitlich reife Lebensmittel stützen den Menschen, die Impulse der äußeren Umgebung kommen den inneren seelischen Regungen entgegen. Wenn sich der Mensch allerdings – wie heute üblich – als bewusstes Wesen über die Einflüsse der Jahreszeiten hinwegsetzt, sollte er dies auch durch entsprechende Ernährung unterstützen, beispielsweise durch den Verzehr von Südfrüchten im Winter, die ihm durch Vitamin-, Zucker- und Säurereichtum helfen, auch in der dunklen Jahreszeit »Sommerleistungen« zu erbringen. Auch heute richtet sich so mancher Speiseplan nach dem Wochentag, zumeist allerdings aus praktischen (Resteessen) oder auch religiösen Erwägungen (Fisch am

Freitag). Als in vergangenen Zeiten noch jeder Wochentag eine andere Qualität hatte, wurden die Getreidesorten den einzelnen Wochentagen bzw. den namengebenden Planeten zugeordnet, um die kosmischen Einflüsse zu symbolisieren. Diese Zuordnung berücksichtigt die Anthroposophisch orientierte Ernährung auch heute noch (⊞**28**).

	28 **Zuordnung der Getreidearten zu den Wochentagen und Planeten.**	
Wochentag	**Getreide**	**Planet/Gestirn**
Sonntag	Weizen	Sonne
Montag	Reis	Mond
Dienstag	Gerste	Mars
Mittwoch	Hirse	Merkur
Donnerstag	Roggen	Jupiter
Freitag	Hafer	Venus
Samstag	Mais	Saturn

Neben diesen kosmischen Rhythmen gibt es auch Rhythmen im menschlichen Leben. Dazu zählen Organrhythmen, Verdauungsrhythmen, Mahlzeitenrhythmen oder Rhythmen der christlichen Jahresfeste. Während die Menschen früher Festtage auch mit Festessen gefeiert haben, gönnen wir uns heute jeden Tag üppige Festmahlzeiten. Hier wird empfohlen, sich dieser besonderen Tage und Zeiten wieder bewusst zu werden und auch die Ernährung während der restlichen Zeit etwas einfacher zu gestalten, um sich an einem Festmahl erfreuen zu können.

Ausgangspunkt einer anthroposophischen Ernährungsempfehlung ist immer der einzelne Mensch in seiner jeweiligen körperlich-geistig-seelischen Verfassung. Das jeden Menschen charakterisierende Temperament kann durch entsprechende Ernährung beeinflusst werden. Lebt ein Mensch sein Temperament, verbraucht er bestimmte Kräfte, die durch die passenden Lebensmittel wieder aufgefrischt werden können. Umgekehrt gilt die Grundregel: Immer wenn ein Mensch sein Temperament nicht ausleben kann, ist eine weitere Anregung durch die Ernährung nicht sinnvoll. Soll beispielsweise ein cholerisches Kind nach dem Essen stillsitzen (z. B. in der Schule) und kann es seinem natürlichen Trieb, sich auszutoben, nicht nachkommen, ist ein leichteres Essen angebracht.

Choleriker brauchen Anregungen und Herausforderungen. Dies kann in der Ernährung durch kräftige, vollkörnige Kost, die ihnen Widerstand bietet, erfolgen. Auch Wurzelgemüse, sonnengereifte Früchte und scharfe Gewürze sagen ihnen zu.

Sanguiniker lieben das Neue und den Wechsel. Für die Ernährung bedeutet dies: abwechslungsreiche Rezepte, farbenfroh gestaltet und phantasievoll gewürzt, wärmende Tees, um die belasteten Sinne und Nerven zu unterstützen.

Phlegmatiker sollten ihre Verdauung nicht zu sehr belasten, deshalb werden leicht verdauliche Kost sowie milchsaure Produkte und Obstspeisen empfohlen. Warme Getreidebreie bringen ihren etwas trägen Stoffwechsel in Schwung. Auch hier kann geschmackvolles Würzen viel zur Harmonisierung beitragen.

Melancholiker sollten eine leichte aber anregende Ernährung wählen. Kräftige Speisen wie Fleisch oder auch Hülsenfrüchte beschweren zusätzlich und sollten möglichst wenig verzehrt werden. Radikale Veränderungen der gewohnten Speisen sind nicht erwünscht.

Für die **Ernährung** von **Säuglingen und Kindern** wird in der Anthroposophisch orientierten Ernährung dem Stillen als wesentlichem Symbol der »Mütterlichkeit an sich« (Steiner) besondere Bedeutung zugemessen. Die Muttermilch, die neben ihrer Eigenschaft als optimales Nahrungsmittel für den Säugling auch Liebe und Geborgenheit vermittelt, entsteht aus denselben Kräften, aus denen sich intrauterin der Leib des Kindes herausgebildet hat. Vier bis fünf Monate sollte ausschließlich gestillt werden, anschließend wird Saft, Gemüse- und Milchbrei zugefüttert, um bis zum neunten Lebensmonat vollständig auf Breinahrung umzustellen. Falls früher abgestillt wird, sollte als Flaschennahrung verdünnte Kuhmilch (Roh- oder Vorzugsmilch) oder Stutenmilch, ergänzt durch Getreideschleim und ein Süßungsmittel verwendet werden, da der süßliche Geschmack sinnliche und seelische Prozesse anregt. Statt Getreide kann auch Mandelmus verwendet werden.

Auch bei Kindern richtet sich die Ernährung nach der jeweiligen Konstitution sowie dem Entwicklungs- und Allgemeinzustand. In

Phasen des Wachstums wird so z.B. mehr proteinreiche Nahrung verzehrt. Eine allgemeine Vitamin-D-Prophylaxe mit synthetischen Mitteln wird nicht angeraten, sondern es sollte von Fall zu Fall entschieden werden, ob Präparate der Naturheilkunde vorbeugend eingesetzt werden. Der Anthroposophisch orientierten Ernährung zufolge kann durch ein vollwertiges Nahrungsangebot der bei Kindern oft noch vorhandene Nahrungsinstinkt gefördert werden.

Ernährungsphysiologische Bewertung

Wie bei den meisten Alternativen Ernährungsformen gibt es auch über die Anthroposophisch orientierte Ernährung bisher praktisch **keine wissenschaftlichen Untersuchungen.** Lediglich an einer Untersuchung aus den Niederlanden nahmen auch 26 anthroposophisch ernährte Kinder im Alter von ein bis drei Jahren teil. Keines dieser Kinder verzehrte Fleisch, 8% aßen Fisch und 66% Eier. Die meisten Kinder erhielten Kalziumsalze oder ein anderes so genanntes knochenbildendes Supplement. Die Nährstoffzufuhr der Kinder für die Hauptnährstoffe, Ballaststoffe, Vitamin B_2 und D war ähnlich wie bei vegetarisch ernährten Kindern. Die Vitamin-D-Zufuhr erreichte nicht die niederländischen Empfehlungen, während die Zufuhrmengen an Kalzium, Eisen und Riboflavin im Bereich der Empfehlungen lagen. Anthropometrische Messungen zeigten, dass die anthroposophisch ernährten Kinder im Vergleich zur Kontrollgruppe ein niedrigeres Körpergewicht und eine etwas geringere Körpergröße aufwiesen.

Die Empfehlungen zur Herstellung von Ersatznahrungen für die **Säuglingsernährung** sind als kritisch zu beurteilen: Das Verwenden von Rohmilch ist aus hygienischer Sicht für Säuglinge abzulehnen. Eine Ergänzung der verdünnten Kuhmilch durch Getreideschleim und ein Süßungsmittel reichen nicht aus, um den Bedarf des Säuglings an mehrfach ungesättigten Fettsäuren zu decken. Die frühzeitige Aufnahme von Gluten mit dem Getreideschleim erhöht außerdem das Risiko einer Zöliakie.

Das Ablehnen des Verzehrs von Kartoffeln ist aus wissenschaftlicher Sicht nicht zu begründen und aus ernährungsphysiologischer Sicht eher von Nachteil.

Beim Bevorzugen einer überwiegend lakto-vegetabilen Kost aus ökologischer Erzeugung mit geringem Verzehr von Fleisch, Fett, isolierten Kohlenhydraten und Alkohol gelten die Vorteile anderer vegetarisch orientierter Ernährungsformen. Die Fett-, Purin- und Cholesterinzufuhr ist niedrig und der hohe Anteil an Vollkornprodukten gewährleistet eine überdurchschnittliche Ballaststoffaufnahme. Als positiv ist auch der hohe Obst- und Gemüseverzehr zu beurteilen. Auf eine ausreichende Zufuhr von Jod, Eisen und Vitamin D sollte – wie bei anderen vegetarisch geprägten Kostformen – insbe-

 29 Zusammenfassung und ernährungsphysiologische Bewertung der Anthroposophisch orientierten Ernährung.

Grundsätze und Ziele
- Bewusstseinsentwicklung
- Gesunderhaltung und Heilung
- bewusstes Leben mit der Natur

Lebensmittelauswahl
- vorwiegend lakto-vegetabil
- hoher Anteil an Vollgetreide
- »individuell« geeignete Lebensmittel
- Lebensmittel aus biologisch-dynamischer Landwirtschaft (Demeter)
- regionale und saisonale Lebensmittel
- »lebendige« Nahrungsmittel
- Meiden: Nachtschattengewächse, Fertigprodukte, bestrahlte und begaste Lebensmittel, stark verarbeitete Nahrungsmittel, Mikrowellen, Alkohol

Besonderheiten
- Berücksichtigung von Rhythmen und Temperamenten
- »kosmische« Einflüsse auf Mensch, Tier und Pflanze (Dreigliederung, vier Wesensglieder)

Ernährungsphysiologische Bewertung
- ausreichende Nährstoffzufuhr
- es gelten die Vorteile anderer vegetarisch orientierter Kostformen
- verdünnte Rohmilch als Muttermilchersatz nicht geeignet
- als Dauerkost geeignet

sondere bei Kindern, Schwangeren und Stillenden geachtet werden (⊞ **29**).

Kontaktadresse:

AK für Ernährungsforschung e. V.
Dr. Petra Kühne
Niddastr. 14
61118 Bad Vilbel
www.ak-ernaehrung.de
info@ak-ernaehrung.de

Waerland-Kost

Einleitung und historische Entwicklung

Anfang des 20. Jahrhunderts entwickelte *Are Waerland* (Naturphilosoph, Schweden, 1876–1955) ein einfaches, in sich abgerundetes Ernährungs- und Lebensführungssystem. Nach dem Prinzip einer holistischen »Ganzheitsschau« betrachtete er den Menschen nicht – wie seiner Meinung nach die Schulmedizin – als ein aus seinem ursprünglichen Lebensmilieu und seiner Umgebung herausgelöstes Individuum, sondern als geistig-seelisch-körperliches Wesen, das untrennbar mit der Natur und dem Kosmos verbunden ist. Die Ernährung hat demnach in Verbindung mit der naturgemäßen Lebensführung auch einen großen Einfluss auf die Entwicklung psychischer und geistiger Eigenschaften des Menschen. Doch auch das körperliche Wesen wollte Waerland ausreichend berücksichtigt und in den großen Zusammenhang der Natur eingefügt sehen. Waerlands Schriften stellen eine wichtige Grundlage für die Zusammenstellung und Durchführung verschiedenener Ernährungsformen dar (z. B. Rohkost-Ernährung).

Waerland litt seit seiner Kindheit an Kopfschmerzen, Gedächtnisverlust, chronischem Magenleiden und Verstopfung. Sein Philosophie-Studium musste er aufgrund seines schlechten Gesundheitszustandes nach vier Jahren abbrechen. In den ihm – seiner Meinung nach – verbleibenden wenigen Lebensjahren wollte er sich ganz der Frage widmen, worauf seine mangelnde Gesundheit zurückzuführen sei, denn »wenn wir genau wüssten, was Gesundheit ist, würden wir auch Krankheit überwinden können«.

In England ließen ihn seine langjährigen Studien unter Leitung des Anatomen und Anthropologen *Sir Arthur Keith* sowie des Chirurgen *Sir Arbuthnot Lane* die einschneidende Bedeutung der Ernährung erkennen. Er begegnete dem Arzt *Alexander Haig,* der an denselben Krankheitserscheinungen wie Waerland gelitten hatte, sich aber durch die Umstellung auf eine lakto-vegetabile Kost heilen konnte. Schließlich stieß Waerland auf die Berichte des in Indien stationierten britischen Militärarztes *Sir Robert McCarrison*, der über die natürliche Ernährungs- und Lebensweise des im Himalaya lebenden Hunza-Volkes berichtete, das sich ausschließlich von Getreide, Gemüse, Obst und Ziegenmilch ernährte. Bei diesem Volksstamm waren angeblich alle Zivilisationskrankheiten unbekannt (s. Seite 100). Waerland stellte nun entsprechende Kost- und Lebensregeln auf. »Das Ergebnis war, dass ich binnen drei Jahren in einen vollständig gesunden Sportsmann und Kraftmenschen verwandelt wurde. Alle Krankheitsmerkmale verschwanden. Und dieser Zustand war nicht nur vorübergehend, sondern endgültig.«

Grundsätze und Lebensmittelauswahl

Aus seiner Gesundung folgerte Waerland, dass alle Krankheiten, die zumeist auch gruppenweise auftreten, das Resultat nicht artgemäßer Lebensgewohnheiten, insbesondere einer falschen Ernährung, seien. Da die Vorfahren des Menschen mindestens 25 Millionen Jahre auf Bäumen gelebt hätten, seien grüne Blätter, Knospen und Schößlinge die ursprüngliche Nahrung des Menschen. So wie für jedes Lebewesen die Nahrung ganz spezifisch ist, sei auch der Mensch kein Allesfresser. Alle Nahrungsmittel sollten möglichst so verzehrt werden, wie die Natur sie anbietet. Die übliche Mischkost fördere die Übersäuerung des Organismus, lagere »Schlacken« in den Geweben ab und begünstige die Besiedelung des Dickdarms mit Fäulnisbakterien. Dem Dickdarm und speziell seiner Flora kommt nach Waerland eine Schlüsselrolle in der Frage nach Gesundheit und Krankheit zu. Nach *Hippokrates* sollte sich der Darm »drei bis viermal pro Tag breiartig, reichhaltig, aber geruchlos entleeren«. Ist der Darm, insbesondere der Mastdarm, zwischen den Mahlzeiten nicht völlig leer, hat dies zahlreiche Gesundheitsstörungen zur Folge bis hin zur Entstehung von Krebs. Waerland betrachtete Gesundheit als »einen Ausgleich zwischen dem, was dem Körper zugeführt wurde und dem, was wieder ausgeschieden wird«. Gemäß der Überzeugung, dass »die Natur der beste Koch« ist, sah Waerland in der pflanzlichen Rohkost die gesündeste und natürlichste Ernährung, vor allem auch zum Aufbau und Erhalt eines gesunden Darms.

Die »Übersäuerung« des Körpers betrachtete Waerland als die Grundursache der meisten Krankheiten, für die Entstehung von Krebs sei sie eine unabdingbare Voraussetzung. Um dem entgegenzuwirken und ein ausgewogenes Säure-Basen-Gleichgewicht zu erhalten, ist die tägliche Zufuhr einer ausreichenden Menge von basischen Mineralsalzen erforderlich. Durch das Kochen von

Gemüse gehen diese allerdings ins Kochwasser über und damit auch verloren, weshalb rohe Frischkost bevorzugt werden sollte. Auch eine reichliche Flüssigkeitszufuhr (1,5–2 l täglich) hielt Waerland für sehr bedeutsam.

Waerland entwickelte sein Ernährungssystem unter Berücksichtigung des **biologischen Lebensrhythmus** mit seinen drei wichtigen Phasen:

I   zwischen 4 und 12 Uhr intensive Ausscheidungszeit

II   von 12 bis 20 Uhr günstigste Zeit für die Aufnahme von Nahrung

III von 20 bis 4 Uhr findet »die große, nach innen gerichtete Wirksamkeits-, Aufspeicherungs- und Erneuerungsperiode statt, an deren Ende (zwischen 3 und 4 Uhr) die Anhäufungen von Schlackenstoffen und Toxinen am größten sind«.

Demnach sollten dem Körper nach dem Aufstehen 0,5 l Flüssigkeit (basische Gemüsebrühe, stilles Wasser, Kräutertee und frisch gepresste Säfte) zugeführt werden. Ein leichtes Frühstück (Dickmilch, frisches Obst, Saaten) unterstützt die Ausscheidungsphase. Das Mittagessen sollte eine vielfältige Rohkostplatte sowie Pellkartoffeln mit Kräuterquark enthalten. Für die Abendmahlzeit empfiehlt Waerland die so genannte **Kruska,** einen Getreidebrei aus grob geschroteten Vollkorngetreiden (Weizen, Roggen, Gerste, Hafer und Hirse), Kleie und Rosinen, der kurz aufgekocht, mehrere Stunden quellen und danach mit Milch oder Obstkompott verzehrt werden soll. Außerdem kann noch Vollkornbrot, mit Butter und Käse belegt, gegessen werden, das aufgrund der höheren Temperaturen bei der Herstellung allerdings nicht so wertvoll wie die Kruska ist.

Grundsätzlich sollte beachtet werden:

1. ausschließlich lakto-vegetabile Lebensmittel, möglichst so, wie die Natur sie anbietet,

2. falsche Zusammenstellungen möglichst ausschalten (z. B. kein rohes Obst zur Salatrohkost, keine Sauermilch zur Kruska),

3. völliges Meiden von **Fleisch, Fisch** und **Ei,** ebenso von **Alkohol,** da diese Nahrungsmittel sehr säure- und fäulnisbakterienbildend wirken sowie für den menschlichen Organismus nicht als Nahrungsmittel vorgesehen sind.

Als Nahrungsgrundlage empfiehlt Waerland aufgrund des basenbildenden Charakters **rohes Gemüse.** Ergänzt wird dieses durch die oben erwähnte **Kruska,** in der Schale gekochte **Kartoffeln, rohes Obst, Milch** und **Milchprodukte** sowie **Nüsse** und **Samen.** Milchprodukte sollten möglichst milchsauer vergoren sein, da so die physiologische Bakterien-Besiedelung des Dickdarms gefördert wird.

Abgeraten wird von Kaffee, Zucker, konservierten und/oder konzentrierten Nahrungsmitteln (z.B. Weißmehlprodukte), fabrikmäßig hergestellten Nahrungsmitteln, zu hohem Fettkonsum, scharfen Gewürzen und insbesondere von Kochsalz, das ebenfalls als grundlegender Faktor für die Entstehung vieler Zivilisationskrankheiten angesehen wird.

Als Ziel seiner Ernährungsempfehlungen sah Waerland nicht die Bekämpfung der Krankheiten, sondern das Aufzeigen von Wegen zur Krankheitsverhütung und zur Vorbeugung aller Störungen. Der Antrieb hierzu müsse jedoch immer vom Geistigen ausgehen; dann sei keine Krankheit unüberwindbar und auch das normale Lebensalter des Menschen von 120 Jahren erreichbar.

Drei grundlegende Prinzipien von Waerland lauten daher:

1. »Wir haben es nicht mit Krankheiten zu tun, sondern mit Fehlern in der Lebensführung. Beseitige diese Fehler, und alle Krankheiten verschwinden.«
2. »Man heilt niemals eine Krankheit, sondern man heilt einen kranken Körper.«
3. »Man heilt einen kranken Körper nur dadurch, dass man seinen ursprünglichen Lebensrhythmus wiederherstellt«.

Als Anhänger des griechischen Arztes Hippokrates vertraute Waerland vollständig auf die »vis medicatix naturae«, die heilende Kraft der Natur, die er, wie bereits andere vor ihm, als unfehlbare Autorität betrachtete: »Die Natur hat immer recht, während die Fehler und Irrtümer von den Menschen gemacht werden« (*Goethe*).

Aus Waerlands Ernährungs- und Lebensempfehlungen entstand eine ganze Gesundheitsbewegung, die vor allem in Schweden, aber auch in Deutschland und anderen Ländern eine Vielzahl von Anhängern fand. Waerland sah sich jedoch keinesfalls als »Prophet«. Er wollte den Menschen lediglich den Weg zeigen, den er gegangen war, damit auch andere unter Einsatz ihres gesunden Verstandes mit Geduld, Verständnis, Ausdauer und Energie ihren eigenen Weg gehen können. Er warnte davor, blind irgendwelchen Autoritäten zu folgen, denn »die einzige Autorität, die ich anerkenne, ist die Natur und ihre Gesetze habe ich studiert«. Diese Gesetze müssen erkannt werden, damit sich der Mensch als körperliches und seelisch-geistiges Wesen in die große Gemeinsamkeit des Lebens einfügen und in vollständiger Gesundheit, Harmonie und Freude das Glück auf Erden finden kann.

Die modernen Vertreter der Waerland-Bewegung sehen die Waerland-Kost als eine Form der vegetarischen Vollwertkost. So spielt beispielsweise die traditionelle Kruska heute keine wichtige Rolle mehr.

Ernährungsphysiologische Bewertung

Aus **ernährungsphysiologischer Sicht** bietet die Waerland-Kost eine ausreichende Nährstoffversorgung und die Vorteile anderer lakto-vegetabilen Ernährungsformen mit hohem Rohkostanteil (▦ **30**). Bestimmte Grundsätze und Verhaltensregeln (z. B. Vorstellung der »Übersäuerung«, kein rohes Obst zur Salatrohkost) sind allerdings wie bei praktisch allen Alternativen Ernährungsformen aus naturwissenschaftlicher Sicht nicht nachweisbar.

30 Zusammenfassung und ernährungsphysiologische Bewertung der Waerland-Kost.

Grundsätze und Ziele
- Mensch als geistig-seelisches-körperliches Wesen
- menschliche Bewusstseinsentwicklung durch Harmonie mit den Kräften der Natur
- Krankheitsvorbeugung
- Ausgleich der Übersäuerung des Körpers
- Beseitigung der Fäulnisbakterien im Dickdarm

Lebensmittelauswahl
- lakto-vegetabil
- hoher Anteil an Rohkost
- reichliche Flüssigkeitszufuhr (1,5–2 l/d)
- Meiden: Zucker, konservierte und/oder konzentrierte Nahrungs-mittel, Kochsalz, Genussmittel

Besonderheiten
- Kruska: Getreidebrei aus geschrotetem und gequollenem Weizen, Roggen, Gerste, Hafer und Hirse
- Fünfkorn-Waerlandbrot

Ernährungsphysiologische Bewertung
- ausreichende Nährstoffzufuhr
- als Dauerkost geeignet

Kontaktadresse:

Waerland-Bund e. V.
Günter Albert Ulmer
Hauptstraße 16
78609 Tuningen
www.ulmertuningen.de
info@ulmertuningen.de

Hay'sche Trennkost

Einleitung und historische Entwicklung

Die Hay'sche Trennkost geht auf *William Howard Hay* (Arzt, USA, 1866–1940) zurück, der an der als unheilbar geltenden Bright'schen Nierenerkrankung litt. Dabei handelt es sich um einen Symptomenkomplex verschiedener Nierenleiden, begleitet von Bluthochdruck, Ödemen und Herzerweiterung. Zudem war Hay mit 110 kg stark übergewichtig. Während seiner Krankheit stieß der Chirurg und Allgemeinmediziner auf Berichte des in Indien stationierten britischen Militärarztes *Sir Robert McCarrison,* der die natürliche Ernährungs- und Lebensweise des im Himalaya lebenden Hunza-Volkes beschrieb. Bei diesem im heutigen Nordwesten Pakistans siedelnden Volksstamm waren die bekannten Zivilisationskrankheiten wie Gicht, Rheuma, Magengeschwüre, Gallensteine, Asthma, Obstipation oder Dickdarmentzündungen angeblich gänzlich unbekannt. Die Nahrungsgrundlage dieser Volksgruppe bildeten ausschließlich naturbelassene Nahrungsmittel wie Gemüse, Früchte, Nüsse, Brot aus vollem Korn, Milch und Käse. Die tägliche Feldarbeit sorgte für reichlich Bewegung.

Ab sofort ernährte sich Hay nur noch mit naturbelassenen Lebensmitteln und aß zumeist nur eine Gemüsemahlzeit am Tag. Obwohl ihn alle Ärzte aufgegeben hatten, gesundete er nach eigener Aussage vollständig und führte noch lange Jahre ein ausgefülltes Leben. Im Alter von 73 Jahren starb er an den Folgen eines Verkehrsunfalls. Hay war fest davon überzeugt, seine Krankheit durch die Umstellung seiner Ernährung geheilt zu haben. In den Folgejahren behandelte er eine Vielzahl von Patienten – auch unheilbar Kranke – nach der von ihm selbst erprobten Methode der Ernährungsumstellung. Zwar gelangten nicht alle Patienten wieder zu völliger Gesundheit, doch stellte sich erstaunlich oft eine Besserung ihres Zustandes ein.

In Deutschland wurden Hays Ernährungsgrundsätze nach dem Zweiten Weltkrieg durch *Ludwig Walb* (Arzt, Deutschland, 1907–1992) bekannt gemacht. Von Walbs Ehefrau Ilse stammt übrigens die Bezeichnung »Trennkost«. Mehrere Jahrzehnte lang konnten in der Klinik Dr. Walb (Homberg/Ohm) praktische Erfahrungen mit der Hay'schen Trennkost gesammelt werden, bis diese im Jahre 2003 geschlossen wurde. *Thomas Heintze* (Arzt, Deutschland, *1955),

Walbs Mitarbeiter und Nachfolger als Klinikchef, sorgte ab 1989 für die weitere Verbreitung von Hays Ernährungskonzept.

Nach der vegetarischen Ernährung hat in Deutschland vermutlich die Trennkost – in unterschiedlichen Varianten – die meisten Anhänger. Ihre Zahl wird auf 1 bis 5 Millionen geschätzt.

Grundsätze und Lebensmittelauswahl

Hay ging davon aus, dass Krankheit nur in »unvollkommenem« Gewebe entsteht. Ein Organ benötigt zur optimalen Funktion gesunde Zellen, welche wiederum nur durch richtige Ernährung aufgebaut werden können. Folglich kann auch ein kranker Körper durch das schrittweise Ersetzen von kranken durch gesunde Zellen zu einem gesunden Körper umgebaut werden. Kranke Zellen und Gewebe entstehen wiederum durch ein Übermaß an Säure. Für diese »Übersäuerung« sah Hay vier Hauptursachen: ein »Zuviel an Protein«, ein »Zuviel an raffinierten und denaturierten Kohlenhydraten«, »verzögerte Verdauung« und »falsche Zusammensetzung der Nahrung«.

Nach Hays Theorie von den chemischen Verdauungsgesetzen können **Kohlenhydrate** und **Protein** im menschlichen Verdauungstrakt nicht zur gleichen Zeit optimal aufgespalten und resorbiert werden. Begründet wird diese These mit dem unterschiedlichen Wirkungsgrad von protein- bzw. kohlenhydratspaltenden Enzymen wie Pepsin und Ptyalin, die jeweils ein saures bzw. alkalisches Milieu benötigen. Da der Magen nicht gleichzeitig **Säuren** und **Basen** produzieren könne, würde bei einer Mahlzeit, die sowohl Protein als auch Kohlenhydrate enthält, der Kohlenhydratanteil teilweise unverdaut in den Dünndarm gelangen, wo er bei Wärme und Feuchtigkeit in Gärung und Fäulnis übergehe. Hay begründet seine Theorie v. a. mit den Tierversuchen des russischen Physiologen *Iwan Pawlow* an Hunden.

Die übliche »westliche« Mischkost verursacht nach Hay eine »Übersäuerung« des Organismus. Dieser Säureüberschuss im Körper muss durch vorhandene basische Reserven neutralisiert werden. Erschöpfen sich diese, geht auch die natürliche Widerstandskraft verloren. Um dem entgegenzuwirken, müsse eine ausgewogene Relation von säurebildender zu basenbildender Nahrung (im Verhältnis 1:3) angestrebt werden. Als Maß für die säure- oder basenbildende Wirkung eines Lebensmittels gilt der Einfluss auf den pH-Wert des Urins, eine Sichtweise, die aus physiologischen Gründen keinesfalls umfassend ist (⊞ **31**).

31 Einteilung der Lebensmittelgruppen in Säure- und Basenbildner (nach *Heintze*, 2001, S. 14)			
Stark säurebildend	**Schwach säurebildend**	**Schwach basenbildend**	**Stark basenbildend**
Fleisch, Wurst, Fisch	Quark, Sahne	Trockenobst	Gemüse
Eier, Käse	Nüsse	Rohmilch	Frisches Obst
Süßwaren, Weißmehl- produkte	Vollkorn- produkte	Pilze	Kartoffeln, Blattsalat
Alkohol, Kaffee			

Grundsätzlich fallen im Organismus ständig Säuren und Basen an. Diese müssen sich in einer ausgeglichenen Bilanz befinden, damit alle Stoffwechselvorgänge geordnet weiterlaufen können. Säuren werden vor allem durch den Abbau des Schwefelanteils einiger Aminosäuren aus proteinreichen, vom Tier stammenden Lebensmitteln gebildet. Dies gilt in gleicher Weise auch für den Abbau phosphorhaltiger Verbindungen, die in vielen Lebensmitteln vorkommen. Pflanzliche Lebensmittel hingegen haben aufgrund des hohen Gehalts an Salzen organischer Säuren eine alkalisierende Wirkung. Der **Säure-Basen-Haushalt** (s. Seite 190) des Körpers sorgt über verschiedene Puffersysteme dafür, dass das Verhältnis von Säuren und Basen in engen Grenzen gehalten wird. Diese Regulation erfolgt hauptsächlich durch den Kohlensäure-Bikarbonat-Puffer des Blutes, in dem der pH-Wert als Maß für dieses Gleichgewicht relativ einfach bestimmt werden kann. Wenig bekannt ist allerdings bisher über die Rolle des Bindegewebes in der Säure-Basen-Regulation. Vertreter der »Übersäuerungstheorie« sehen das Bindegewebe als Ort der »latenten Azidose« oder auch »Gewebsazidose«. Überschüssige Säuren werden danach von den Zellen an das Bindegewebe abgegeben und beeinträchtigen dessen Funktion, was sich wiederum in der Entstehung verschiedener Zivilisationskrankheiten äußert.

Nach Hay hat diese »Übersäuerung« auch Auswirkungen auf den Geist. Wird säurebeladenes Blut zum Gehirn transportiert, kann dieses keine funktionellen Höchstleistungen mehr erbringen. Langsames Denken, schlechte Urteilskraft, Gedankenschwäche, mangelndes Konzentrationsvermögen und pathologische Müdigkeit sind die Folgen. Befinden sich Körper und Geist in Übereinstimmung, erleichtert dies die seelische Entwicklung.

Gesundheit wird von Hay als weitgehend kontrollierbarer Zustand betrachtet, wenn der Mensch seine Eigenverantwortlichkeit wahrnimmt. Die Hay'sche Trennkost wird sowohl zur Prävention als auch zur Therapie verschiedenster ernährungsabhängiger Zivilisationskrankheiten empfohlen. Zur Gesundung sind drei Dinge erforderlich:

- der unbedingte **Wille,** gesund zu werden
- das **Wissen** um die richtige Methode zur Genesung
- ein gut funktionierender **Verdauungsapparat.**

Zu den Grundpfeilern der Hay'schen Trennkost zählen die Verwendung naturbelassener, möglichst wenig verarbeiteter Nahrungsmittel ohne Zusatzstoffe, der getrennte Verzehr von vorwiegend protein- bzw. vorwiegend kohlenhydrathaltigen Lebensmitteln, jeweils kombiniert mit neutralen Nahrungsmitteln wie Gemüse, Obst, Salate und Fette sowie die Bevorzugung von basenbildender Nahrung (75 %). Der größte Teil der Basenbildner sollte roh verzehrt werden, da nur so die in den Lebensmitteln enthaltenen Schutzstoffe erhalten bleiben. Werden diese durch Hitzeeinwirkung zerstört, fordert der Körper eine immer größere Nahrungszufuhr. Rohes Gemüse sowie Vollkornprodukte sollen außerdem den trägen Darm anregen. Ein Übermaß an proteinhaltiger Nahrung führt zur Entstehung von Harnsäure, die den Organismus belastet. Auch Kohlenhydrate sollten in mäßigen Mengen und in Form von Vollkornprodukten verzehrt werden. Lediglich bei körperlich schwer Arbeitenden darf der »Brennstoff des Körpers« etwas reichlicher aufgenommen werden. Sowohl extrem proteinhaltige als auch extrem kohlenhydratreiche Lebensmittel fördern die »Übersäuerung« des Körpers und sollten deshalb vermieden werden.

Die Proteinmahlzeit sollte mittags, die Kohlenhydratmahlzeit abends eingenommen werden, jedoch nicht nach 18 Uhr. Zwischen den Mahlzeiten sollten 3–4 Stunden Pause liegen. Außerdem soll langsam gegessen und gut gekaut werden.

Lebensmittel regionaler Herkunft und aus ökologischem Anbau sollten bevorzugt werden. Für die Auswahl der Lebensmittel kann die Orientierungstabelle für die Vollwert-Ernährung zugrunde gelegt werden (s. Seite 154).

Die völlige Trennung von protein- und kohlenhydrathaltigen Lebensmitteln ist praktisch nicht möglich und auch nicht notwendig, da bereits die getrennte Aufnahme von extrem konzentrierten Proteinträgern und Kohlenhydratträgern den Verdauungstrakt entlastet. In der Hay'schen Trennkost werden die Lebensmittel in überwiegend protein- bzw. überwiegend kohlenhydrathaltige eingeteilt (📖 32).

Milch ist in der Hay'schen Trennkost in jeder Form verwendbar. Zusammen mit saurem Obst und Gemüse soll sie – insbesondere morgens – Giftstoffe ausschwemmen. Käse ist als starker Säurebildner eingestuft und sollte daher nur in geringer Menge verzehrt werden. Bei **Fetten** sollten kaltgepresste Pflanzenöle, die reich an mehrfach ungesättigten Fettsäuren sind, sowie ungebräunte Butter und frische Sahne bevorzugt werden. Nur sehr sparsam zu verwenden sind Salz und scharfe Gewürze, frische Garten- und Wildkräuter können dagegen reichlich eingesetzt werden. Als Süßungsmittel ist lediglich kaltgeschleuderter Bienenhonig erlaubt. Da die Hay'sche Trennkost eine überwiegend lakto-vegetabile Kost ist, spielt **Fleisch** in den Empfehlungen nur eine untergeordnete Rolle. Pro Mahlzeit sollte nur eine Proteinart (Fleisch oder Fisch, max. 60–100 g/d) verzehrt werden. Von Schweinefleisch wird abgeraten, ebenso von in der Pfanne Gebratenem. **Alkohol** sollte in sehr mäßiger Menge und nicht täglich konsumiert werden. Bier passt zu Stärkemahlzeiten, Wein zu Proteinmahlzeiten.

Nicht empfohlen werden neben allen stark verarbeiteten Produkten getrocknete Hülsenfrüchte, inklusive Erdnüsse (enthalten viel Protein und viel Kohlenhydrate), Kaffee (wenn, dann mit Rahm), Tee, Kakao, aber auch scharfe Gewürze wie Senf, Ingwer, Pfeffer und verschiedene andere Lebensmittel (Rhabarber, Preiselbeeren).

In der Hay'schen Trennkost gibt es keine gesonderten Empfehlungen für die **Ernährung von Säuglingen und Kindern.** Wie bei den meis-

32   Die Zusammensetzung der Nahrung nach Hay und Walb
(nach *Walb* und *Heintze*, 1996)

```
                    ┌─────────────────────┐
                    │    Mische nicht     │
                    └─────────────────────┘
        ┌───────────────┐          ┌───────────────┐
        │    Mische     │          │    Mische     │
        └───────────────┘          └───────────────┘
```

Konzentrierte Lebens-   **Neutrale Nahrungsmittel**   **Konzentrierte Lebens-**
mittel vorwiegend   **mittel vorwiegend**
kohlenhydrathaltig   **eiweißhaltig**
(Stärke, Zucker)

Konzentrierte Lebensmittel vorwiegend kohlenhydrathaltig (Stärke, Zucker)	Neutrale Nahrungsmittel	Konzentrierte Lebensmittel vorwiegend eiweißhaltig
Vollkorngetreide	**1. Fette**	Fleisch, Wild, Fisch,
Vollkornmehl	Pflanzliche Öle und Fette, Butter, Rahm,	Geflügel, Magerkäse
Vollkornbrot	Quark, gesäuerte Milchprodukte wie	(bis 55% Fett i.Tr.),
Vollkornnudeln	Kefir, Buttermilch, Vollmilchjoghurt,	Eier, Sojamehl
Naturreis	Doppelrahmkäse über 60% Fett i.Tr.,	
Kartoffeln	Eigelb, reife Oliven	
Topinambur		**Saures Obst wird**
Batate	**2. Gemüse**	**mit überwiegend**
Schwarzwurzeln	Blattsalate, Karotten, rote Rüben, Zwie-	**eiweißhaltigen**
	beln, Lauch, Blumenkohl, Brokkoli, Spargel,	**Lebensmitteln**
Bienenhonig	Bohnen, Erbsen (grün), Mangold, Rettich,	**kombiniert.**
Feigen, getr.	Radieschen, Spinat, Tomaten*, Sellerie,	
Datteln, getr.	Kohlrabi, Wirsing, Rotkohl, Weißkraut,	Beerenobst
Äpfel, getr.	Sauerkraut, Kürbis, Gurken, Rosenkohl,	Kernobst
Aprikosen, getr.	Paprikaschoten, Fenchel, Chicorée, Pilze	Steinobst
Pflaumen, getr.		Zitrusfrüchte
Rosinen	**3. Andere Nahrungsmittel**	Kiwis
Bananen	Agar-Agar	Ananas
	Nüsse, Mandeln, außer Erdnüsse	Melonen
	Heidelbeeren	
Nicht empfohlen!	Rinderschinken, roh**, Rindersalami, roh**	**Nicht empfohlen!**
Weißmehl		Rohes Eiweiß
Weißbrot	**4. Gewürze**	von Eiern
Weißmehlnudeln	Vollmeersalz, Kräuter-, Selleriesalz,	fette Wurst
polierter Reis	Knoblauch, Paprika, Muskat, Pfeffer***,	Rhabarber
Sago	Curry, Basilikum, Wild- und Gartenkräuter	Eingemachtes
Erdnüsse		Gekochtes in großen
weißer Zucker	**Nicht empfohlen!**	Mengen
Süßigkeiten	Getrocknete Hülsenfrüchte	
Marmeladen, Gelees	käufliche Mayonnaisen, Suppen, Saucen	
Eingemachtes	schwarzer Tee, Kaffee, Kakao	
	Essigessenz	

*   Unter dem historischen Aspekt (Original Hay) gesehen, gehörten gekochte Tomaten und gekochter Spinat zu
     den Eiweißmahlzeiten
**   Unter historischen Gesichtspunkten (Original Hay) betrachtet, gelten rohe Rindersalami und roher Rinder-
     schinken als neutral, unter analytischem Aspekt (Proteingehalt) gehören sie zur Eiweißgruppe
*** Unter historischen Gesichtspunkten (Original Hay) betrachtet, gilt Pfeffer als nicht empfehlenswert

ten Alternativen Ernährungsformen liegen wenig **wissenschaftliche Untersuchungen,** aber viele klinische Erfahrungen vor.

Ernährungsphysiologische Bewertung

Aus **ernährungsphysiologischer Sicht** ist die Hay'sche Trennkost als ballaststoffreiche, überwiegend lakto-vegetabile Ernährungsform mit moderatem Fett- und Energiegehalt sowie hohem Rohkostanteil zur Deckung des Nährstoffbedarfs geeignet. Die mit einer durchschnittlichen Mischkost häufig einhergehenden Ernährungsfehler wie übermäßiger Fett-, Zucker- und Salzverzehr werden vermieden, die Cholesterin- und Purinaufnahme ist gering. Aufgrund der Bevorzugung wenig verarbeiteter Lebensmittel ergibt sich eine hohe Nährstoffdichte der Kost.

Die Trennung von Kohlenhydraten und Protein ist nicht immer problemlos durchführbar und wissenschaftlich nicht begründbar, denn der menschliche Körper ist durchaus in der Lage, beide Nährstoffe gleichzeitig zu verdauen. Die im Mund durch Einwirkung der Speichelamylase begonnene Kohlenhydratdigestion wird im Magen fortgesetzt, bis eine Durchmischung des Mageninhalts mit dem sauren Magensaft stattgefunden hat.

Parallel hierzu beginnt die Proteinverdauung durch Einwirkung der verschiedenen Pepsine des Magens. Hauptort der Verdauung ist der Dünndarm. Dort erfolgt die Spaltung von Kohlenhydraten und Protein sowie Fett gleichzeitig durch die Enzyme des Pankreas und der an der Bürstensaummembran der Darmzellen lokalisierten Enzyme.

Auch einige andere Vorstellungen der Hay'schen Trennkost (z. B. die giftstoffausschwemmende Wirkung von saurem Obst und Gemüse oder das Abraten von bestimmten Lebensmitteln) sind aus wissenschaftlicher Sicht nicht nachvollziehbar. Gleiches gilt für die »säuernde« Wirkung von Kohlenhydraten. Die Zuteilung der Lebensmittel zu den Gruppen erscheint willkürlich, so werden Frischkäse und Quark den neutralen Lebensmitteln statt der Proteingruppe zugeordnet. Tomaten und Spinat zählen roh in die Gruppe der neutralen, gegart jedoch in die der proteinreichen Lebensmittel.

Aus wissenschaftlicher Sicht ist eine Übersäuerung des Organismus selbst bei stark säureüberschüssiger Kost nicht möglich, da Puffersysteme im Blut und die rasche Ausscheidung über die Lunge und die

Nieren für einen ausgeglichenen Säure-Basen-Haushalt sorgen. Ob eine überwiegend basenbildende Kost die Ansammlung von Säuren im Bindegewebe verhindert und so Zivilisationskrankheiten vorbeugen kann, bleibt nach dem derzeitigen Kenntnisstand offen.

Insgesamt ist die Ernährungsweise, moderat durchgeführt, vollwertig. Positive Auswirkungen auf das Wohlbefinden und eine Reduktion des Körpergewichts durch die Hay'sche Trennkost sind vermutlich auf den hohen Ballaststoffanteil und den geringen Fettanteil zurückzuführen. Auch bei Fettstoffwechselstörungen und Hypertonie können sich daher günstige Effekte ergeben (**33**).

---

 33   Zusammenfassung und ernährungsphysiologische Bewertung der Hay'schen Trennkost.

Grundsätze und Ziele
- Schaffung optimaler Bedingungen für Verdauungsenzyme
- Verhinderung der Übersäuerung des Organismus
- Erhöhung der Lebensqualität

Lebensmittelauswahl
- vorwiegend lakto-vegetabil
- reichlich basenbildendes Obst und Gemüse
- möglichst aus ökologischem Anbau
- möglichst regional und saisonal
- Meiden: raffinierte und denaturierte Lebensmittel, bestrahlte Lebensmittel, Zusatzstoffe

Besonderheiten
- reich an Basenbildnern für das Säure-Basen-Gleichgewicht
- weitgehende Trennung von überwiegend protein- bzw. kohlenhydratreichen Lebensmitteln
- Ernährung als Prävention und Therapie

Ernährungsphysiologische Bewertung
- Trennung von Proteinen und Kohlenhydraten schwierig und wissenschaftlich nicht begründbar
- ausreichende Nährstoffzufuhr, wenn die Lebensmittelauswahl breit angelegt ist
- als Dauerkost geeignet

Kontaktadresse:

Dr. med. Thomas Heintze
Am Wäldchen 8
35043 Marburg

2. Hälfte des 20. Jahrhunderts

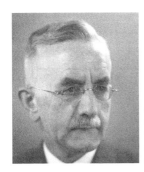

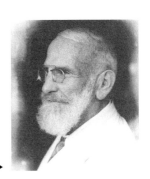

◄ Joseph Evers.
Foto: Walter
Hess, CH-
Biberstein.

Maximilian
Bircher-Benner,
Quelle: Bircher-
Benner-Archiv,
Uni Zürich. ►

◄ Johann Georg
Schnitzer.
Foto: Walter Hess,
www.textatelier.com

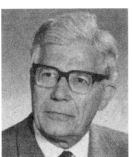

◄ Max Otto
Bruker

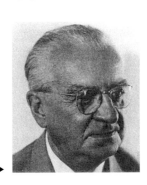

Werner
Kollath ►

Fit for Life

Einleitung und historische Entwicklung

Das in den 1990er Jahren sehr populäre **Fit-for-Life-**Ernährungspro-
gramm basiert auf den Lehren der **Natural Hygiene,** deren Geschichte in den USA der 1830er Jahre begann (wichtigste Vertreter: *Herbert
Shelton, John Tilden, Norman Walker).* Ziel dieser Lehre ist die Pflege
und Gesunderhaltung des Körpers in seiner Gesamtheit. Durch die
Versorgung des Menschen mit den lebensnotwendigen naturgege-
benen Elementen Luft, Wasser, Nahrung, Sonne, Bewegung, Ruhe,
Schlaf und Liebe sollen die selbstreinigenden, selbstheilenden und
selbsterhaltenden Kräfte des Körpers gefördert werden, um giftige
»Schlacken« auszuscheiden und somit auch zur Gewichtsreduktion
zu führen. In neuerer Zeit fand diese Lehre insbesondere durch *Harvey Diamond* (Schriftsteller, USA, *unbekannt) und *Marilyn Diamond*
(Ernährungswissenschaftlerin, USA, *unbekannt) Verbreitung.

Grundsätze und Lebensmittelauswahl

Ein wichtiges Grundelement der Fit-for-Life-Ernährungslehre ist das
Prinzip der natürlichen Körperzyklen, wie es auch bei *Waerland* (s.
Seite 96) dargestellt ist. Danach ist der Körper von 12–20 Uhr bereit
zur Aufnahme von Nahrung, von 20–4 Uhr auf die Ausnutzung der
Nahrungsbestandteile sowie von 4–12 Uhr auf die Ausscheidung der
Stoffwechselprodukte (»Schlacken«) ausgerichtet. Wird Nahrung,
insbesondere denaturierte, in der Ausscheidungsphase aufgenommen, kommt es zu einer Überlastung des Körpers, die schließlich zu
Übergewicht und Krankheit führt. Vor 12 Uhr darf deshalb ausschließlich Obst bzw. Obstsaft und zum Frühstück sollen keinerlei
andere Nahrungsmittel aufgenommen werden.
Im Wesentlichen basiert das Fit-for-Life-Prinzip auf drei weiteren
Grundsätzen:
1. »Hauptbestandteil der Ernährung« sollten Nahrungsmittel mit
hohem Wassergehalt, d. h. rohes Obst, Gemüse und Salate (»Sonnenkost«) sein. Da der Wassergehalt dieser Lebensmittel in etwa dem der
Erdoberfläche (etwa 70 %) und des menschlichen Körpers (etwa 60 %)

entspricht, wird die Forderung abgeleitet, dass auch die ideale Nahrung für den Menschen zu 70 % aus Wasser bestehen solle. Wasser dient hier als Transportmittel für Nährstoffe sowie vor allem als Reinigungsmedium zur Entgiftung des Körpers von »Schlacken«. Zum Trinken hingegen wird nur dampfdestilliertes Wasser empfohlen, da die These vertreten wird, dass die enthaltenen anorganischen Mineralstoffe nicht verwertet werden können, sondern sich z. B. in Verbindung mit Cholesterin als »Schlacken« ablagern.

2. Die »richtige Lebensmittelkombination« basiert im Wesentlichen auf den Theorien der Hay'schen Trennkost (s. o.), nach denen Proteine und Kohlenhydrate nicht gleichzeitig verdaut werden können. Bei gleichzeitiger Aufnahme protein- und kohlenhydratkonzentrierter Lebensmittel verlängere sich die Verdauungszeit, sodass aufgenommenes Protein sich durch Fäulnis zersetzt und Kohlenhydrate zu gären beginnen.

3. **Obst** gilt als wichtigstes Nahrungsmittel des Menschen. Beim »richtigen« Obstverzehr darf Obst nie zusammen mit anderen Lebensmitteln oder unmittelbar nach deren Verzehr, sondern immer nur auf leeren Magen gegessen werden. Sonst wird es von den anderen Nahrungsbestandteilen gehindert, in den Darm überzugehen und beginne deshalb zu gären. Obst und auch Gemüse beugen außerdem einer Übersäuerung des Körpers vor, da sie entstandene Säuren neutralisieren. Das Obst sollte roh verzehrt und die Obstsäfte frisch gepresst werden.

Konzentrierte, verarbeitete Nahrungsmittel mit geringem Wassergehalt wie Brot, Getreide, Fleisch, Milchprodukte und Hülsenfrüchte bezeichnen die Autoren als tote Nahrung. Der Verzehr von **Fleisch** wird als gesundheitsschädlich eingestuft. Außerdem sei der Mensch als Frugivore (Früchtefresser) physiologisch und psychologisch nicht auf den Verzehr von getöteten Tieren eingestellt. **Milch und Milchprodukte** werden aufgrund nachteiliger Folgen für die Gesundheit noch strikter abgelehnt. Sie verhindern die Körpergewichtsreduktion und werden insbesondere mit Allergien, »Verschleimung« und durch die stark säurebildende Wirkung mit dem Verbrauch von Kalzium assoziiert. Außerdem sei Milch nur für Kälber geeignet. Nur unpasteurisierte Milchprodukte wie Butter, Joghurt, Sahne sowie weiße Käsesorten werden empfohlen. **Honig** sollte nicht erhitzt, **Öle** sollten kaltgepresst und nicht raffiniert sein.

Ernährungsphysiologische Bewertung

Das Fit-for-Life-Konzept ist in der Praxis eine überwiegend lakto-vegetabile Kostform mit starker Betonung des Rohkostanteils, bei der die Zufuhr einzelner Nährstoffe unter den Empfehlungen der Ernährungswissenschaft liegen kann. Nährstoffdefizite sind möglich. Zum einen kann die geringe Getreideaufnahme zu einer Unterversorgung mit B-Vitaminen führen, zum anderen sind Mineralstoffdefizite durch den Genuss destillierten Wassers möglich, wenn die Mineralstoffzufuhr insgesamt niedrig ist. Da die aus gesundheitlichen Gründen negativ beurteilten Lebensmittel bei entsprechender Kombination und Berücksichtigung der Körperzyklen in mäßiger Menge verzehrt werden dürfen, gelten bei moderater Handhabung die Vorteile einer vegetabilen Ernährung mit reichlichem Rohkostanteil (⊞ **34**).

Kontaktadresse:

Fit-fürs-Leben-Kolleg
Manfred G. Langer
Stendorfer Straße 3
27721 Ritterhude
www. fit-fuers-leben.de
info@fit-fuers-leben.de

34   Zusammenfassung und ernährungsphysiologische Bewertung des Fit-for-Life-Ernährungsprogramms.

Grundsätze und Ziele
- Förderung der selbstheilenden und selbsterhaltenden Kräfte
- Ausscheidung giftiger Schlacken

Lebensmittelauswahl
- vorwiegend vegetabil
- reichlich rohes Obst, Gemüse und Salate (Sonnenkost)
- Obst nur auf leeren Magen
- Fleisch, Milch, Brot, Getreide, Hülsenfrüchte werden abgelehnt
- nur Butter, Joghurt, Sahne und weiße Käsesorten empfohlen
- als Getränk dampfdestilliertes Wasser

Besonderheiten
- weitgehende Trennung von Proteinen und Kohlenhydraten
- Bevorzugung von Lebensmitteln mit hohem Wassergehalt
- Ernährung zur Gewichtsreduktion und Gesunderhaltung

Ernährungsphysiologische Bewertung
- Trennung von Proteinen und Kohlenhydraten schwierig und wissenschaftlich nicht begründbar
- ausreichende Nährstoffzufuhr, wenn auch die weniger empfohlenen Lebensmittel (Getreide, Milchprodukte, Hülsenfrüchte) verzehrt werden
- dampfdestilliertes Wasser kann Mineralstoffdefizite fördern

Evers-Diät

Einleitung und historische Entwicklung

Ende der 1930er Jahre entwickelte *Joseph Evers* (Arzt, Deutschland, 1894–1975) die nach ihm benannte Evers-Diät. Evers sah die Hauptursache für die stetige Zunahme ernährungsbedingter Stoffwechselerkrankungen wie Fettsucht, Diabetes mellitus, Gicht, Karies, chronische Krankheiten der Verdauungsorgane (v. a. Verstopfung), Krebs, Kreislauferkrankungen sowie Erkrankungen des Muskel-Nerven-Systems in der Denaturierung der Lebensmittel. Neben einer vorbeugenden Wirkung sollten seine Ernährungsvorschriften die genannten Erkrankungen – insbesondere die Multiple Sklerose (MS) – heilen können.

Aus Studien mit Gebissen (vor allem der Betrachtung der Backenzähne) schloss Evers, dass der Mensch – wie der Schimpanse – ein Früchte- und Wurzelesser sei. Auch der Instinkt zeige, dass nur **Früchte** (Obst, Nüsse und Körnerfrüchte) sowie **Wurzeln** (z. B. Möhren) im rohen, unzubereiteten Zustand für den Menschen in Frage kommen, da sie einen ausgeprägten Eigengeschmack aufweisen. Fleisch in unzubereitetem, rohem Zustand erzeugt in unserem Kulturbereich Widerwillen. Bei der Verschiedenheit der Ernährung einzelner Völker (z. B. Inuit, Nomadenvölker in Somaliland, Pygmäen im oberen Kongo) fiel Evers immer wieder die Übereinstimmung in einem Punkt auf: die »Naturhaftigkeit« der Ernährung. Nahrungsmittel sollten deshalb lebendig sein und so verzehrt werden, wie die Natur sie anbietet.

Grundsätze und Lebensmittelauswahl

Evers entwickelte zwei Varianten seiner Kostform: die **Kurvorschrift bei schweren (unheilbaren) Stoffwechselerkrankungen** und die **Evers-Diät für Geheilte und Gesunde.**

Die Kurvorschrift erlaubte lediglich folgende Lebensmittel: rohe Früchte (Obst, Nüsse, Körnerfrüchte), rohe Wurzeln (Möhren, Kohlrabi, Radieschen, Rettiche, Sellerie und junge grüne Erbsen), rohe Milch (und daraus hergestellten Quarkkäse), Butter, rohe Haferflocken, Vollkornbrot, rohes Ei, reinen Bienenhonig und Wasser.

Die Körnerfrüchte wurden in Form von gekeimtem Roggen und Weizen, groben Haferflocken und Vollkornbrot verzehrt. Gekochte Speisen (auch Kartoffeln) und insbesondere die Genussmittel sowie jegliche Konservennahrung oder industriell hergestellte Nahrungsmittel waren verboten.

Neben diesem strengen Ernährungsregime war es Evers sehr wichtig, dass jeden Morgen eine kalte Abreibung (1–2 min) gemacht oder eine kalte Brause (½–1 min) genommen wurde. Außerdem sollte sich jeder möglichst viel an der frischen Luft aufhalten – auch bei schlechtem Wetter – und sich dabei soviel bewegen, dass er sich wohl fühlt, aber keine Ermüdung eintritt.

Während die Empfehlungen zur Lebensführung gleich geblieben sind, haben sich die Ernährungsempfehlungen mittlerweile an den heutigen Wissensstand angepasst.

Heute wird die Evers-Diät als eine rohkostbetonte Variante der lakto-vegetabilen Vollwertkost angesehen. Sie ist bei einem insgesamt niedrigen Fettgehalt (max. 50 g/d) als arachidonsäurearm definiert. Speziell bei der Multiplen Sklerose haben Öle, Nüsse und Saaten mit einem hohen Gehalt an mehrfach ungesättigten Fettsäuren eine große Bedeutung zur Stabilisierung des Immunsystems.

Das Hauptaugenmerk der Kostform liegt auf Vollgetreide (insbesondere in gekeimter Form) und einem hohen Anteil an frischem Gemüse, Salat und Obst. Ergänzend kommen Lebensmittel tierischen Ursprungs in Form von Milch und Milchprodukten hinzu sowie Getreide, Kartoffeln und Gemüse in schonend erhitzter Form.

Der **Säuglingsernährung** bzw. der Ernährung der werdenden Mutter maß Evers einen für das ganze weitere Leben des Kindes entscheidenden Stellenwert bei. Er betrachtete die Muttermilch als optimale Nahrung für den Säugling. Sechs Monate sollte ausschließlich gestillt werden, und zwar immer, wenn das Kind danach verlangt. Für den Fall, dass ausnahmsweise nicht genügend oder gar keine Muttermilch vorhanden ist, empfahl Evers unverdünnte, rohe Kuhmilch als Ersatz, eventuell mit etwas Honig versetzt. Zwischen dem 6. und 9. Lebensmonat kommen als Beikost reife Früchte (frisch ausgepresst oder gerieben) sowie Haferflocken mit roher Milch in Betracht. Nach dem 9. Monat wird die Ernährung ergänzt durch Vollkornbrot, Honig und getrocknete Früchte (nur im Winter). In der heute praktizierten Form der Evers-Diät wird aus hygienischen Gründen nur pasteurisierte Milch verwendet. Als Muttermilchersatz wird Säuglingsanfangsnahrung auf Kuhmilch- oder Sojabasis aus dem Naturkosthandel empfohlen.

Ernährungsphysiologische Bewertung

Obgleich umfangreiche klinische Erfahrungen vorliegen, sind **wissenschaftliche Untersuchungen** zur Wirkung der Evers-Diät bisher nicht durchgeführt worden. Die berichtete Anzahl der Behandlungserfolge mit der Evers-Diät soll innerhalb der Quote von Spontanremissionen bei der Multiplen Sklerose liegen. Aus **ernährungsphysiologischer Sicht** gelten für Erwachsene die Vorteile einer rohkostbetonten, überwiegend vegetabilen Ernährung mit geringer Verarbeitung der Lebensmittel (⊞ **35**). Die ursprünglich von Evers gegebenen Empfehlungen zur Säuglingsernährung müssen abgelehnt werden, da unerhitzte Kuhmilch aus physiologischer und hygienischer Sicht problematisch ist.

35 Zusammenfassung und ernährungsphysiologische Bewertung der Evers-Diät.

Grundsätze und Ziele
- Gesunderhaltung des Organismus
- Bekämpfung ernährungsabhängiger Krankheiten

Lebensmittelauswahl
- vorwiegend lakto-vegetabil
- möglichst hoher Anteil an unerhitzter, naturbelassener Rohkost
- vorwiegend aus ökologischem Landbau
- Meiden: denaturierte Lebensmittel

Besonderheiten
- Ernährung als Prävention und Therapie
- empfohlen für Multiple-Sklerose-Patienten

Ernährungsphysiologische Bewertung
- in der heutigen Form ausreichende Nährstoffzufuhr
- als Dauerkost geeignet

Kontaktadresse:

Klinik Dr. Evers
Lindenstraße 22
59846 Sundern-Langscheid
www.klinik-dr-evers.de
info@klinik-dr-evers.de

Schnitzer-Kost

Einleitung

Die Schnitzer-Kost wurde ab 1963 von *Johann Georg Schnitzer* (Zahnarzt, Deutschland, *1930) entwickelt. Ziele dieser präventiven und kurativen Ernährungsweise sind gesteigerte Leistungsfähigkeit, Vitalität, Schönheit, Lebensfreude, innere Ausgeglichenheit sowie Glücklichsein als Ausdruck von »wirklicher« Gesundheit. Dies soll erreicht werden über eine Normalisierung des Körpergewichts, die Heilung von Herz-Kreislauf- und Zahn-Erkrankungen, Rheuma, anderen Erkrankungen des Bewegungssystems, eine Regeneration des Verdauungssystems sowie eine Stärkung der Abwehrkräfte des Organismus.

Grundsätze und Lebensmittelauswahl

Die Schnitzer-Kost orientiert sich an natürlichen Ernährungsformen, die die Entwicklung und Fortpflanzung des Menschen seit Urzeiten sicherstellten. Der Stoffwechsel und die Verdauungsorgane des Menschen (Leber, Galle, Magen, Darm und Bauchspeicheldrüse) sind seit Jahrmillionen auf natürliche, vollwertige und lebendige Nahrung eingestellt. Die heute verzehrten, durch Hitze abgetöteten und durch Abtrennung wesentlicher Bestandteile »teilwertig« gewordenen Nahrungsmittel haben eine Entgleisung des Stoffwechsels zur Folge. Während der Verdauung entstehen so veränderte und unvollkommen abgebaute Stoffe, die zusammen mit Proteinüberschüssen aus tierischen, nicht der menschlichen »Urnahrung« entsprechenden Nahrungsmitteln und ihren Abbauprodukten im Körper abgelagert werden, z. B. in Form von Nieren-, Blasen- und Gallenblasensteinen, grauem Star, Zysten, Übergewicht und Arteriosklerose, oder durch entzündliche Reaktionen ausgeschieden werden. Diese Ablagerungen ziehen weitere Gesundheitsstörungen nach sich.
Zweck der Ernährung ist es, dem menschlichen Organismus die vollwertigste und an schädlichen Stoffen ärmste Nahrung zur Verfügung zu stellen, damit der Organismus sich selbst gesund erhalten kann. Insbesondere Zähne und Zahnfleisch dienen als empfindlichste Gradmesser der Gesundheit. Aufgrund der Gebissform definiert

Schnitzer (nach *Richard Lehnes* vergleichender Gebissanatomie) den Menschen als Frugivoren, d. h. Früchteesser, der auf Samen, Nüsse, Wurzelknollen und Blattschößlinge ausgerichtet ist. Aus diesem Grund wird **Fleisch** als gänzlich ungeeignet für die menschliche Ernährung betrachtet. Aber auch **Milch und Milchprodukte** werden als problematisch erachtet und besonders bei Kindern mit der Entstehung von chronischen Schleimhautentzündungen des Nasen-Rachen-Raums, chronisch und akut entzündeten Mandeln, Nasenpolypen, Erkältungsanfälligkeit, Milchschorf und Asthma in Verbindung gebracht. Wenn überhaupt, sollte nur Roh- bzw. Vorzugsmilch oder daraus hergestellte Sauermilch verzehrt werden. Außerdem wird das Meiden tierischer Nahrungsmittel als wirksame Antwort auf das Welternährungsproblem betrachtet, denn sowohl die Inanspruchnahme von Ackerland als auch der Energieverlust ist bei der Erzeugung tierischer Lebensmittel um ein Mehrfaches höher als bei pflanzlichen.

Grundsätzlich wird in der Schnitzer-Kost nur natürliche, lebendige Nahrung empfohlen, die möglichst aus ökologischer Erzeugung stammen sollte. Eine Hauptursache vieler Zivilisationskrankheiten sieht Schnitzer in der heute üblichen Überversorgung mit Protein. Deshalb sollte Protein auf pflanzlicher Grundlage zugeführt werden, wobei jede Mahlzeit eine ausgewogene Proteinkombination (hohe biologische Wertigkeit) aufweisen sollte. Durch eine Erhitzung auf über 40 °C werden die meisten Proteine irreversibel denaturiert und ihre natürliche Struktur zerstört. Der Körper des Menschen ist aber auf die Aufnahme dieser Proteine im natürlichen Zustand angewiesen, weshalb eine reine Rohkost als optimal erachtet wird. Eine weitere Ursache für die Entstehung von Zivilisationskrankheiten wird isolierten Kohlenhydraten zugeschrieben, die daher gemieden werden sollten.

Die Schnitzer-Kost wurde in zwei Varianten entwickelt: die Schnitzer-Normalkost und die Schnitzer-Intensivkost.

Während bei beiden Varianten Auszugsmehle, raffinierter Zucker, Fleisch, Fisch, gehärtete und/oder raffinierte Fette und Öle, gekochtes Gemüse und Obst, Säfte (auch frisch gepresste), Kaffee sowie Alkohol gemieden werden, stellt die **Schnitzer-Normalkost** die gemäßigtere Form dar. Hier sind zusätzlich Vollkornbrot und -gebäck, geringe Mengen an Milchprodukten, Käse, Ei sowie gekochte Kartoffeln erlaubt. Die **Schnitzer-Intensivkost** gilt als die Variante mit der stärksten Heilkraft, insbesondere auch zur Reduktion von Übergewicht. Tritt bei Erkrankungen eine spürbare Verbesserung des Gesundheitszustands ein, kann langsam auf die Schnitzer-Normalkost übergegangen werden. Dabei sollte jeder seine individuelle Ernährungsform zwischen den beiden Kostempfehlungen finden. Dies ist erreicht, wenn man sich vollkommen gesund und leistungsfähig fühlt, bei vollständiger Sättigung bei jeder Mahlzeit und konstantem »Idealgewicht«.

Schnitzer geht davon aus, dass bei gesunden Menschen, die die Schnitzer-Kost praktizieren, ein »intakter Appetit« dafür sorgt, dass instinktiv die richtige Menge der richtigen Nahrungsmittel aufgenommen wird und somit das Kalorienzählen überflüssig ist. Wirklich Gesunde seien aber so selten, dass im Rahmen einer Heilung und des Erreichens und Beibehaltens des »Idealgewichts« eine parallele Kalorienkontrolle nützlich ist. Die Schnitzer-Intensivkost sieht eine tägliche Nahrungsenergieaufnahme von etwa 1500 kcal vor, wobei eine Sättigung oft angeblich bereits bei 1200 kcal erreicht wird. Dies wird mit dem Verschwinden des unersättlichen Hungers, der bei der üblichen »vitalstoffarmen« Durchschnittsernährung auftritt, erklärt. Sollte im Falle körperlicher Anstrengung ein höherer Energiebedarf erforderlich sein, kann die Nahrungsmenge auch entsprechend erhöht werden. Bei der Schnitzer-Normalkost sind 2200 kcal/d vorgesehen.

Der Tagesplan der Schnitzer-Intensivkost sieht morgens ein Schnitzer-Müsli in Form eines Frischkornbreis mit Obst und Nüssen vor; mittags und abends werden abwechslungsreiche Blatt- und Wurzelgemüsesalate mit angekeimten Leguminosen und anderen Samen sowie gewürzten Getreideschrot-Zubereitungen verzehrt. Durch zusätzliche Beilagen wie Vollkornteigwaren oder -pfannkuchen, Kartoffelgerichte, Vollkornbrot und -gebäck wird diese zur Schnitzer-Normalkost erweitert. Abweichungen von der Schnitzer-Kost sind bei besonderen Anlässen durchaus gestattet, sofern sie die Ausnahme bleiben.

Auch für die **Ernährung von Kindern** wird die Praktizierung der Schnitzer-Kost sowohl in körperlicher als auch in psychischer Hinsicht als besonders günstig erachtet. Milch (am besten Muttermilch) ist die optimale Übergangsnahrung von der Geburt bis zum Angewöhnen der »natürlichen« Ernährungsform. Es gibt auch spezielle Empfehlungen für die Säuglings- und Kleinkinderernährung. Bei der

Zubereitung des so genannten Vollkorn-Schoppen soll darauf geachtet werden, dass nur ein Teil des frisch gemahlenen Vollkornmehls kurz mit Wasser aufgekocht wird, während der andere Teil und die rohe Milch nach dem Abkühlen zugegeben und das Ganze auf maximal 37 °C erwärmt verabreicht wird.

Ernährungsphysiologische Bewertung

Eine **wissenschaftliche Untersuchung** zur Wirkung der Schnitzer-Kost, das so genannte »Mönchweiler Experiment«, hat einen hoch signifikanten Rückgang der Zahnkaries bei Jugendlichen ergeben. Aus **ernährungsphysiologischer Sicht** gelten für die Schnitzer-Normalkost die Vorteile einer überwiegend vegetabilen Ernährung mit hohem Rohkostanteil und geringer Verarbeitung der Lebensmittel. Das weitgehende Meiden gekochter Nahrungsmittel und ein sehr geringer Verzehr von Milchprodukten ist allerdings bei strenger Auslegung der von Schnitzer gegebenen Empfehlungen als problematisch anzusehen. Hierbei kann es, wie auch bei der Rohkost-Ernährung (s. Seite 131), zu Unterversorgungen mit den Vitaminen D und B_{12} sowie mit Zink und Jod kommen. Auch die Versorgung mit Eisen und Kalzium kann kritisch sein. Die Schnitzer-Intensivkost als vegane Rohkost-Ernährung kann aufgrund des geringen Energie- und Proteingehaltes sowie unzureichender Nährstoffversorgung als Dauerkost nicht empfohlen werden.

Die Vorgaben für die Kinderernährung, insbesondere der Vollkorn-Schoppen, sind aus ernährungsphysiologischer und hygienischer Sicht nicht zu empfehlen (⊞ **36**, Seite 122).

Kontaktadresse:

Dr. med. dent. Johann Georg Schnitzer
Zeppelinstraße 88
88045 Friedrichshafen
www.doc-schnitzer.de
dr.schnitzer@t-online.de

36 Zusammenfassung und ernährungsphysiologische Bewertung der Schnitzer-Intensivkost und Schnitzer-Normalkost.

Grundsätze und Ziele

- Krankheitsprävention, Gesunderhaltung
- Stärkung der Abwehrkräfte

Lebensmittelauswahl bei *Schnitzer-Intensivkost*

- vegetabile Rohkost unter Einbeziehung von angekeimten Leguminosen und Zubereitungen aus frisch gemahlenen, kalt eingeweichten Getreideschroten
- »lebendige«, natürliche Lebensmittel
- Lebensmittel möglichst aus ökologischer Erzeugung
- Meiden: raffinierter Zucker, Auszugsmehle, erhitztes Gemüse und Obst, Säfte, raffinierte Fette und Öle, Kaffee, Alkohol

bei *Schnitzer-Normalkost* wird außerdem empfohlen:

- Vollkornbrot und Vollkorngebäck
- sonstige Vollkornprodukte
- geringe Anteile an Milch und Ei
- gekochte Kartoffeln
- etwa 2200 kcal/d

Besonderheiten

- Ernährung als Prävention und Therapie
- in jeder Mahlzeit ausgewogene Proteinkombination

Ernährungsphysiologische Bewertung

Schnitzer-Intensivkost:

- als Dauerernährung nicht empfehlenswert
- sehr energie- und proteinarm
- Unterversorgung mit Kalzium, Eisen, Jod, Vitamin D und Vitamin B_{12} möglich

Schnitzer-Normalkost:

- ausreichende Nährstoffzufuhr, sofern sie moderat praktiziert wird
- Vorteile anderer lakto-vegetarischer Kostformen
- Vollkorn-Schoppen für Säuglinge nicht geeignet

Rohkost-Ernährung

Einleitung

Die Rohkost-Ernährung ist ähnlich wie die vegetarische Ernährung sehr inhomogen, wird von zahlreichen Vertretern propagiert und existiert in den verschiedensten Ausprägungen (⊞ 37 und ◎ 3). Dabei wird der Begriff Rohkost sehr unterschiedlich verwendet. Er bezeichnet z. b. unerhitzte Lebensmittel, aber auch eine Nahrung, die völlig unverarbeitet, unbehandelt und unzerkleinert ist. Im Rahmen der Gießener Rohkost-Studie wurde eine Definition des Begriffs Rohkost-Ernährung erarbeitet. Die Spannbreite des Anteils an rohen Nahrungsmitteln reicht von etwa 70 % bei moderaten Formen bis hin zu ausschließlicher Ernährung mit rohen Lebensmitteln. Der überwiegende Teil der Rohkost-Ernährungs-Formen ist lakto-(ovo-) vegetarisch oder vegan orientiert, einige Ernährungsformen beziehen aber auch rohes Fleisch, Insekten o. Ä. in den Speiseplan mit ein. Die wesentlichen Ziele der Rohkost-Ernährung sind Gesundheit, längeres Leben sowie die Heilung und Vorbeugung von Krankheiten. Viele der Begründer der unterschiedlichen Rohkost-Richtungen litten selbst an verschiedenen, teilweise als unheilbar geltenden Krankheiten, und waren der Überzeugung, sich durch eine Ernährung mit Rohkost geheilt zu haben.

Historische Entwicklung

Im deutschsprachigen Raum hat die Rohkost-Ernährung eine mehr als 100 Jahre lange Geschichte. Die beiden Ausgangspunkte für das Entstehen der Rohkostbewegung sind der von *Adolf Just* (Arzt, 1859–1936) im Jahre 1896 gegründete »Jungborn« im Eckertal im Harz und die von *Maximilian Bircher-Benner* (Arzt, 1867–1939) im Jahre 1897 eröffnete Klinik »Lebendige Kraft« in Zürich (ab 1939 »Bircher-Benner-Klinik« genannt).
Zahlreiche Ärzte der traditionellen Rohkost-Bewegung der 1920er und 1930er Jahre, wie z. B. *Eugen Heun* (1989–1974), *Hans Eppinger* (1879–1946), *Alfred Brauchle* (1898–1964), *Karl Eimer* (1893–1948)

37 Verschiedene Richtungen der Rohkost-Ernährung, chronologisch (Arbeitsgruppe Rohkost)

Ernährungs-form	Begründer/in, Begründungszeit und -ort	Rohkost-anteil	Empfohlene Lebensmittel	Besonderheiten
Ernährung nach Walker	Norman Walker, Anfang des 20. Jh., USA	100% (vegan plus Honig)	rohes Obst, rohes Gemüse, frische Hülsenfrüchte, Nüsse, Samen, Honig, pflanzliche Öle	RK = frische, rohe pflanzliche LM, nicht über 45°C erhitzt
Urgesetz der natürlichen Nahrung	Walter Sommer, 1920er, Deutschland	100% (vegan)	rohes Gemüse, rohes Obst, Kräuter, Nüsse, Samen	RK = pflanzliche LM, nicht über 42°C erhitzt
Instinkto-therapie	Guy-Claude Burger, 1964, Frankreich	100% (omnivor)	rohes Obst, rohes Gemüse, Nüsse, Samen, rohes Fleisch, roher Fisch, rohe Meeresfrüchte, rohe Eier	RK = Urkost, die weder thermisch noch mechanisch denaturiert ist; Auswahl nach dem Ernährungs-instinkt
Schnitzer-Intensivkost	Johann Schnitzer, 1963, Deutschland	100% (vegan)	vollwertige, rohe, natürliche LM: Obst, Gemüse, Samen, keimfähiges Getreide	RK = nicht hitzedenaturierte, vollwertige pflanzliche LM
Ernährung nach Wandmaker	Helmut Wandmaker, 1980er, Deutschland	100% (vegan)	rohes Obst, rohes Gemüse, wenig Samen und Nüsse; bei Protein-Unterversorgung: Quark-Leinöl-Emulsion	RK = natürliche Urnahrung des Menschen

37 Fortsetzung

Ernährungs-form	Begründer/in, Begründungszeit und -ort	Rohkost-anteil	Empfohlene Lebensmittel	Besonderheiten
Urkost nach Konz	Franz Konz 1980er, Deutschland	100 % (vegan, toleriert: omnivor)	wild gewachsene LM: Kräuter, rohes Obst, rohes Gemüse, Nüsse, Samen, toleriert: Fleisch »mit Haut und Haaren«	Urzeit-Bewegungsterapie
Vital-Ernährung	Jamila Peiter, 1980er, Deutschland	Ursprung: 100 % (vegan plus Honig) Heute: überwiegend RK, überwiegend vegan	frische Gemüse und Salate, wenig frisches Obst; in kleineren Mengen: Samen, Nüsse, gekeimtes oder eingeweichtes Getreide; sehr wenig Honig	RK = Urkost: rohes Gemüse, rohes Obst, Nüsse, Samen
Harmonische Ernährung	Devanando Otfried Weise, 1980er, Deutschland	100 % (vegan als Heilkost, sonst lakto-vegetabil)	rohes Obst, rohes Gemüse (70 %), Nüsse, Samen, Getreide, Hülsenfrüchte, Milchprodukte in Maßen	RK = nicht erhitzte, natürliche LM Verknüpfung verschiedener Ernährungsphilosophien

LM = Lebensmittel   RK = Rohkost

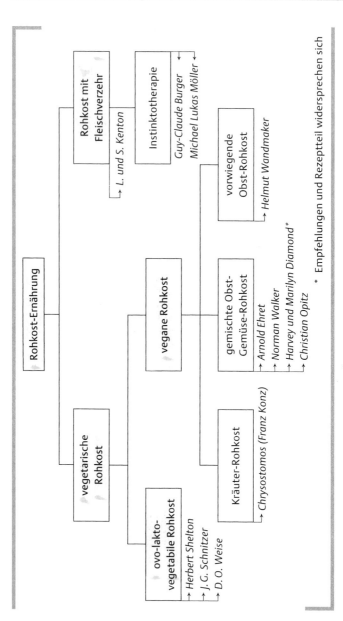

G 3 Die wichtigsten Rohkost-Ernährungsformen im Überblick (Arbeitsgruppe Rohkost).

* Empfehlungen und Rezeptteil widersprechen sich

und *Hans Malten* (1897–1959), erzielten mit Rohkost sehr gute Therapieerfolge bei verschiedenen Erkrankungen.

Definition der Rohkost-Ernährung nach der Gießener Rohkost-Studie *(Koebnick et al., 1997a)*

Rohkost-Ernährung ist eine Kostform, die weitgehend oder ausschließlich unerhitzte pflanzliche (teilweise auch tierische) Lebensmittel enthält. Es werden Lebensmittel einbezogen, die verfahrensbedingt erhöhten Temperaturen ausgesetzt sind (z. B. kaltgeschleuderter Honig und kaltgepresste Öle), ebenso Lebensmittel, bei deren Herstellung eine gewisse Hitzezufuhr erforderlich ist (z. B. Trockenfrüchte, Trockenfleisch und -fisch und bestimmte Nussarten). Außerdem können kaltgeräucherte Erzeugnisse (z. B. Fleisch und Fisch) sowie essig- und milchsaures Gemüse Bestandteil der Rohkost-Ernährung sein.

Die verschiedenen Ärzte erkannten die therapeutische Wirksamkeit einer vollwertigen, vegetarischen Diät mit individuell abgestimmter Höhe des Rohkostanteils, wobei sich in manchen Fällen die Durchführung einer strengen Rohkostkur über einen längeren Zeitraum als notwendig erwies, um zur Heilung zu gelangen. Als Dauerkost wurde jedoch keine 100%ige Rohkost, sondern lediglich eine rohkostreiche Ernährung empfohlen.

Prägend war auch die in den 1830er Jahren in den USA aus einer Ärztebewegung entstandene Natural Hygiene (Natürliche Gesundheitslehre), deren Ideen *Herbert Shelton* (1895–1985) in den 1930er und 1940er Jahren wiederbelebt und mit eigenen Vorstellungen zur Rohkost-Ernährung ergänzt hat. Durch die Bemühungen von *Terrance C. Fry* (1926–1996) und vor allem des Ehepaares *Harvey* und *Marilyn Diamond* gewannen die von Shelton modifizierten Ernährungsempfehlungen in den 1980er Jahren stark an Popularität (Fit for Life, s. Seite 110). Die **moderne Rohkost-Bewegung** der 1980er und 1990er Jahre griff die alten Ideen auf, propagierte aber eine reine Rohkost-Ernährung als ideale Dauerkost für alle Menschen. In Deutschland wurde die Rohkost-Bewegung maßgeblich durch den Waldthausen-Verlag geprägt, der zahlreiche Bücher zu diesem Thema veröffentlicht hat.

Grundsätze und Lebensmittelauswahl

Im Folgenden sollen die wichtigsten Vertreter der modernen Rohkost-Ernährung und die von ihnen postulierten Grundsätze kurz dargestellt werden.

Helmut Wandmaker (»Leben ohne Kochtopf«)
Wandmaker (Unternehmer, Deutschland, *1916) zählt zu den Verfechtern einer 100%igen Rohkost. Nach seiner Auffassung ist der Mensch nicht an gekochte Nahrung angepasst. Die durch den Kochvorgang hervorgerufenen Veränderungen der Nahrung sollen zu Degenerationen und Krankheiten führen. Nur die rohe Nahrung enthalte die für die Verdauung notwendigen Enzyme. Wesentlich für die Gesundheit des Menschen sei außerdem ein ausgeglichenes Säure-Basen-Verhältnis, das sich nur durch eine Nahrung erreichen lasse, die zu 70% aus Basenbildnern besteht. Ein hoher gesundheitlicher Wert wird Früchten zugeschrieben, da sie basenbildend seien und eine reinigende Wirkung besäßen. Obst löse Schlacken und solle am besten morgens auf leeren Magen verzehrt werden. Das Obst-Gemüse-Verhältnis sollte bei 3 : 1 liegen. Wandmaker lehnt Getreide, Nüsse und Samen ab, die von der Natur als Grundlagen für neue Pflanzen bestimmt und deshalb mit Enzyminhibitoren ausgestattet seien, die eine Verdauung unmöglich machen. Auch »totes« Muskelfleisch, Milch und Milchprodukte sollen nicht verzehrt werden. Als Getränk empfiehlt Wandmaker destilliertes Wasser, obwohl es generell nicht notwendig sei zu trinken, da Obst und Gemüse ausreichend Wasser enthielten.

Franz Konz (»Urkost«)
Der Steuerberater *Konz* (Deutschland, *1926) geht davon aus, dass die menschliche Nahrung in ihrer Zusammensetzung derjenigen von Affen ähnelt oder sogar entsprechen sollte, da der Mensch vom Affen abstamme. Lebensmittel, die vom Urmenschen nicht verzehrt wurden, stellten auch für den heutigen Menschen keine natürliche Nahrung dar. Fleisch ist deshalb entweder nur mit Haut und Haaren oder noch besser gar nicht zu verzehren, da der Mensch nur ohne Fleischverzehr gesund werden könne. Als Urkost des Menschen ist nach Konz eine 100%ige Rohkost aus wild gewachsenen Pflanzen, vor allem frische Tropenfrüchte und Wildkräuter, anzusehen. Dabei

empfiehlt er auch Weidenröschenblätter, Farne und Blätter von Birke oder Buche sowie Sprossen, Nüsse, Pilze und – wenn gewünscht – Ameisen. Die Früchte sollten nach Konz vorzugsweise zusammen mit Wildkräutern verzehrt werden, um Protein und Kohlenhydrate zu kombinieren sowie ein starkes Sättigungsgefühl zu erzeugen. Als geeignete Getränke gelten klares Quell- oder Gebirgswasser. Ein wichtiger Teil seiner natürlichen Lebensweise ist die Urzeit-Bewegungstherapie, eine Art Gymnastik, die den Kletterbewegungen des Urzeitmenschen nachempfunden ist.

Guy-Claude Burger (»Instinktotherapie«)

Innerhalb der Rohkost-Bewegung nimmt die von *Burger* (Physiker, Frankreich, *1934) entwickelte Instinktotherapie eine besondere Stellung ein. Nach seiner Theorie des »Ernährungsinstinktes« werden dem Körper seine Nährstoffbedürfnisse über die Geruchs- und Geschmacksempfindungen, den zwei Sinnen des Instinktes, vermittelt. Bei einer Mahlzeit soll zunächst an verschiedenen Lebensmitteln gerochen werden. Nahrungsmittel werden vor dem Verzehr durch Riechen daraufhin überprüft, ob sie der Organismus wirklich braucht. Sollte dies nicht der Fall sein, wird aufgrund einer »instinktiven Sperre« kein angenehmer Geruch oder Geschmack empfunden. Da dieser angeborene Instinkt aber nur bei natürlicher Rohkost-Ernährung funktioniere, werden alle gekochten Nahrungsmittel abgelehnt. Auch Milchprodukte werden aufgrund der Unfähigkeit, die verschiedenartige Proteinstruktur korrekt zu assimilieren, für die menschliche Ernährung als ungeeignet eingestuft. Rohes Fleisch und roher Fisch zählen dagegen zu den Nahrungsmitteln des Urmenschen und sind wichtige Bestandteile dieser Kostform.

Arnold Ehret (»Schleimfreie Heilkost«)

Der Realschullehrer *Ehret* (Deutschland, 1866–1922) sah die Ursache jeder Krankheit in einer »Verstopfung des Leitungssystems« des menschlichen Körpers, insbesondere des Verdauungstraktes. Zentraler Ansatz seiner Heiltherapien waren daher die Reinigung des Körpers durch Fastenkuren und die »schleimfreie Heilkost«, bestehend aus Obst und stärkefreiem Gemüse, das auch schonend gekocht zubereitet werden durfte. Nur das »richtige« Kochen erhalte die heilenden Eigenschaften der Nahrung, während sie durch »falsches« zerstört würden. Fleisch und Fleischprodukte, stärkehaltige Lebens-

mittel sowie Milch und Milchprodukte lehnte Ehret ab. Pro Tag sollten nicht mehr als zwei Mahlzeiten verzehrt werden. Bis mittags
empfahl Ehret ein Getränk und ein bis zwei Sorten Obst. Der Begriff
»schleimfreie Heilkost« taucht in Ehrets Originalliteratur jedoch
nicht auf und wurde vermutlich von seinen Anhängern nach Ehrets
Tod eingeführt.

Norman Walker (»Der natürliche Weg zu strahlender Gesundheit«)
Walker (Großbritannien, vermutlich 1876–1985) vertrat die Auffassung, dass stärkehaltige Lebensmittel wie Getreide und Getreideprodukte aufgrund ihrer »verstopfenden« Wirkung auf die Leber ein gro-
ßes Gesundheitsrisiko darstellen. Außerdem entstünde beim Abbau
von tierischem Protein Harnsäure, die zu Krankheiten führe. Da
Milch und Milchprodukte »verschleimend« wirkten, empfahl Walker
eine 100 %ige Rohkost-Ernährung, wozu auch Lebensmittel zählen,
die bis zu 45 °C erhitzt werden. Gemüse und Salat sind nach seiner
Ansicht für den Aufbau des Körpers notwendig, während Früchte ihn
reinigen. Als weiteren Bestandteil einer gesunden Lebensweise
betrachtete er regelmäßiges »inneres Baden mit Hilfe von Einläufen
und Darmspülungen«.

Fritz-Albert Popp (»Lichtkost«)
Zunehmend bekannter wird die auf den Arbeiten des Physikers *Popp*
(Deutschland, *1938) basierende Lichtkost. Als ganzheitliches Maß
für die Qualität eines Lebensmittels gilt die darin gespeicherte Licht-
intensität, die durch Messung der »Biophotonen« (Lichtquanten aus
biologischen Systemen) erfasst wird. In der Lichtkost gilt die Maxime, dass Nahrung so natürlich wie möglich in den Organismus gelangen muss, um dort »auszustrahlen«. Nahrungsmittel liefern danach
über den Umweg Pflanze Sonnenenergie, die alle Lebensvorgänge
aufrechterhalte. Zu bevorzugen sind »lebendige« Lebensmittel wie
Sprossen, milchsauer vergorene und rohe Gemüse, Getreide, Nüsse,
Rohmilch und Rohmilchkäse.

Harvey und *Marilyn Diamond* (Fit for Life)
Das Fit-for-Life-Konzept stellt mit seiner starken Betonung der Rohkost und der Ablehnung tierischer Produkte eine nahezu vegane
Kostform dar. Die Rezeptvorschläge widersprechen jedoch den
theoretischen Ausführungen im Buch. Sie beinhalten auch Fleisch-

und Käserezepte und erwecken eher den Anschein einer rohkost-
orientierten Mischkost. Das Fit-for-Life-Konzept wird auf S. 110 be-
sprochen.

Ernährungsphysiologische Bewertung

Wissenschaftliche Untersuchungen zum Ernährungs- und Gesundheitsstatus von Rohköstlern zeigen, dass die Zufuhr zahlreicher
Nährstoffe ungenügend sein kann. Im Vergleich zur Durchschnittsbevölkerung ist ein wesentlich höherer Anteil der Rohköstler untergewichtig. So erwiesen sich in der Gießener Rohkost-Studie etwa
25 % der Frauen und 10 % der Männer als untergewichtig. Neben
der Energiezufuhr ist auch die Versorgung mit Protein, Vitamin D
und B$_{12}$ sowie mit Zink und Jod meist unzureichend und liegt
unterhalb der Empfehlungen der Ernährungswissenschaft (◙ 4).

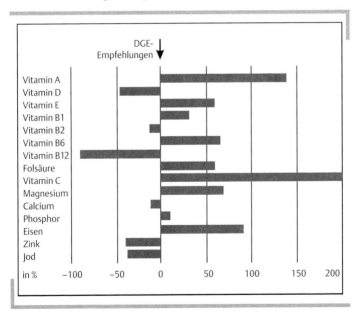

◙ **4** Vitamin- und Mineralstoffzufuhr der Rohköstler als prozentuale Abweichung von den DGE-Empfehlungen *(Strassner et al., 1997)*.

Bei lakto-(ovo-)vegetarischen und veganen Formen der Rohkost-Ernährung erreicht auch die Zufuhr von Vitamin B$_2$ und Kalzium nicht die Empfehlungen. Dagegen ist die Aufnahme von Vitamin A, E, B$_1$, B$_6$ und C, Folsäure, β-Karotin sowie von Magnesium und Eisen überdurchschnittlich hoch. Allerdings ist die Bioverfügbarkeit durch den ungenügenden Aufschluss der Nahrung teilweise stark eingeschränkt.

◨ 5 zeigt den Versorgungsstatus der Rohköstler mit Vitaminen, der anhand von Blutuntersuchungen ermittelt wurde. Da Rohköstler kaum Vitamin A, sondern vorwiegend Provitamin A aufnehmen, wird vermutlich ein hoher Anteil des aufgenommenen Karotins zu Retinol umgewandelt. Nachteilig für die Karotin-Resorption wirkt sich der hohe Verzehr überwiegend roher Lebensmittel aus. Die Vitamin-A-Versorgung kann nach Ergebnissen der Gießener Rohkost-

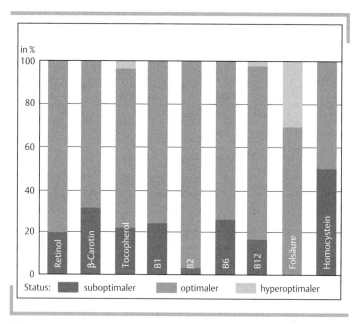

◨ 5 Anteile an suboptimalem, optimalem und hyperoptimalem Vitaminstatus der Rohköstler *(Strassner et al.,1997)*.

Studie insgesamt als gut, der β-Karotin-Status dagegen nur als ausreichend bezeichnet werden. Obwohl Rohköstler mit der Nahrung überdurchschnittlich viel Vitamin E aufnehmen, spiegelt sich dies nicht in ihren Plasma-Tokopherol-Spiegeln wider. Möglicherweise hat die erhöhte Aufnahme mehrfach ungesättigter Fettsäuren einen hemmenden Effekt auf die Vitamin-E-Resorption. Hohe Homozysteinspiegel bei gleichzeitig sehr guter Folsäureversorgung deuten auf eine mangelhafte Vitamin-B_{12}-Zufuhr bei fast 40 % der Rohköstler hin. Diese Werte zeigen, dass eine Anreicherung der Nahrung mit diesem Vitamin erforderlich sein kann.

Da die einzelnen Rohkostformen von moderat bis streng reichen, ist eine einheitliche Bewertung aus **ernährungsphysiologischer Sicht** nicht möglich. Viele der von den einzelnen Vertretern der Rohkost aufgeworfenen physiologischen Thesen entbehren einer wissenschaftlichen Grundlage. Vor allem die Einschränkungen beim Verzehr bestimmter Lebensmittel oder die Forderung nach einer Tagesrhythmik beim Verzehr bestimmter Produkte lassen ebenso wie die generelle oder weitgehende Ablehnung einer thermischen Zubereitung keine haltbaren Begründungen erkennen.

Bei den meisten Rohkost-Ernährungsformen wird eine vegane Rohkost propagiert, teilweise sogar ohne stärkereiche Produkte wie Kartoffeln und Getreide. Hier gelten die grundsätzlichen Nachteile des Veganismus: Sowohl die Energie- und Proteinzufuhr als auch die Versorgung mit bestimmten Nährstoffen wie Kalzium, Eisen, Jod und Vitamin B_{12} ist häufig unzureichend. Daher sollten nur gut informierte gesunde Erwachsene diese Ernährungsform durchführen. Bei vielseitiger Lebensmittelauswahl einen Teil der täglichen Nahrung als Rohkost zu verzehren, bietet dagegen viele ernährungsphysiologische Vorteile wie hohe Dichte an sekundären Pflanzen-Stoffen, hoher Ballaststoffgehalt, Vermeidung von Vitaminverlusten durch Hitzeeinwirkung, geringerer Energiegehalt bei gleichem Sättigungsgefühl sowie positive Wirkung auf Zähne, Zahnfleisch und Verdauung durch gründliches Kauen und Einspeicheln. Die ausschließliche Rohkost-Ernährung vermindert jedoch die Bioverfügbarkeit essenzieller Nährstoffe und die Verdaulichkeit von Protein und Stärke.

Die Kost nach Wandmaker ist eine sehr einseitige Ernährungsform, mit der eine bedarfsgerechte Versorgung mit Nährstoffen kaum möglich ist. Die alleinige Aufnahme von Obst und Gemüse und die

Ablehnung von Getreide, Nüssen und Samen sowie aller vom Tier stammenden Nahrungsmitteln kann zu schwerwiegenden Mangelerscheinungen führen. Die Mineralstoffzufuhr wird zusätzlich vermindert, wenn – wie empfohlen – ausschließlich destilliertes Wasser getrunken wird. Die physiologischen Thesen Wandmakers sind wissenschaftlich nicht zu begründen, so z.B. die Behauptung, Enzyme müssten mit der Nahrung zugeführt werden, weshalb nur rohe Lebensmittel mit intakten Enzymen verzehrt werden dürften.

Die Kostformen nach Ehret, Walker und Konz weisen aufgrund der einseitigen Lebensmittelauswahl die gleichen Risiken auf wie die Ernährung nach Wandmaker.

Die physiologischen Erklärungsansätze in der Lichtkost sind aus wissenschaftlicher Sicht nicht nachvollziehbar. Bei einer ausgewogenen Zusammenstellung ist bei dieser Kostform jedoch eine bedarfsgerechte Ernährung möglich. Es handelt sich um eine lakto-vegetabile Kost, die bei entsprechender Nahrungsmittelauswahl für Erwachsene zahlreiche gesundheitliche Vorteile mit sich bringt (s. Seite 130).

Der in der Instinktotherapie praktizierte Verzehr von rohem Fleisch und Fisch ist aus hygienischen Gründen (potenzielle mikrobielle Belastung) abzulehnen. Ungünstig auf die Vitamin- und Kalziumversorgung wirkt sich bei dieser Ernährungsform auch die Ablehnung von Milch- und Milchprodukten aus.

Insgesamt sind die verschiedenen Formen der Rohkost-Ernährung als Dauerkost nicht empfehlenswert, vor allem wenn sie sich auf eine stark eingeschränkte Lebensmittelauswahl stützen. Die Praxis in Rohköstlerkreisen zeigt jedoch, dass es teilweise Personen gibt, die mit reiner Rohkost auf Dauer sehr gut zurecht kommen. Bei vielen anderen zieht eine ausschließliche Rohkost-Ernährung kurz- und auch langfristig gesundheitliche Probleme wie z.B. Untergewicht, Zahnprobleme, unzureichende Versorgung mit verschiedenen Nährstoffen, Frieren/Frösteln, Menstruationsstörungen sowie Beeinträchtigung der Knochengesundheit nach sich. Die genannten Probleme treten vor allem bei Rohkostformen mit sehr hohem Obstanteil und stark eingeschränkter, beispielsweise veganer Nahrungsmittelauswahl auf.

Während also für reine Rohkost als Dauerernährung keine Empfehlung gegeben werden kann, verdient diese aber aus therapeutischer

38 Zusammenfassung und ernährungsphysiologische Bewertung der Rohkost-Ernährung.

Grundsätze und Ziele
- Gesundheit
- längeres Leben
- Vorbeugung und Heilung von Krankheiten

Lebensmittelauswahl
- je nach Auslegung weitgehend oder ausschließlich unerhitzte pflanzliche, teilweise auch tierische Lebensmittel

Besonderheiten
- keine einheitliche Ernährungsform
- viele Richtungen mit unterschiedlichen Begründungen und Ausgestaltungen
- in Maßen Bestandteil vieler anderer alternativer Kostformen

Ernährungsphysiologische Bewertung
- aufgrund der vielfältigen Formen keine einheitliche Bewertung möglich
- viele physiologische Thesen der Begründer nicht nachvollziehbar
- bei veganer Rohkost kritische Nährstoffversorgung wahrscheinlich
- insbesondere für Risikogruppen nicht als Dauerkost geeignet

Sicht Beachtung. In jahrzehntelanger ärztlicher Praxis hat sich Rohkost bei verschiedenen Krankheiten (rheumatische Erkrankungen, Herz-Kreislauf-Krankheiten, Hautkrankheiten usw.) als hochwirksames Therapeutikum erwiesen, was auch in medizinischen Kreisen viel zu wenig bekannt ist (▦ **38**).

Kontaktadressen:

Helmut Wandmaker Stiftung
Hauptstraße 4
25782 Tellingstedt
www.helmut-wandmaker.de

Bund für Gesundheit e.V.
Franz Konz
Talstraße 34–44
52525 Heinsberg
www.bfgev.de

Vollwert-Ernährung

Geschichte und Hintergrund

Die Vollwert-Ernährung gemäß der **Gießener Konzeption** (nach *von Koerber, Männle* und *Leitzmann*) basiert auf wissenschaftlichen Grundlagen und führt neue Forschungsergebnisse mit altbewährten Erkenntnissen und Erfahrungen zusammen. Vordenker waren hierbei insbesondere *Maximilian Bircher-Benner* (Arzt, Schweiz, 1867–1939) sowie *Werner Kollath* (Arzt, Deutschland, 1892–1970).

Kollaths Denkansatz war, dass die herkömmliche naturwissenschaftliche Ernährungslehre ihre Erkenntnisse gewinnt, indem sie die Lebensmittel physikalisch, chemisch und physiologisch in ihre Einzelbestandteile zerlegt und deren Wirkung untersucht. Das natürliche Lebensmittel als Ganzes verschwindet dabei. Werden jedoch alle feststellbaren Bestandteile z. B. eines Apfels gemischt, so hat das Endprodukt weder die Gestalt noch die Qualität eines Apfels. Das Ganze ist also mehr als die Summe der Teile. Kollaths Grundregel lautete: »Die Nahrung soll so natürlich wie möglich sein.« Seiner Ansicht nach ist bei Lebensmitteln, die wenig verarbeitet sind, die Wahrscheinlichkeit am größten, dass alle für Leben, Gesundheit und Wohlbefinden notwendigen Inhaltsstoffe noch in vollem Umfang enthalten sind.

Die Forderung von Kollath, Lebensmittel so natürlich wie möglich zu belassen (»Vollwert« der Nahrung) ist auch Grundlage des Begriffs **Vollwert-Ernährung.** Lebensmittel, die möglichst wenig verarbeitet sind, besitzen noch den vollen Wert der natürlicherweise vorhandenen Inhaltsstoffe und werden deshalb als »vollwertig« bezeichnet.

Die »vitalstoffreiche Vollwertkost« nach *Max Otto Bruker* (Arzt, Deutschland, 1909–2001) weist starke Ähnlichkeiten mit der Gießener Konzeption der Vollwert-Ernährung auf, denn sie beruht überwiegend auf gleichen Prinzipien – wie Vermeiden unnötiger Lebensmittelverarbeitung – und geht auf gemeinsame Begründer (u. a. Bircher-Benner und Kollath) zurück.

Die so genannte Reformkost nach *Helmut Anemueller* (Arzt, Deutschland, 1920–2000) ist eine lakto-vegetarisch orientierte Ernährungsform, die in ihren Empfehlungen zum Lebensmittelverzehr der Gießener Vollwert-Ernährung ebenfalls ähnelt.

Von anderer Seite, besonders von der DGE (1987), wird unter »vollwertig« etwas anderes verstanden, nämlich die bedarfsgerechte Zusammensetzung einer ganzen Kostform (oder zumindest einer Mahlzeit) im Sinne der DGE-Empfehlungen für die Nährstoffzufuhr (DGE 1992); eigentlich ist hiermit »bedarfsgerecht« gemeint. Nach dieser Definition ist kein einzelnes Lebensmittel vollwertig, da in keinem einzelnen Lebensmittel alle essenziellen Nährstoffe in ausreichender Menge und im gewünschten Verhältnis vorhanden sind (außer in der Muttermilch für den Säugling im ersten Lebenshalbjahr). Bei der Umsetzung der Ernährungsempfehlungen in die Praxis bestehen aus ernährungsphysiologischer Sicht zwischen den Empfehlungen der DGE und denen der Vollwert-Ernährung keine grundsätzlichen Unterschiede oder gar Gegensätze. Die Vollwert-Ernährung geht aber aus verschiedenen Überlegungen über die Forderungen der DGE hinaus.

Die Vollwert-Ernährung in ihrer heutigen Form hat den Anspruch einer zeitgemäßen Kostform. Sie geht davon aus, dass eine ausschließlich gesundheitsbezogene Bewertung nicht mehr ausreicht, um die vielfältigen Beziehungen des Ernährungssystems zu beschreiben, und bezieht deshalb auch ökologische und soziale Aspekte mit ein.

Der Begriff **Ernährungssystem** beinhaltet alle Bereiche, die an der Lebensmittelversorgung der Bevölkerung beteiligt sind: Erzeugung, Verarbeitung, Vermarktung (einschl. Transport), Zubereitung und Verzehr der Lebensmittel sowie die Entsorgung des Verpackungsmülls und der organischen Reste. Durch die Vernetzung dieser Bereiche kommt es bei jeder Handlung zu Rück- und Nebenwirkungen auf das Gesamtsystem, die es zu erkennen und bei nachteiligen Auswirkungen zu vermeiden gilt. Auf diese Weise sollen die Bedürfnisse aller Menschen und die Anforderungen an eine intakte Umwelt erfüllt werden.

Die ganzheitliche Konzeption der Vollwert-Ernährung beinhaltet folgende Merkmale:

- geschmacklich überzeugend
- gesundheitlich wertvoll
- ökologisch sinnvoll
- sozial verträglich
- kulturell erwünscht

- ökonomisch machbar
- praktisch durchführbar.

In der Vollwert-Ernährung stehen pflanzliche Nahrungsmittel im Mittelpunkt, wobei gering verarbeitete Lebensmittel bevorzugt werden. Dies sind vor allem Vollkornprodukte, Gemüse und Obst, Kartoffeln, Hülsenfrüchte sowie Milch und Milchprodukte; in geringen Mengen können auch Fleisch, Fisch und Eier verwendet werden. Etwa die Hälfte der Nahrungsmenge besteht aus unerhitzter Frischkost.

Ansprüche der Vollwert-Ernährung als zeitgemäße Ernährungsform

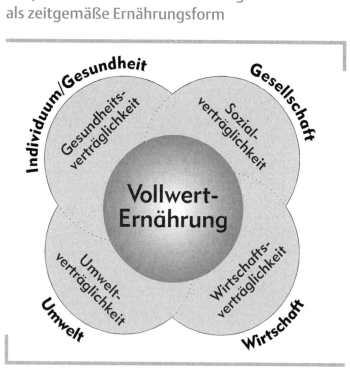

⬚ **6** Dimensionen und Ansprüche der Vollwert-Ernährung (v. Koerber et al., 2004, S. 4).

Die der Vollwert-Ernährung zugrunde liegenden drei **Bezugssysteme** sind der einzelne Mensch, die Umwelt und die Gesellschaft. Die Ansprüche einer zeitgemäßen Ernährungsweise sind dementsprechend Gesundheitsverträglichkeit, Umweltverträglichkeit und Sozialverträglichkeit. Inzwischen wurde dieses System um den Faktor Ökonomie erweitert, der verdeutlichen soll, dass alle anderen Bezugsysteme im gesellschaftlichen Kontext auch in ökonomischen Abhängigkeiten stehen (☎ 6). Ziele der Vollwert-Ernährung sind: hohe Lebensqualität – insbesondere Gesundheit –, Schonung der Umwelt und Förderung der sozialen Gerechtigkeit weltweit.

Gesundheitsverträglichkeit

Neben dem Genuss und der Bedürfnisbefriedigung liegt die Bedeutung der Ernährung für den einzelnen Menschen vor allem in ihrer Wirkung auf die individuelle Gesundheit. Ziele einer sinnvoll zusammengestellten Kost sind die Sicherung einer optimalen sowohl körperlichen als auch geistigen Entwicklung und Leistungsfähigkeit, die Optimierung der körpereigenen Kräfte sowie die Vorbeugung ernährungsabhängiger Erkrankungen. Außerdem gilt es, die wissenschaftlichen Kenntnisse über eine art- und bedarfsgerechte Ernährung umzusetzen.

Umweltverträglichkeit

Jede Ernährungsweise hat neben den gesundheitlichen Aspekten auch direkte oder indirekte Auswirkungen auf die Umwelt (ökologische Aspekte). Gleichzeitig wirkt der Zustand der Umwelt auch auf die Lebensmittelqualität und damit auf die Gesundheit des Menschen. Die ökologische Bewertung einer Ernährungsweise umfasst dabei u. a. den Energie- und Rohstoffverbrauch, die Schadstoffemissionen sowie die Müllentstehung in den einzelnen Teilbereichen des Ernährungssystems.

Sozialverträglichkeit

Auch zwischen dem Ernährungssystem und der Gesellschaft existieren Zusammenhänge – innerhalb der Gesellschaft und weltweit. Vor allem gegenüber Menschen in so genannten Entwicklungsländern gibt es soziale Ungerechtigkeiten. Beispiele hierfür sind die Existenz-bedrohung kleiner und mittlerer bäuerlicher Betriebe und die welt-weit ungleichen Möglichkeiten des Nahrungserwerbs. Eines der Zie-le der Vollwert-Ernährung ist es, soziale Gerechtigkeit weltweit zu fördern. Dies bedeutet beispielsweise Befriedigung der Grundbe-dürfnisse nach Nahrung, Kleidung und Wohnung, Bildung, angemes-sene Entlohnung durch faire Preise für Exportprodukte sowie eigene Gestaltungsmöglichkeiten der Lebensverhältnisse für alle Men-schen.

Erweiterte Kategorien der Lebensmittelqualität

Im Sinne eines ganzheitlichen Anspruchs an ein zeitgemäßes Ernäh-rungssystem integriert die Vollwert-Ernährung zusätzliche Katego-rien der Lebensmittelqualität. Hierzu zählen neben den üblichen

 39 Kriterien des Gesundheitswerts (nach *v. Koerber et al.,* 2004, S. 41)

Wertgebende Inhaltsstoffe
- Gehalt essenzieller Nährstoffe
- Gehalt gesundheitsfördernder Inhaltsstoffe (Ballaststoffe, sekundäre Pflanzenstoffe)
- Dichte essenzieller Nährstoffe (Nährstoffdichte)
- Hauptnährstoffe
- Energiegehalt
- Energiedichte

Wertmindernde Inhaltsstoffe
- Fremdstoffe bzw. natürliche Schadstoffe
- pathogene Keime und deren Toxine

Weitere Kriterien
- Reife und Frische
- Sättigungswirkung
- Bekömmlichkeit (Verträglichkeit)
- Verdaulichkeit
- Bioverfügbarkeit

Teilbegriffen Genuss-, Gesundheits- und Eignungswert auch der psychologische, ökologische, soziokulturelle, ökonomische, ethische und politische Wert. Für viele Verbraucher ist der Gesundheitswert (ernährungsphysiologische Qualität) von besonderer Bedeutung. Er wird vorrangig über die Gesamtheit wertgebender bzw. wertmindernder Inhaltsstoffe beurteilt (⊞ **39**).

Wertgebende Inhaltsstoffe

Neben den **essenziellen Nährstoffen** (Vitamine und Mineralstoffe, neun Aminosäuren – für Kinder mind. zehn – sowie die mehrfach ungesättigten Fettsäuren Linol- und Linolensäure) wird auch besonderer Wert auf die Zufuhr weiterer **gesundheitsfördernder Nahrungsmittelinhaltsstoffe** gelegt. Hierzu zählen die sekundären Pflanzenstoffe, die Ballaststoffe sowie Substanzen in fermentierten Lebensmitteln (s. Seite 178).

Wertmindernde Inhaltsstoffe

Fremdstoffe in der Nahrung sind Substanzen, die darin natürlicherweise nicht vorkommen, sondern erst durch »fremde«, meist menschliche Aktivitäten eingebracht werden. **Schadstoffe** sind in der Umwelt vorkommende Stoffe, die auf den Menschen, auf andere Lebewesen, auf Ökosysteme oder auch auf Sachgüter (z.B. Gebäude) schädlich wirken können. Für die toxikologische Bewertung von Fremd- bzw. Schadstoffen ist entscheidend, ob sie (in den jeweils vorliegenden Konzentrationen) in der Lage sind, die menschliche Gesundheit zu gefährden. Hierbei ist nicht nur an eine eventuelle akute Toxizität zu denken, sondern auch an chronische Wirkungen. Dazu zählen u.a. chronische Organschäden (z.B. von Niere, Leber oder Nervensystem) durch die Einwirkung niedriger Schadstoffmengen über lange Zeit, Störungen des Immunsystems (z.B. Abwehrschwächen oder Allergien), Erbgutveränderungen (Mutagenese), Krebsentstehung (Kanzerogenese) und Schädigung des Embryos (Teratogenese). Wichtige Aspekte betreffen auch ihre Fähigkeit zur Anreicherung in den Organismen und in den Nahrungsketten (Bioakkumulation) sowie den Grad ihrer Abbaubarkeit (Degradation). Außerdem ist auch an die potenzielle Wechselwirkung mit Nährstoffen zu denken.

Kritisiert werden die bestehenden Grenz- und Belastungswerte, da diese fast immer nur die isolierte Wirkung von Einzelstoffen, aber nicht die synergistischen Wirkungen mehrerer Fremd- bzw. Schadstoffe in Umwelt und/oder Organismus berücksichtigen. Auch artspezifische Empfindlichkeitsunterschiede oder individuelle Einflussfaktoren wie Geschlecht, Alter, genetische Faktoren und Grunderkrankungen werden nicht ausreichend berücksichtigt. Auch aus diesem Grunde wird die gängige Festlegung zulässiger Schadstoffkonzentrationen in Lebensmitteln auf der Basis tierexperimenteller Untersuchungen als sehr problematisch erachtet.

Als wirkungsvollster Weg, um die natürlichen Ressourcen und damit auch Luft, Wasser und Lebensmittel von potenziell gesundheitsschädigenden oder ökotoxischen Substanzen freizuhalten, wird die Vermeidung ihrer Produktion und Freisetzung gesehen.

Definition und Grundsätze der Vollwert-Ernährung

Die Vollwert-Ernährung lässt sich als umfassende Konzeption nicht in wenigen Worten definieren. Eine Definition ist aber erforderlich und hilfreich (✆ 7).

Aufgrund der zuvor dargestellten Ansprüche an eine gesundheits-, umwelt- und sozialverträgliche Ernährungsweise wurden die **7 Grundsätze der Vollwert-Ernährung** konzipiert (▥ 40). Diesen Grundsätzen ist das Ziel übergeordnet, dass Essen schmecken und Freude machen soll. In der Vollwert-Ernährung gibt es keine starren Regeln und Verbote. Vielmehr sind die Grundsätze als Empfehlungen zu verstehen (Angebote statt Gebote).

Genussvolle und bekömmliche Speisen

Trotz der weitreichenden Ansprüche an die Ernährungsweise betrachtet die Vollwert-Ernährung den **Genuss beim Essen** als besonders wichtig. Hierzu zählen eine angemessene Zeit beim Essen und Trinken, ein gehobener Genusswert durch die erweiterte Betrachtungsweise der Lebensmittelqualität sowie die Berücksichtigung der individuellen Bekömmlichkeit und Verträglichkeit von Speisen.

Vollwert-Ernährung ist eine überwiegend pflanzliche (lakto-vegetabile) Ernährungsweise, bei der gering verarbeitete Lebensmittel bevorzugt werden. Gesundheitlich wertvolle, frische Lebensmittel werden zu genussvollen und bekömmlichen Speisen zubereitet. Die hauptsächlich verwendeten Lebensmittel sind Gemüse, Obst, Vollkornprodukte, Kartoffeln, Hülsenfrüchte sowie Milch und Milchprodukte. Daneben können auch geringe Mengen an Fleisch, Fisch und Eier enthalten sein. Ein reichlicher Verzehr von unerhitzter Frischkost wird empfohlen, etwa die Hälfte der Nahrungsmenge. Zusätzlich zur Gesundheitsverträglichkeit der Ernährung werden im Sinne der Nachhaltigkeit auch die Umwelt-, Wirtschafts- und Sozialverträglichkeit des Ernährungssystems berücksichtigt. Das bedeutet unter anderem, dass Erzeugnisse aus ökologischer Landwirtschaft sowie regionale und saisonale Produkte verwendet werden. Ferner wird auf umweltverträglich verpackte Erzeugnisse geachtet. Außerdem werden Lebensmittel aus Fairem Handel mit sog. Entwicklungsländern verwendet.

Mit Vollwert-Ernährung sollen eine hohe Lebensqualität – besonders Gesundheit –, Schonung der Umwelt, faire Wirtschaftsbeziehungen und soziale Gerechtigkeit weltweit gefördert werden.

 7   Definition der Vollwert-Ernährung (nach *v. Koerber et al.*, 2004, S. 3).

40 Grundsätze der Vollwert-Ernährung (*v. Koerber et al.*, 2004, S. 110).

1. Genussvolle und bekömmliche Speisen

2. Bevorzugung pflanzlicher Lebensmittel (überwiegend lakto-vegetabile Kost)

3. Bevorzugung gering verarbeiteter Lebensmittel – reichlich Frischkost

4. Ökologisch erzeugte Lebensmittel

5. Regionale und saisonale Erzeugnisse

6. Umweltverträglich verpackte Produkte

7. Fair gehandelte Lebensmittel

Dabei sieht die Vollwert-Ernährung keinen Widerspruch zwischen Genuss und gesundheitlichen, ökologischen, ökonomischen sowie sozialen Empfehlungen. So werden beispielsweise durch die Verwendung in Vergessenheit geratener Getreidearten (wie Dinkel und Grünkern) oder bestimmter Zubereitungsmethoden neue Geschmackserlebnisse ermöglicht.

Bevorzugung pflanzlicher Lebensmittel (überwiegend lakto-vegetabile Kost)

In der Vollwert-Ernährung werden pflanzliche Lebensmittel in den Vordergrund gestellt und eine Verminderung des Verzehrs vom Tier stammender Lebensmittel angestrebt. Pflanzliche Lebensmittel haben in der Regel eine hohe Nährstoffdichte, d. h. ein günstiges Verhältnis von essenziellen Nährstoffen zur Nahrungsenergie. Dagegen enthalten vom Tier stammende Lebensmittel höhere Mengen unerwünschter Inhaltsstoffe, wie gesättigte Fettsäuren, Cholesterin und Purine.

Ferner befinden sich bestimmte gesundheitsfördernde Inhaltsstoffe, wie Ballaststoffe und sekundäre Pflanzenstoffe, fast nur in pflanzlichen Lebensmitteln (s. Seite 178).

Abgesehen von den gesundheitlichen Vorteilen trägt ein geringerer Verzehr tierischer Produkte langfristig zur Lösung bestimmter ökologischer und sozialer Probleme bei.

Insbesondere Getreide und Hülsenfrüchte (vor allem Sojabohnen) könnten auch direkt der menschlichen Ernährung dienen, anstatt unter hohen **Veredelungsverlusten** zur Produktion von Fleisch, Milch und Eiern eingesetzt zu werden. Auf diese Weise könnten wesentlich mehr Menschen von der gleichen Ackerfläche ernährt werden, da bei der Umwandlung zu tierischen Produkten durchschnittlich 65–90 % der Nahrungsenergie und des Proteins pflanzlicher Futtermittel verloren gehen.

Neben den sozialen Problemen durch Veredelungsverluste (nicht ausreichende Versorgung mit Nahrungsenergie und Nährstoffen in vielen Teilen der Welt) entstehen bei der **Massentierhaltung** auch erhebliche Umweltprobleme, z. B. durch den intensiveren Futtermittelanbau, die Beseitigung der Gülle und die Geruchsbelästigung. Außerdem trägt die Viehhaltung in erheblichem Umfang zur Emission von treibhauswirksamen Spurengasen wie z. B. Methan bei.

Bevorzugung gering verarbeiteter Lebensmittel – reichlich Frischkost

Die Orientierung an der Naturbelassenheit bzw. am Verarbeitungsgrad der Lebensmittel hat den entscheidenden Vorteil, dass Verbraucher dieses Prinzip leicht verstehen und anwenden können. Ohne komplizierte Nährstoffberechnungen werden sie in die Lage versetzt, sich bedarfsgerecht zu ernähren. Dies führt zu der Einteilung der Lebensmittel in Wertstufen (⊞ **41**, S. 154–157). Lebensmittel sollten nur in dem Maße verarbeitet werden, wie es zur Gewährleistung der gesundheitlichen Unbedenklichkeit sowie der Genussfähigkeit und Bekömmlichkeit erforderlich ist. So müssen z. B. Hülsenfrüchte und Kartoffeln erhitzt werden, um toxische Inhaltsstoffe zu zerstören bzw. damit die Kartoffelstärke verkleistert und dadurch verdaut werden kann. Die meisten Lebensmittel, vor allem die pflanzlichen, können jedoch unverarbeitet oder wenig verarbeitet verzehrt werden.

Zur **Frischkost (Rohkost)** zählen alle in unerhitzter Form verzehrsfähigen und genießbaren pflanzlichen und teilweise auch tierischen Lebensmittel. Es wird empfohlen, **etwa die Hälfte der Nahrungsmenge** als unerhitzte Frischkost zu verzehren (◖ **8**). Zur Erhöhung der Bioverfügbarkeit, zur Abtötung schädlicher Mikroorganismen sowie für Veränderungen der Konsistenz und des Geschmacks ist es sinnvoll, die andere Hälfte der Nahrungsmenge in erhitzter Form aufzunehmen.

Für empfindlichere oder ältere Menschen kann auch ein geringerer Anteil an Frischkost empfehlenswert sein. Unerhitzte Frischkost bietet gegenüber erhitzter Kost zahlreiche Vorteile. Mit ihr werden alle in den Lebensmitteln enthaltenen essenziellen und gesundheitsfördernden Inhaltsstoffe in ursprünglich vorhandener Menge zugeführt, da sie nicht durch Hitzeeinwirkung oder Auslaugen im Kochwasser vermindert werden. Dies gilt auch für die sekundären Pflanzenstoffe, die teilweise flüchtig, hitzelabil oder oxidationsempfindlich sind. Auch die Ballaststoffe haben in unerhitzter Form eine stärkere Wirksamkeit als nach Erhitzung.

Frischkost intensiviert das Kauen, wirkt dadurch positiv auf Zähne und Zahnfleisch und verstärkt das Einspeicheln. Intensives Kauen führt auch zu einer höheren Sättigungswirkung, da im gleichen Zeit-

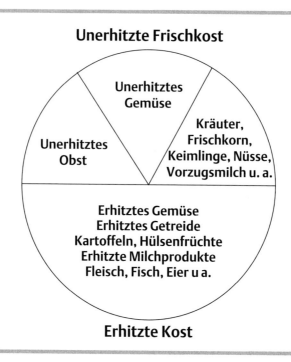

☉ 8 Empfehlungen zur Aufteilung von unerhitzter Frischkost und erhitzter Kost *(v. Koerber et al., 2004, S. 120).*

raum weniger Nahrungsenergie aufgenommen werden kann und die physiologischen Sättigungsmechanismen erst eine gewisse Zeit nach Verzehrsbeginn wirksam werden. Besonders wenn die Frischkost als Vorspeise (oder auch als komplette Mahlzeit) verzehrt wird, entsteht frühzeitig ein Sättigungsgefühl. Ein hoher Frischkostanteil kann allerdings in der Anfangsphase mit Verträglichkeitsproblemen gekoppelt sein und erfordert eine langsame Gewöhnung.

Für das Zubereiten wohlschmeckender Speisen sollten **frische Lebensmittel** (auch sachgerecht aufbewahrtes Lagergemüse und Lagerobst) als Rohware verwendet werden, um einen Wertverlust durch Konservierung zu vermeiden. Voraussetzung für eine möglichst weitgehende Erhaltung des Eigengeschmacks und der wertgebenden Inhaltsstoffe ist die schonende Zubereitung der Speisen. Als besonders **schonende Zubereitung** gilt die rein mechanische Bearbeitung ohne Hitzeanwendung (Frischkost), kurzes Dünsten mit wenig Wasser sowie eine sparsame Verwendung von Fett.

Lebensmittelzusatzstoffe sollen sensorische Eigenschaften von Lebensmitteln beeinflussen, den Gehalt an bestimmten Inhaltsstoffen erhöhen (z.B. Vitamine), die Haltbarkeit verlängern oder technische Prozesse der Lebensmittelverarbeitung vereinfachen bzw. überhaupt erst ermöglichen. Da gesundheitliche Risiken trotz gesetzlicher Regelungen nicht ausgeschlossen werden können, insbesondere, da bisher die potenziell schädlichen Wechselwirkungen mehrerer Zusatzstoffe untereinander nicht berücksichtigt wurden, sollten angesichts der toxischen Gesamtsituation alle möglichen Quellen zusätzlicher Belastungen reduziert bzw. vermieden werden. Zudem können Zusatzstoffe bestimmte Produkteigenschaften vortäuschen, die das betreffende Lebensmittel gar nicht hat.

Die Verbraucher werden zunehmend mit neuartigen Lebensmitteln und Lebensmittelzutaten (Novel Food) konfrontiert, die mittels Food Design (Komposition neuartiger Produkte aus isolierten pflanzlichen bzw. tierischen Rohstoffen sowie Hilfs- und Zusatzstoffen) und Gentechnik hergestellt werden. Unter dem Begriff **Novel Food** werden folgende Produkte zusammengefasst:

- gentechnisch hergestellte Lebensmittel, Zusatz- und Hilfsstoffe
- gentechnisch veränderte Pflanzen und Tiere
- chemisch modifizierte oder neu synthetisierte Zutaten und Produkte (wie Fettersatzstoffe oder Einzellerprotein).

Auch der Einsatz der Lebensmittelbestrahlung wird kontrovers diskutiert. Durch sie wird z.B. das Keimen von Kartoffeln und Zwiebeln verhindert sowie der Verderb von Früchten verzögert, außerdem werden schädliche Insekten und Mikroorganismen an der Entwicklung gehindert oder abgetötet.

Die genannten Technologien werden aufgrund ihres fragwürdigen Nutzens und ihrer potenziellen Risiken für Gesundheit, Umwelt und Gesellschaft in der Vollwert-Ernährung abgelehnt.

Ökologisch erzeugte Lebensmittel

Neben der mangelnden Umwelt- und Gesundheitsverträglichkeit vieler konventionell erzeugter Lebensmittel stößt auch verstärkt der häufig wenig ausgeprägte Eigengeschmack, z.B. bei Tomaten oder Karotten, auf Kritik.

In Deutschland gab es viele Jahre neun Verbände der ökologischen Landwirtschaft, die in der **Arbeitsgemeinschaft ökologischer Landbau (AGÖL)** organisiert waren (☎ 9). Die AGÖL löste sich 2002 auf, im gleichen Jahr wurde der **Bund Ökologische Lebensmittelwirtschaft (BÖLW)** gegründet, dem neben den Anbauverbänden auch Unternehmen aus dem Naturkosthandel sowie der Verarbeitung von Öko-Lebensmitteln angehören.

Die »Rahmenrichtlinien zum ökologischen Landbau« stellten die gemeinsame Grundlage der ökologischen Anbauverbände dar. Auf internationaler Ebene werden diese Richtlinien von der **International Federation of Organic Agriculture Movements (IFOAM)** herausgegeben. Sie verbieten auf der gesamten Fläche eines ökologisch bewirtschafteten Betriebes u.a. die Verwendung von:

- chemisch-synthetischen Pestiziden (Herbiziden, Insektiziden, Fungiziden usw.)
- mineralischen Stickstoffdüngern und sonstigen leicht löslichen Mineraldüngern
- chemisch-synthetischen Wachstumsregulatoren
- Futtermitteln aus so genannten Entwicklungsländern
- Tierarzneimitteln als Futterzusätze
- Tieren mit genmanipuliertem Erbgut (auch Embryonentransfer).

Weitere Grundsätze der ökologischen Landwirtschaft sind u.a.:

- Erhaltung und Förderung der Bodenfruchtbarkeit mit organischem Düngematerial aus dem Betrieb
- Auswahl standortangepasster Arten und Sorten
- vielseitige Fruchtfolge
- Erzeugung gesunder Pflanzen- und Tierbestände (artgerechte Tierhaltung)
- an die Betriebsfläche gebundener Nutztierbestand
- geringstmöglicher Verbrauch nicht erneuerbarer Energie- und Rohstoffvorräte
- Pflege und Erhaltung der Kulturlandschaft.

Anbauverband	Gründungs-jahr	Anbaufläche in Hektar	Anzahl der Betriebe	Kontakt
Bioland ÖKOLOGISCHER LANDBAU	1971	167.865	4.363	Bioland e.V., Mainz E-Mail: info@bioland.de Homepage: www.bioland.de
BIOPARK	1991	136.678	729	Biopark e.V., Karow E-Mail: info@biopark.de Homepage: www.biopark.de
Naturland	1982	75.071	1.772	Naturland e.V., Gräfelfing E-Mail: naturland@naturland.de Homepage: www.naturland.de
demeter	1924	51.592	1.339	Demeter e.V., Darmstadt E-Mail: info@demeter.de Homepage: www.demeter.de
Gäa ÖKOLOGISCHER LANDBAU	1989	45.821	449	Gäa e.V., Dresden E-Mail: info@gaea.de Homepage: www.gaea.de
Bio KREIS	1979	13.109	523	Biokreis e.V., Passau E-Mail: info@biokreis.de Homepage: www.biokreis.de
ECOLAND	1995	1.250	35	Ecoland e.V., Wolpertshausen E-Mail: info@ecoland.de Homepage: www.ecoland.de
ÖKOSIEGEL	1988	900	19	Ökosiegel e.V., Adelheidsdorf E-Mail: info@oekosiegel-ev.de Homepage: www.oekosiegel-ev.de
ECOVIN	1985	870	196	Ecovin e.V., Oppenheim E-Mail: info@ecovin.org Homepage: www.ecovin.org

◖ 9a Verbände der ökologischen Landwirtschaft in Deutschland
(Stand 1. 1. 2003; nach Anbaufläche geordnet).

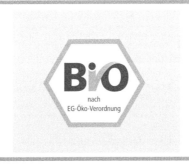

◖ 9b Das staatliche deutsche Bio-Siegel.

Seit 1991 definiert die **EU-Öko-Kennzeichnungs-Verordnung** für das Gebiet der EU sowie für Importware aus einigen außereuropäischen Ländern, unter welchen Bedingungen ein landwirtschaftliches Erzeugnis produziert und kontrolliert werden muss, damit es als »Erzeugnis aus ökologischer Landwirtschaft« angeboten werden darf. Sie umfasst seit 1999 auch Regelungen für tierische Produkte. Die Anforderungen der bisherigen AGÖL-Verbände gehen u. a. bezüglich der Gesamtbetriebsumstellung und der Einbeziehung der tierischen Erzeugung deutlich über die EU-Öko-Kennzeichnungs-Verordnung hinaus.

Die Bundesregierung führte 2002 das staatliche Bio-Siegel ein, um eine einheitliche Kennzeichnung aller ökologisch erzeugten Lebensmittel zu ermöglichen. Die Qualitätsanforderungen entsprechen denen der EU-Öko-Verordnung.

Regionale und saisonale Erzeugnisse

Das Nahrungsmittelangebot in Supermärkten ist heute relativ konstant. Dies ist nur möglich, weil die Lebensmittel größtenteils nicht mehr aus der umliegenden Region stammen und vielfach auch nicht der jeweiligen Jahreszeit entsprechen. Diese Tatsache führt zu einem umfangreichen Transportverkehr, der große Mengen an Energie erfordert, Schadstoffemissionen und Lärmbelastungen sowie zusätzliche volkswirtschaftliche Kosten verursacht.

Zur langfristigen Verminderung dieser Transporte werden in der Vollwert-Ernährung Lebensmittel aus regionalen Anbaugebieten sowie die Direktvermarktung (vom Erzeuger ohne Zwischenhandel direkt an die Verbraucher) empfohlen.

Aus ökologischen Gründen sollte die Auswahl von Gemüse und Obst entsprechend der Jahreszeit erfolgen. Insbesondere Produkte aus Treibhausanbau werden aufgrund des hohen Energieeinsatzes und der hohen Schadstoffbelastung (z. B. Nitrat) gemieden.

Umweltverträglich verpackte Produkte

Hausmüll ist maßgeblich für die aktuellen Umweltprobleme verantwortlich. Etwa die Hälfte des Hausmüll-Volumens bzw. etwa 20 % des Hausmüll-Gewichts sind Verpackungen. Dieser Verpackungsanteil besteht wiederum zu etwa 70 % des Gewichts aus Verpackungen von Lebensmitteln. Weder durch Lagerung auf Deponien, noch durch Verbrennen oder Wiederverwertung des Mülls wird die Ressourcenverschwendung bei der Herstellung der Verpackungen unterbunden.

Die meisten der in der Vollwert-Ernährung bevorzugten Lebensmittel können unverpackt oder ohne aufwändige Verpackungen gehandelt werden.

Fair gehandelte Lebensmittel

Niedrige Löhne sowie hochgradige Abhängigkeit von wenigen landwirtschaftlichen Exportprodukten sind in den so genannten Entwicklungsländern schon seit Beginn der Kolonialzeit ein charakteristisches Merkmal der internationalen Arbeitsteilung. Diese sozialen Nachteile entstehen durch Bedingungen, die durch die Machtposition wohlhabender Staaten unterstützt werden. Folglich tragen die Industrieländer, aber auch der einzelne Verbraucher, eine Mitverantwortung für die Situation der Menschen in den Entwicklungsländern. Im Rahmen von sozialer Gerechtigkeit hat jeder einzelne die Möglichkeit, durch solidarisches Verhalten Zeichen zu setzen, z. B. durch das Meiden bestimmter Nahrungs- und Konsumgüter oder den gezielten Kauf von Produkten aus dem so genannten »Fairen Handel«.

Aber auch in den Industrieländern sind sozial nachteilige Entwicklungen zu verzeichnen, so die Existenzbedrohung kleiner und mittlerer Landwirtschaftsbetriebe in der Europäischen Union, die durch eine Industrialisierung und Konzentrierung der Landwirtschaft verursacht wird.

Der Agrarprotektionismus als wesentliches Element der EU-Agrarpolitik verursacht hohe Preise für die Konsumenten sowie hohe volkswirtschaftliche Kosten für Ausgleichszahlungen aufgrund gesunkener Marktordnungspreise sowie Subventionen für die Lagerung, Verfütterung und den Export von Produktionsüberschüssen.

Empfehlungen für die Lebensmittelauswahl

Die Ernährungsempfehlungen der Vollwert-Ernährung werden nicht in Form einer Mindest- oder Höchstzufuhr für einzelne Nährstoffe angegeben, sondern als Empfehlung für die Auswahl bestimmter Lebensmittel bzw. Lebensmittelgruppen. Individuelle Präferenzen und Verträglichkeiten können und sollen berücksichtigt werden. Generell sollten ausschließlich Lebensmittel aus ökologischer Landwirtschaft verwendet werden.

Die Empfehlungen gelten für gesunde Erwachsene. Für die Ernährung von Säuglingen, Kindern, Schwangeren, Stillenden und Kranken müssen sie mehr oder weniger abgewandelt werden, im Prinzip sind sie jedoch auch für diese Bevölkerungsgruppen anwendbar.

Zur besseren Übersicht und als Hilfe für den Verbraucher bei der Lebensmittelauswahl dient die **Orientierungstabelle für die Vollwert-Ernährung,** in der die Lebensmittel in vier Wertstufen eingeteilt sind (▥ **41**). Vorrangiges Einteilungskriterium ist die ernährungsphysiologische Qualität bzw. der Verarbeitungsgrad. Aber auch die erwähnten ökologischen und sozialen Aspekte werden beachtet.

Beim **Getreide** sollten **Vollkornprodukte,** d.h. Produkte aus ganzen, gemahlenen, geschroteten oder unzerkleinerten Getreidekörnern, in den Vordergrund gestellt werden. Produkte aus Auszugsmehlen, isolierte Produkte wie Getreidestärke (z.B. in Pudding) und Ballaststoffpräparate wie Kleie sollten dagegen nicht verwendet werden. Auf diese Weise wird eine Wertminderung, wie sie bei der Herstellung von hellen Mehltypen (z.B. Type 405) durch starke Verluste an Vitaminen, Mineralstoffen, Ballaststoffen und sekundären Pflanzenstoffen auftritt, vermieden. Zudem ist die Belastung des Blutzuckerspiegels nach dem Verzehr von Vollkornprodukten geringer als bei Produkten mit Auszugsmehlen, was für Diabetiker von Vorteil ist.

Der Verzehr von **Gemüse** (mit reichlichem Anteil unerhitzter Frischkost) und **Obst** sollte vielseitig sein – eher mehr Gemüse als Obst – und sich nach dem jahreszeitlichen Angebot richten. Tiefkühlgemüse und -obst sollten – wenn überhaupt – nicht täglich, sondern nur gelegentlich verwendet werden. Beim Rohverzehr entfällt der Verlust an Inhaltsstoffen durch Erhitzung, d.h. diese Lebensmittel ermöglichen die praktisch vollständige Zufuhr ihrer natürlicherweise enthaltenen Inhaltsstoffe. Pellkartoffeln sollten gegenüber geschälten **Kartoffeln** (Salzkartoffeln) bevorzugt werden.

Hülsenfrüchte, vor allem Bohnen, Erbsen, Linsen und Kichererbsen, als gekochte Samen oder blanchierte Keimlinge, sollten – auch aufgrund des hohen Protein- und niedrigen Fettgehalts – reichlich in der Kost enthalten sein. Die biologische Wertigkeit des Proteins der Hülsenfrüchte erhöht sich dabei durch die Kombination mit Getreide, Ei oder Milchprodukten.

Weniger empfohlen werden Sojaprodukte (z. B. Sojamilch und Tofu) sowie Fertigmischungen (z. B. Bratlingsmischungen) und Produkte aus stark verarbeitetem, insbesondere texturiertem Sojaprotein (z. B. Sojafleisch – TVP = textured vegetable protein).

Der Gesamtverzehr von **Fett** sollte auf täglich 70–80 g/d begrenzt werden. Dies lässt sich vor allem durch eine eingeschränkte Aufnahme von Fetten aus tierischen Lebensmitteln erreichen. Als günstig wird der Verzehr von Nüssen, Nussmusen, Ölsamen, Ölfrüchten und Butter, allerdings in mäßigen Mengen, erachtet. Des Weiteren sind kaltgepresste, nicht raffinierte Öle gegenüber extrahierten, raffinierten Ölen zu bevorzugen, da diese hinsichtlich der Erhaltung von Inhaltsstoffen und Geschmack, Energieverbrauch, technischem Aufwand sowie chemischen Hilfsmitteln wesentlich schonender gewonnen werden.

Der Konsum von **Milch und Milchprodukten** sollte in mäßigen Mengen erfolgen. Im Idealfall sollte Vorzugsmilch oder pasteurisierte Vollmilch verwendet werden, da bei H-Milch und besonders bei Sterilmilch durch die Erhitzung Vitaminverluste entstehen, die mit steigender Behandlungstemperatur und -dauer zunehmen. Für Schwangere, Säuglinge und Kranke mit eingeschränkter Immunabwehr sollte wegen des nicht auszuschließenden Infektionsrisikos generell pasteurisierte Milch statt Vorzugsmilch verwendet werden. Milchprodukte wie Dickmilch, Joghurt und Buttermilch sollten gegenüber fettreichen Milchprodukten, wie süße und saure Sahne, bevorzugt werden. Hervorgehoben wird der hohe Gehalt der Milch an hochwertigem Protein und Kalzium sowie den Vitaminen B_2 und B_{12}.

Die Verwendung von **Fleisch, Fisch und Eiern** ist nicht nötig, ein mäßiger Verzehr wird aber in der Vollwert-Ernährung nicht abgelehnt. Unter mäßigem Verzehr werden bis zu zwei Fleischmahlzeiten, bis zu einer Fischmahlzeit und bis zu zwei Eier pro Woche verstanden. Insbesondere Fleisch und Eier sollten aus anerkannt ökologischer Landwirtschaft stammen.

41 Orientierungstabelle für die Vollwert-Ernährung – Empfehlungen für die Lebensmittelauswahl gesunder Erwachsener (*Männle et al. 2000*)

Wert-stufen	1 Sehr empfehlenswert	2 Sehr empfehlenswert	3 Weniger empfehlenswert	4 Nicht empfehlenswert
Verarbei-tungsgrad	Nicht/gering ver-arbeitete Lebensmittel (unerhitzt)	Mäßig verarbeitete Lebensmittel (vor allem erhitzt)	Stark verarbeitete Lebensmittel (vor allem konserviert)	Übertrieben verarbeitete Lebensmittel und Isolate/Präparate
Mengen-empfehlung	Etwa die Hälfte der Nahrungsmenge	Etwa die Hälfte der Nahrungsmenge	Nur selten verzehren	Möglichst meiden
Gemüse/Obst	Frischgemüse Milchsaures Gemüse (z. B. Frischkost-Sauerkraut) Frischobst	Erhitztes Gemüse (auch milchsaures) Erhitztes Obst Tiefkühlgemüse*, -obst*	Gemüsekonserven (z. B. Tomaten in Dosen) Obstkonserven (z. B. Kirschen in Gläsern)	Nahrungsergänzungsmittel (z. B. als Vitamin-, Mineral-stoff-, Ballaststoffpräpa-rate) Tiefkühlfertiggerichte
Getreide	Gekeimtes Getreide Vollkornschrot (z. B. Frischkornmüsli) Frisch gequetschte Flocken	Vollkornprodukte (z. B. Vollkornbrot, -nudeln, -flocken, -feinbackwaren) Vollkorngerichte	Nicht-Vollkornprodukte (z. B. Weißbrot, Graubrot, weiße Nudeln, Cornflakes, Auszugsmehl-Feinbackwaren) Geschälter (weißer) Reis	Getreidestärke (z. B. Maisstärke)

41 Fortsetzung			
Kartoffeln	Gegarte Kartoffeln (möglichst Pellkartoffeln)	Fertigprodukte (z. B. Püree-, Knödelmischungen, Chips) Pommes frites	Kartoffelstärke
Hülsenfrüchte	Gekeimte, blanchierte Hülsenfrüchte Erhitzte Hülsenfrüchte	»Sojamilch«, Tofu, Fertigmischungen (z. B. Bratlingsmischung)	»Sojafleisch« Sojaprotein, Sojalezithin
Nüsse/ Fette/ Öle Nüsse*, Mandeln* Ölsamen* (z. B. Sonnenblumenkerne, Sesam) Ölfrüchte* (z. B. Oliven)	Geröstete Nüsse*, Nussmuse* kaltgepresste Öle* Ungehärtete Pflanzenmargarinen – mit hohem Anteil an nativen, kaltgepressten Ölen* Butter*	Gesalzene Nüsse Extrahierte, raffinierte Fette und Öle Ungehärtete Pflanzenmargarinen Kokosfett, Butterschmalz	Nuss(-Nougat)-Creme Gehärtete Fette (z. B. die meisten Magarinen, Frittierfette) Fett-Ersatzstoffe
Milch/ Milchprodukte Vorzugsmilch	Pasteurisierte Vollmilch Milchprodukte (ohne Zutaten) Käse* (ohne Zusatzstoffe)	H-Milch(-produkte) Milchprodukte (mit Zutaten) Käse (mit Zusatzstoffen)	Sterilmilch, Kondensmilch Milchpulver, Milchzucker Milch-, Molkenprotein Milch- und Käse-Imitate Schmelzkäse

41 Fortsetzung

Fleisch/ Fisch/ Eier		Fleisch* (bis 2-mal/Woche) Fisch* (bis 1-mal/Woche) Eier* (bis 2 Stück/Woche)	Fleischwaren, -konserven Wurstwaren, -konserven Fischwaren, -konserven	Innereien Ei-Pulver, Flüssig-Ei
Getränke	Ungechlortes Trinkwasser Kontrolliertes Quellwasser Natürliches Mineralwasser	Kräuter-, Früchtetees Verdünnte Fruchtsäfte Verdünnte Gemüsesäfte Getreidekaffee*	Tafelwasser Fruchtnektare Kakao Bohnenkaffee, Schwarzer Tee Bier, Wein	Limonaden, Cola-Getränke Fruchtsaftgetränke Instantgetränke (z.B. Tee, Kakao) Sportlergetränke, Energy-Drinks Spirituosen
Gewürze/ Kräuter/ Salz	Ganze oder frisch gemahlene Gewürze Frische Kräuter	Gemahlene Gewürze Getrocknete Kräuter Jodiertes Meer- und Kochsalz*	Kräutersalz Meersalz, Kochsalz	Aromastoffe (natürliche, na-turidentische, künstliche) Geschmacksverstärker (z.B. Glutamat)
Süßungs-mittel	Frisches, süßes Obst	Honig* (nicht wärme-geschädigt, verdünnt) Trockenobst* (unge-schwefelt, eingeweicht)	Honig (wärmegeschädigt) Trockenobst (geschwefelt) Dicksäfte (z.B. aus Äpfeln, Agaven) Sirup (z.B. aus Ahorn, Zuckerrüben) Vollrübenzucker, Vollrohrzucker	Süßwaren, Süßigkeiten Isolierte Zucker (z.B. Haus-halts- und brauner Zucker) Zuckeraustauschstoffe (z.B. Sorbit) Süßstoffe
	* mäßig zu verwenden	* mäßig zu verwenden		

41 Fortsetzung

Einteilungskriterien für die Lebensmittel in dieser Tabelle sind gesundheitliche/ernährungsphysiologische sowie ökologische und soziale Aspekte. Von besonderer Bedeutung sind Art und Ausmaß der Lebensmittelverarbeitung, da mit zunehmender Verarbeitung in der Regel die Nährstoffdichte sinkt und die ökologischen Nachteile zunehmen. Die Übergänge zwischen den Spalten sind teilweise fließend.

Die Nahrung sollte etwa je zur Hälfte aus der ersten und zweiten Spalte ausgewählt werden. Lebensmittel aus Spalte drei sollten nur selten verzehrt, aus Spalte vier möglichst gemieden werden. Ein Stern (*) bedeutet, dass diese Lebensmittel mäßig verwendet werden sollten; diese mengenmäßige Einschränkung ist in den Spalten drei und vier durch die Überschrift gegeben und darum nicht nochmals vermerkt.

Weiter oben aufgeführte Lebensmittel, d. h. pflanzliche Lebensmittel, sollten gegenüber tierischen Lebensmitteln bevorzugt werden.

Es sollten möglichst ausschließlich Erzeugnisse aus anerkannt ökologischer Landwirtschaft verwendet werden; diese sind teilweise günstiger einzustufen als konventionell erzeugte Lebensmittel. Außerdem sollten Erzeugnisse regionaler Herkunft und der Jahreszeit entsprechend bevorzugt werden.

Lebensmittel, die besonders schadstoffbelastet sind, sollten gemieden werden; ebenso Nahrungsmittel, die Zusatzstoffe enthalten oder mit isolierten Nährstoffen (außer Jod) angereichert sind; des Weiteren Produkte, die unter Anwendung von Gentechnik hergestellt sind, sowie unnötig verpackte Lebensmittel.

Herausgeber:
- Verband für Unabhängige Gesundheitsberatung e. V. (UGB)
  Sandusweg 3, D-35435 Gießen-Wettenberg
- Verbraucher-Zentrale NRW e. V.
  Mintropstr. 27, D-40215 Düsseldorf

Bezugsadressen:
- UGB, Sandusweg 3,
  D-35435 Gießen-Wettenberg
  Mindestbestellwert beim UGB 20,– €
- Verbraucher-Zentrale NRW e. V.,
  Gruppe Ernährung,
  Mintropstr. 27, D-40215 Düsseldorf

Orientierungstabelle für die Vollwert-Ernährung
Empfehlungen für die Lebensmittelauswahl
gesunder Erwachsener
Autoren: Thomas Männle, Karl v. Koerber,
Claus Leitzmann, Ingrid Hoffmann, Anke v. Hollen,
Wiebke Franz,
in Anlehnung an Kollath 1960
© UGB Beratungs- und Verlags-GmbH, Gießen,
4. Auflage, 2000

Weniger empfohlen werden Fleisch-, Wurst- und Fischwaren sowie Fleisch-, Wurst- und Fischkonserven. Aufgrund der hohen Schadstoffbelastung werden Innereien **nicht empfohlen.**

Als **Getränke** werden ungechlortes Trinkwasser oder Quellwasser (sofern hygienisch und toxikologisch unbedenklich) oder natürliches Mineralwasser empfohlen. Zum Durstlöschen eignen sich auch ungesüßte Früchte- und Kräutertees, außerdem verdünnte Frucht- und Gemüsesäfte sowie Getreidekaffee. Die empfohlene Trinkmenge beträgt 1–2 l/d, wobei sie je nach körperlicher Aktivität, Umgebungstemperatur und Wassergehalt der Nahrung relativ stark schwanken kann.

Weniger empfohlen werden Tafelwasser, Fruchtnektare sowie Getränke mit anregender Wirkung, wie Bohnenkaffee, schwarzer Tee, Kakao, Bier und Wein. Aufgrund ihres hohen Gehaltes an isolierten Zuckern und Zusatzstoffen werden Fruchtsaftgetränke, Limonaden, Cola-Getränke, Instantkakao, Instant- und Sportlergetränke **nicht empfohlen.** Auch Spirituosen sollten gemieden werden.

Zur Verminderung der Salzaufnahme sowie zur Versorgung mit sekundären Pflanzenstoffen sind **Gewürze und Kräuter** vielseitig zu verwenden. Es wird empfohlen, jodiertes Meersalz oder jodiertes Kochsalz – in mäßiger Menge – einzusetzen. Die Fluoridierung von Speisesalz zur Kariesprophylaxe wird nicht empfohlen.

Der Verzehr von **Süßungsmitteln** sollte generell eingeschränkt werden, auch um eine überhöhte individuelle Geschmacksschwelle für süß zu senken. Wo eine Süßung erwünscht ist, kommen in erster Linie frisches, süßes Obst und in zweiter Linie nicht wärmegeschädigter Honig oder ungeschwefeltes, eingeweichtes Trockenobst in Frage, letztere allerdings nur in geringen Mengen und nicht in konzentrierter Form.

Weniger empfehlenswert sind wärmegeschädigter Honig, geschwefeltes Trockenobst, Fruchtdicksäfte, Vollrohrzucker, Ahornsirup und Zuckerrübensirup. **Nicht empfehlenswert** sind isolierte Zucker (z.B. Haushalts-, Trauben-, Fruchtzucker, brauner Zucker) und Süßstoffe sowie damit hergestellte Produkte (Süßwaren, Süßigkeiten usw.).

Neben der verminderten Nährstoffdichte der Kost durch isolierte Zucker wird ein Zusammenhang zwischen dem Verzehr isolierter Zucker und der Entstehung verschiedener Krankheiten (insbesondere Karies, aber auch Adipositas und Diabetes mellitus) diskutiert.

Wer Süßigkeiten als Zwischenmahlzeit isst, verzichtet damit auf ernährungsphysiologisch wertvolle Lebensmittel.

Empfehlungen für die Ernährungsumstellung

Jede Nahrungsaufnahme stellt physiologisch gesehen eine Anforderung an den Organismus dar, d. h. eine Beanspruchung von Verdauung, Resorption, Transport, Stoffwechsel und Abwehrsystem. Dabei sollten die ernährungsphysiologischen Systeme weder unter- noch überfordert werden.

Um eine Ernährungsumstellung einzuleiten, empfiehlt die Vollwert-Ernährung – insbesondere Menschen mit empfindlicher Verdauung – in kleinen Schritten vorzugehen. Hierzu bieten sich die folgenden »Vorschläge für Teilmaßnahmen« an, die der Orientierung dienen und individuell abgewandelt werden können:

- Erhöhen des Anteils an Salaten aus Gemüse und/oder Obst
- Vermindern der Gesamtfettaufnahme (auf etwa 70–80 g/d)
- Erhöhen des Anteils an Vollkornprodukten bei gleichzeitiger Verminderung des Verzehrs an isolierten Zuckern und damit hergestellten Produkten
- Verringern des Anteils an Lebensmitteln tierischen Ursprungs
- Einbeziehen einer Frischkornmahlzeit in den Speiseplan.

Als eine erleichternde Möglichkeit der Ernährungsumstellung auf Vollwert-Ernährung wird das **Saftfasten** empfohlen. Das Fasten für Gesunde wird im Gegensatz zum mehrwöchigen Heilfasten unter Arztbetreuung in der Regel über einen kürzeren Zeitraum, z. B. eine Woche, durchgeführt. Ohne feste Nahrung werden täglich drei Liter Flüssigkeit durch Trinken von Wasser, Kräutertees, Gemüsebrühe sowie verdünnten Gemüse- und Obstsäften aufgenommen. Für Schwangere, Stillende und Kinder ist Fasten nicht angebracht.

Für viele Menschen ist das Fasten zur Ernährungsumstellung deshalb gut geeignet, weil danach erfahrungsgemäß weniger Bekömmlichkeitsprobleme auftreten und damit der Einstieg in die Vollwert-Ernährung erleichtert wird.

Ernährungsphysiologische Bewertung

Die Vollwert-Ernährung wurde – wie andere Alternative Ernährungsformen auch – von der etablierten Ernährungswissenschaft
lange Zeit in Frage gestellt und teilweise als unwissenschaftlich oder
ideologisch abgetan. Inzwischen wird sie aber zumindest aus ernährungsphysiologischer Sicht als ernst zu nehmende Ernährungsweise
anerkannt. So wird festgestellt, dass »die Vollwert-Ernährung nach
der Gießener Konzeption zu einer befriedigenden Bedarfsdeckung
mit essenziellen Nährstoffen führen kann und eine konsequente
Befolgung der ernährungsphysiologischen Empfehlungen der Vollwert-Ernährung zu ähnlich günstigen Ergebnissen führt wie andere
gesundheitsbewusste Ernährungsformen« (DGE 1987).

Die Vorurteile gegenüber alternativen Ernährungsweisen rührten
u. a. daher, dass es bis vor einigen Jahren kaum Daten aus klinischen
oder epidemiologischen Studien gab.

Inzwischen liegen Daten aus der Pilotstudie »Vollwert-Ernährung«
der Gesellschaft für Konsumforschung vor. Diese Studie über Vollwert-Ernährung zeigt, »dass Personen, die sich nach ihrer persönlichen Auffassung nach den Richtlinien der Vollwert-Ernährung
ernähren, den Empfehlungen und Regeln der Deutschen Gesellschaft
für Ernährung näher kommen als die Kontrollgruppe, die in ihrem
Ernährungsverhalten dem Durchschnitt der deutschen Bevölkerung
entspricht«.

Bestätigt werden diese Ergebnisse durch die **Gießener Vollwert-
Ernährungs-Studie,** in der von 1989 bis 1994 erstmals der Gesund-
heits- und Ernährungsstatus einer großen (weiblichen) Bevölkerungsgruppe untersucht wurde, die Vollwert-Ernährung im Alltag
praktiziert. Das Ernährungsverhalten der Untersuchungsteilnehmerinnen wurde mit Fragebögen und Ernährungsprotokollen ermittelt,
ergänzt durch Blutproben zur Erfassung verschiedener Parameter.
Von Interesse war dabei, wie sich die Vollwert-Ernährung auf die
Risikofaktoren für ernährungsabhängige Erkrankungen (z. B. Blut-
cholesterinspiegel) auswirkt. Im Folgenden werden einige Ergebnisse dieser Untersuchung dargestellt.

In die Untersuchung wurde neben den Probandinnen, deren Ernährungsweise den Empfehlungen der Vollwert-Ernährung entsprach,
eine Vergleichsgruppe (im Folgenden als Mischköstlerinnen bezeichnet) einbezogen, die sich in etwa wie der Bundesdurchschnitt

ernährte. Die Vollwertköstlerinnen praktizierten im Durchschnitt seit acht Jahren Vollwert-Ernährung. Als Gründe für die Umstellung wurden von ihnen an erster Stelle gesundheitliche und an zweiter Stelle ökologische Aspekte angegeben. Ranggleich folgten soziale und geschmackliche Gründe. Das ausgeprägte Gesundheitsbewusstsein der Vollwertköstlerinnen zeigte sich auch beim Körpergewicht und beim Rauchverhalten. So lag ihr durchschnittliches relatives Gewicht (bezogen auf die Körpergröße) im wünschenswerten Bereich und nur eine Vollwertköstlerin gab an, Raucherin zu sein. Der Anteil der Raucherinnen betrug in der Gruppe der Mischköstlerinnen dagegen 20 % und der Anteil von Frauen mit leichtem bis schwerem Übergewicht war in dieser Gruppe ebenfalls deutlich höher.

Die Unterschiede im Ernährungsverhalten der Untersuchungsteilnehmerinnen zeigten sich beim Lebensmittelverzehr. Die Aufnahme von **Brot und Backwaren** war in beiden Gruppen etwa gleich hoch. Erwartungsgemäß wählten die Vollwertköstlerinnen überwiegend Produkte aus Vollkornmehl, die Mischköstlerinnen dagegen aus Auszugsmehlen. Während fast alle Teilnehmerinnen der Vergleichsgruppe ihr Brot kauften, stellte etwa die Hälfte der Vollwertköstlerinnen ihr Brot selbst her. Dafür verwendeten fast alle Getreide aus ökologischem Anbau. Die andere Hälfte der Vollwertköstlerinnen kaufte ihr Brot überwiegend in Naturkostläden, die in der Regel ebenfalls Vollkornbrot aus ökologisch angebautem Getreide anbieten.

Die Vollwertköstlerinnen verzehrten fast 70 % mehr **Gemüse und Hülsenfrüchte** als die Mischköstlerinnen, wobei allein der Anteil an unerhitztem Gemüse bei den Vollwertköstlerinnen dem Gesamtgemüseverzehr der Mischköstlerinnen entsprach. Der Verzehr von **Obst** war bei den Vollwertköstlerinnen fast doppelt so hoch wie bei den Mischköstlerinnen. Wie beim Getreide bevorzugten die Vollwertköstlerinnen auch bei Gemüse und Obst Produkte aus ökologischem Anbau (Gemüse zu 90 %, Obst zu 85 %).

Am stärksten unterschieden sich die beiden Gruppen – wie zu erwarten – im Verzehr von Fleisch und Fleischwaren. Etwa die Hälfte der Vollwertköstlerinnen ernährte sich vegetarisch, d. h. sie aßen weder Fleisch noch Fleischwaren oder Fisch. Die nicht-vegetarisch lebenden Vollwertköstlerinnen verzehrten etwa eine Portion Fleisch und zwei Scheiben Wurst pro Woche. Die Mischköstlerinnen aßen ungefähr fünfmal soviel Fleisch und Fleischwaren.

Beim Verzehr von **Milch und Milchprodukten** bestand kein mengenmäßiger Unterschied. Die Vollwertköstlerinnen tranken zwar weniger Milch als die Mischköstlerinnen, aßen aber mehr Käse und Quark. Etwa 90 % der Vollwertköstlerinnen und 40 % der Mischköstlerinnen kauften ihre Milch umweltbewusst im eigenen Gefäß oder in Pfandflaschen.

Wenn auch die Gesamtverzehrsmenge bei den Vollwertköstlerinnen und Mischköstlerinnen nicht unterschiedlich war, so bestanden doch deutliche Unterschiede bei der Art der Getränke. Vollwertköstlerinnen bevorzugten Mineralwasser sowie Früchte- und Kräutertees. Der Verzehr von Süßigkeiten und Süßspeisen lag bei den Mischköstlerinnen mehr als doppelt so hoch wie bei den Vollwertköstlerinnen.

Aus den Angaben zum Lebensmittelverzehr wurde die **Nährstoffzufuhr** berechnet. Dabei zeigte sich, dass die Vollwertköstlerinnen im Vergleich zu den Mischköstlerinnen mehr Kohlenhydrate, jedoch weniger Fette und Proteine aufnahmen. Bezogen auf die Empfehlungen der DGE war die Nährstoffrelation der vegetarisch lebenden Vollwertköstlerinnen nahezu optimal.

Der hohe Verzehr pflanzlicher Lebensmittel – insbesondere in gering verarbeiteter Form – führte bei den Vollwertköstlerinnen zu einer guten Versorgung mit **Vitaminen,** insbesondere gilt dies für Vitamin B_1, B_6, C und Folsäure. Die Zufuhr der Vitamine, die in erster Linie mit tierischen Lebensmitteln aufgenommen werden (Vitamine D, B_2 und B_{12}), war dagegen etwas geringer.

Verglichen mit den Empfehlungen der DGE zeigte sich, dass die Vitaminzufuhr bei den Vollwertköstlerinnen – außer bei den Vitaminen D und B_{12} – höher war als die Empfehlungen. Die Zufuhr an **Mineralstoffen** überschritt bei ihnen ebenfalls die Höhe der DGE-Empfehlungen. Da diese Mineralstoffe jedoch größtenteils aus pflanzlichen Lebensmitteln stammen, muss deren geringere Verfügbarkeit berücksichtigt werden.

Aufgrund der vorwiegend pflanzlichen Ernährungsweise war die Zufuhr an **Ballaststoffen** bei den Vollwertköstlerinnen sehr viel höher als bei den Mischköstlerinnen und lag mit durchschnittlich 45 g/d deutlich über der von der DGE empfohlenen Mindestzufuhr von 30 g/d. Die überwiegend pflanzliche Kost der Vollwertköstlerinnen hatte auch eine niedrige Aufnahme von **Cholesterin** zur Folge. Ihre Cholesterinzufuhr war mit 188 mg/d erheblich niedriger als die der Mischköstlerinnen (364 mg/d) und lag zudem unterhalb des von der DGE angegebenen Richtwertes von 300 mg/d.

Obwohl die Vitaminzufuhr der Vollwertköstlerinnen in den meisten Fällen höher war als diejenige der Mischköstlerinnen, ergaben sich bei den **Vitaminkonzentrationen** im Blut keine großen Unterschiede. Die einzige Ausnahme bildete das antioxidativ wirksame β-Karotin, wobei die Vollwertköstlerinnen fast doppelt so hohe Blutkonzentrationen aufwiesen wie die Vergleichsgruppe der Mischköstlerinnen.

Bei den **Eisenspiegeln im Blut** gab es zwischen den Untersuchungsgruppen zwar keine Unterschiede, die Eisenspeicher – gemessen an der Ferritinkonzentration – waren bei den Vollwertköstlerinnen und insbesondere bei den Vegetarierinnen jedoch weniger gefüllt als bei den Mischköstlerinnen. Dies ist für Gesunde unproblematisch, kann jedoch unter Umständen in Situationen des erhöhten Eisenbedarfs (z.B. Wachstum, Schwangerschaft, größere Blutverluste) zu Problemen führen. Auf der anderen Seite werden Eisenspeicher im unteren Normbereich mit einem geringeren Risiko für radikalassoziierte Erkrankungen (z.B. Herzinfarkt, Krebs, Atherosklerose) in Verbindung gebracht.

In der Studie konnte ein günstiger Einfluss auf einzelne **Fettstoffwechsel-Parameter** nachgewiesen werden, der allein auf die Kostform Vollwert-Ernährung und nicht auf andere Einflüsse zurückzuführen war. So war der HDL-Cholesterin-Spiegel bei den Vollwertköstlerinnen höher, der Quotient aus LDL- und HDL-Cholesterin sowie der Triglyceridspiegel (letzterer nur bei den vegetarisch lebenden Vollwertköstlerinnen) niedriger als bei den Mischköstlerinnen. Keine Unterschiede wurden für Gesamt- und LDL-Cholesterin nachgewiesen. Hohe HDL-Cholesterinkonzentrationen und niedrige Triglycerid- und LDL-Cholesterinkonzentrationen sind günstig im Hinblick auf die Prävention von Herz-Kreislauf-Erkrankungen.

Im Rahmen der Gießener Vollwert-Ernährungs-Studie wurde festgestellt, dass die Empfehlungen für die Vollwert-Ernährung sehr gut in die alltägliche Praxis umzusetzen sind. Den untersuchten Vollwertköstlerinnen war es wichtig, sich gesundheitsbewusst zu ernähren. Darüber hinaus berücksichtigten sie mit ihrem Ernährungsverhalten weitere Aspekte der Ernährung, wie Umwelt- und Sozialverträglichkeit.

Zur Verminderung von Ernährungsrisiken fordern Ernährungswissenschaftler eine »energiereduzierte, fett- und cholesterinarme Kostform«. Dieses Ziel lässt sich mit der Vollwert-Ernährung realisieren. Wie andere lakto-vegetabile Kostformen haben sich auch bei der Vollwert-Ernährung gesundheitliche Vorteile gegenüber einer durchschnittlichen Mischkost gezeigt. Dies wurde in verschiedenen wissenschaftlichen Studien sowie klinischen Erfahrungen mit Vegetariern und Vollwertköstlern belegt. Darüber hinaus sind die hohe Vitaminzufuhr, speziell bei den Vitaminen E, C und β-Karotin sowie die reichliche Aufnahme von sekundären Pflanzenstoffen weitere positive Merkmale der Vollwert-Ernährung, da diesen Substanzen aufgrund ihrer antioxidativen Wirkung eine große Bedeutung bei der Prophylaxe von Herz-Kreislauf-Erkrankungen und Krebs zugesprochen wird. Die mit dem hohen Verzehr von Rohkost und Ballaststoffen einhergehende Verminderung der Bioverfügbarkeit einzelner Nährstoffe ist nach den Ergebnissen der Gießener Studie eher von theoretischem Interesse.

Die Vollwertköstlerinnen der Gießener Vollwert-Ernährungs-Studie wiesen neben ihrer Ernährungsweise auch einen insgesamt günstigeren Lebensstil auf. So waren bei ihnen typische Risikofaktoren wie Bewegungsarmut, Übergewicht, hoher Alkoholkonsum und Rauchen seltener anzutreffen.

Die Vollwert-Ernährung nach von Koerber, Männle und Leitzmann erhebt nicht den Anspruch, alle Probleme unserer modernen Gesellschaft lösen zu wollen oder zu können. Mit der Konzeption der Vollwert-Ernährung verbindet sich aber das Ziel, den komplexen Zusammenhängen des Ernährungssystems gerecht zu werden. Im Rahmen eines vernünftigen Lebensstilkonzeptes wird versucht, einen Beitrag zur besseren Gesundheit aller Menschen, zur Erhaltung der Umwelt und zur weltweiten sozialen Gerechtigkeit zu leisten. Hierdurch beinhaltet die Vollwert-Ernährung jedoch auch Empfehlungen, die rein ernährungsphysiologisch betrachtet unbegründet erscheinen, wie z.B. das Bevorzugen von Rohmilch gegenüber pasteurisierter Milch oder von Honig gegenüber Zucker.

Dennoch kann die Vollwert-Ernährung auch aus ernährungsphysiologischer Sicht uneingeschränkt als Dauerkost empfohlen werden (▢ 42).

42   Zusammenfassung und ernährungsphysiologische Bewertung der Vollwert-Ernährung.

Grundsätze und Ziele

- optimale Versorgung des Organismus mit allen essenziellen Nahrungsinhaltsstoffen (inkl. gesundheitsfördernder Substanzen)
- optimale körperliche und geistige Leistungsfähigkeit
- Verminderung der Kosten im Gesundheitswesen

Lebensmittelauswahl

- vorwiegend lakto-vegetabil
- möglichst geringer Verarbeitungsgrad der Lebensmittel
- etwa die Hälfte der Nahrungsmenge als unerhitzte Frischkost (Rohkost)
- Lebensmittel aus ökologischer Landwirtschaft
- Vermeidung von Lebensmittelzusatzstoffen

Besonderheiten

- Empfehlung von Lebensmitteln anstelle von Nährstoffen
- leichte Anwendbarkeit
- ganzheitliche Berücksichtigung des Ernährungssystems

Ernährungsphysiologische Bewertung

- schmackhafte, gut verträgliche Kost
- ausreichende und angemessene Nährstoffversorgung
- es gelten die Vorteile anderer vegetarisch orientierter Kostformen
- als Dauerkost geeignet

Kontaktadresse:

Prof. Dr. C. Leitzmann
Institut für Ernährungswissenschaft
Justus-Liebig-Universität Gießen
Wilhelmstraße 20
35392 Gießen

Vitalstoffreiche Vollwertkost (nach Bruker)

Einleitung

Die Vollwertkost nach *Max Otto Bruker* (Arzt, Deutschland, 1909–2001) weist starke Ähnlichkeiten mit der Vollwert-Ernährung nach *von Koerber, Männle* und *Leitzmann* auf. Beide Alternativen Ernährungsformen sind auf die gleichen Begründer zurückzuführen (vor allem *Kollath, Bircher-Benner)* und haben vergleichbare Prinzipien. Die Empfehlungen von Bruker zur Vollwertkost beruhen außerdem auf umfangreichen persönlichen Erfahrungen, die er als Arzt in der Therapie verschiedener Erkrankungen gemacht hat.

Grundsätze und Lebensmittelauswahl

Bei der vitalstoffreichen Vollwertkost steht vor allem die »**Lebendigkeit und Natürlichkeit**« der Nahrung im Vordergrund. Bruker unterscheidet zwischen Lebensmitteln, die selbst noch lebendig und notwendige Mittel zum Leben sind, und Nahrungsmitteln, die durch äußere Einwirkungen – wie Erhitzung, Konservierung oder Präparieren – »getötet« wurden. Lebensmittel sind zur Erhaltung der Gesundheit unerlässlich, während Nahrungsmittel zur Gesunderhaltung nicht ausreichen, da sie lediglich Träger von Nährstoffen sind. Im Gegensatz zur konventionellen Ernährungslehre, die sich auf den Nährwert der einzelnen Nahrungsmittel bezieht, orientiert sich die »neue Ernährungslehre« nach Bruker am biologischen Wert der Lebensmittel. Als Maßstab für die biologische Wertigkeit dient dabei der Gehalt an »**Vitalstoffen**«. Unter diesem Begriff werden Vitamine, Mineralstoffe und Spurenelemente sowie Ballaststoffe, Enzyme, ungesättigte Fettsäuren und Aromastoffe zusammengefasst. In natürlichen Lebensmitteln sind diese Vitalstoffe in einem harmonischen Verhältnis enthalten, wodurch die Gesundheit garantiert wird. Nahrungsmittel enthalten keine Vitalstoffe mehr und sind daher gesundheitsschädlich.

Die Ursache ernährungsbedingter Erkrankungen wird im Verzehr von Auszugsmehlen, »Fabrikzucker« und »Fabrikfetten« gesehen. Dem »Fabrikzucker« wird dabei nicht nur eine Beteiligung an der Ent-

stehung von Krankheiten zugeschrieben, er soll auch für die Unheil-
barkeit verschiedener Krankheiten verantwortlich sein. So ist er nach
Brukers Ansicht z. B. ein Vitamin-B_1-Räuber, durch den die meisten
Deutschen an einem Thiaminmangel leiden. Des Weiteren stört der
»Fabrikzucker« die Verträglichkeit anderer Nahrungsmittel, wo-
durch die Heilung bestimmter Erkrankungen verhindert wird. Bei
Einhaltung seiner Empfehlungen zur Lebensmittelauswahl stellt
Bruker sowohl die Verhütung als auch die Heilung verschiedener
Krankheiten – z. B. Erkrankungen des Bindegewebes, Arteriosklerose
mit Herzinfarkt, Thrombose und bis zu einem gewissen Grad auch
Krebs – in Aussicht.

Ein Drittel der Nahrung sollte aus **Frischkost** (davon ein Drittel Obst,
zwei Drittel Gemüse) bestehen. Für die Zubereitung der Frischkost
werden naturbelassenes Öl, Obstessig, Zitrone, Sahne und Gewürze
empfohlen. Produkte aus Auszugsmehlen sollen durch Vollkornprodukte aus frisch gemahlenem Korn ersetzt werden, um besonders
eine adäquate Thiaminaufnahme zu gewährleisten. Kernstück der
Frischkost ist ein tägliches Frischkorngericht aus unerhitztem, keim-
fähigem Getreide, frischem Obst, Sahne, Nüssen und Zitronensaft.
Der Verzehr von so genannten »Fabriknahrungsmitteln«, wie Konserven oder industriell hergestellte Fette, sollte gemieden werden, weil
sie neben Auszugsmehlen und Zucker eine Rolle bei der Krankheits-
entstehung spielen sollen. Da tierische Produkte zur Deckung des
Proteinbedarfs nicht notwendig sind, wird vom Verzehr von Fleisch,
Wurst und Fisch abgeraten. Der Verzehr von Käse, Milch (nur Vorzugsmilch) und Milchprodukten sowie Eiern ist einzuschränken.
Säfte sollen nicht getrunken werden, da sie bei Magen-Darm-emp-
findlichen Personen zu Unverträglichkeiten mit anderen Nahrungsmitteln führen. Grundsätzlich werden Lebensmittel aus ökologischem Anbau empfohlen.

Nach Bruker sollte so früh wie möglich mit der Vollwertkost begon-
nen werden. Bereits **Säuglinge**, die nicht gestillt werden können, sollen Frischkornmilch bekommen, die aus eingeweichtem gemahlenem Getreide, etwas Honig und Rohmilch besteht.

Ernährungsphysiologische Bewertung

Bei der Vitalstoffreichen Vollwertkost nach Bruker handelt es sich
um eine überwiegend lakto-ovo-vegetabile Ernährungsform, bei der

insbesondere der Verzehr von Vollkornprodukten und Rohkost empfohlen wird. Bei vielseitiger Lebensmittelauswahl ist damit für
Erwachsene eine bedarfsgerechte Ernährung möglich. Durch den
hohen Anteil an unerhitzten Nahrungsmitteln und Vollkornprodukten ist die Kost reich an Vitaminen, Mineralstoffen und Spurenele-
menten. Durch die empfohlene Naturbelassenheit der Lebensmittel
wird eine Nährstoffminderung durch Verarbeitungsprozesse vermieden. Auch die starke Einschränkung des Fleischkonsums ist positiv zu bewerten, da so weniger tierisches Fett, Cholesterin und Purine
aufgenommen werden. Dies ist bei der heutigen Ernährungsweise
der Durchschnittsbevölkerung und zur Prävention verschiedener
Erkrankungen wünschenswert. Auch das Meiden von isolierten und
raffinierten Nahrungs- und Genussmitteln ist sinnvoll, da diese Produkte neben einer hohen Nahrungsenergiedichte meist nur eine
geringe Nährstoffdichte aufweisen. Die Empfehlung, Lebensmittel
aus ökologischem Anbau zu verwenden, ist ebenfalls positiv zu
bewerten.

Verschiedene Aussagen von Bruker sind allerdings problematisch,
z. B. »Arteriosklerose ist weder ein Cholesterin- noch ein reines Fett-
problem«, »Krebs lässt sich bis zu einem gewissen Grad durch Vollwertkost verhüten und je nach Stadium heilen«, »die Zuckergier des
Kindes ist ein klassisches Zeichen eines Vitalstoffmangels«, »Fett
macht nicht fett« und »der Cholesteringehalt der Nahrungsmittel ist
belanglos«. Derartige Aussagen sind für den Verbraucher teilweise
verwirrend, da sie der gängigen Wissenschaftsmeinung widersprechen. Auch die Aussage, dass einzelne Nahrungsmittel, wie erhitzte
Milch, gesundheitsgefährdend seien, sind wissenschaftlich nicht
haltbar. In der Regel sind nicht einzelne Lebensmittel problematisch,
sondern die Menge und Zusammensetzung der gesamten Kost ist für
die Gesunderhaltung des Körpers entscheidend.

Frischkornmilch bzw. -brei ist für **Säuglinge** nicht geeignet. Der
Magen-Darm-Trakt des Säuglings ist noch nicht ausreichend entwi-
ckelt, um rohes Getreide zu verdauen. Getreide sollte daher erst nach
dem 4. Lebensmonat und in erhitzter Form gefüttert werden, um
Unverträglichkeitsreaktionen, z. B. Blähungen, zu vermeiden und die
Gefahr von Allergien zu verringern. Zudem können glutenhaltige
Getreideprodukte bei Säuglingen mit entsprechender Veranlagung
das Auftreten einer Zöliakie begünstigen. Aufgrund der potenziellen
Infektionsgefahr und der schlechteren Proteinverdaulichkeit sollten

Säuglinge außerdem keine Rohmilch erhalten. Eine ausreichende Zufuhr essenzieller Fettsäuren ist bei der Empfehlung für die Muttermilchersatznahrung von Bruker ebenfalls nicht gewährleistet und auch die Versorgung mit den Vitaminen A und C müsste gesteigert werden (**43**).

---

43 Zusammenfassung und ernährungsphysiologische Bewertung der Vitalstoffreichen Vollwertkost (nach Bruker).

Grundsätze und Ziele
- Erhaltung der Gesundheit
- Prävention und Heilung verschiedener Erkrankungen
- Maßstab für die biologische Wertigkeit ist der Gehalt an Vitalstoffen

Lebensmittelauswahl
- vorwiegend lakto-ovo-vegetabil
- Ablehnung aller industriell verarbeiteten Lebensmittel wie Auszugsmehle oder raffinierter Zucker
- möglichst geringer Verarbeitungsgrad der Lebensmittel
- etwa ein Drittel der Nahrungsmenge als Rohkost
- Lebensmittel aus ökologischem Anbau

Besonderheiten
- Einteilung der Nahrung in Lebensmittel (»lebendig«) und Nahrungsmittel (»tot«)
- keine Begrenzung der Kalorien-, Fett- und Cholesterinzufuhr

Ernährungsphysiologische Bewertung
- als Dauerkost für Erwachsene geeignet
- Empfehlungen für Säuglinge ungeeignet (Frischkornmilch für Säuglinge gesundheitlich bedenklich)
- Heilversprechen wissenschaftlich teilweise unhaltbar

Kontaktadresse:

Gesellschaft für Gesundheitsberatung (GGB) e. V.
Dr.-Max-Otto-Bruker-Straße 3
56112 Lahnstein/Rhein
www.ggb-lahnstein.de
seminare@ggb-lahnstein.de

Harmonische Ernährung/ Konstitutionslehre

Einleitung

Die Harmonische Ernährung stellt eine erweiterte Synthese aus den Lehren des Ayurveda (s. Seite 34), der Anthroposophisch orientierten Ernährung (s. Seite 80), der Natural Hygiene (s. Seite 110) sowie der Vollwert-Ernährung (s. Seite 136) dar. Sie ist Teil einer individuell-ganzheitlichen Philosophie, die als oberstes Lebensziel die spirituelle Weiterentwicklung des menschlichen Bewusstseins sieht. Grundlage dieser Philosophie ist die Lehre von Reinkarnation und Karma. Karma (altindisch »Tat«) bedeutet die ewige Gesetzmäßigkeit, nach der sich die Taten des Menschen aus früheren Leben bei der Wiedergeburt auswirken und das jeweilige Schicksal beeinflussen. Nur wenn sich der Mensch dieses Potenzials, d.h. seiner Anlagen und Talente, bewusst wird und nach deren Vervollkommnung strebt, kann er spirituell wachsen. Entwickelt wurde die Harmonische Ernährungslehre von *Devanando Otfried Weise* (Geograph, Ernährungs- und Lebensberater, Deutschland, *1943).

Grundsätze und Lebensmittelauswahl

Im Rahmen der Harmonischen Ernährung gibt es zwar allgemein gültige Ernährungsvorschläge, die aber von jedem Individuum durch Instinkt, Gefühl und Verstand sowie Intuition auf die persönliche Tauglichkeit überprüft werden sollen. Oberster Grundsatz ist demnach die Eigenverantwortung des einzelnen Menschen. Das Wachstum des Bewusstseins kann nur mit einer passenden Ernährung erfolgen, die die geistigen Prozesse im Körper unterstützt. Dementsprechend sind die jeweiligen Essgewohnheiten Ausdruck des Bewusstseinszustandes. Krankheiten werden als Lernhilfen betrachtet, die dem Menschen helfen, auf den für ihn richtigen Weg zurückzukehren. Der Mensch ernährt sich unbewusst so, dass die Krankheiten, die er zum »Aufwachen« braucht, auch eintreten. Auf physischer Ebene ist die herkömmliche Ernährung, in der mengenmäßig zu viel und zu viel durcheinander gegessen wird, die Hauptursache für die Zivilisationsleiden.

Durch eine optimale und bewusste Ernährung sollen aber nicht nur gesundheitliche, sondern auch soziale, sinnliche und ästhetische Bedürfnisse gestillt werden, ebenso wie neben dem physischen Körper auch der Äther-, Astral- und Mentalkörper sowie die Seele genährt werden sollen. Oftmals fungiert die Ernährung jedoch als Mittel der Ersatzbefriedigung, z.B. bei einem Mangel an Liebe und Geborgenheit. Eine Kostumstellung in Richtung auf eine Harmonische Ernährung sollte immer nur mit einer gleichzeitigen Wandlung des Lebensstils erfolgen, denn der Mensch muss als Körper-, Seelen- und Geistwesen in Harmonie mit seiner Umwelt leben. Bei einer Änderung des Ernährungs- und Lebensstils ist aber jeder Fanatismus zu vermeiden. Der Mensch soll außerdem davon abkommen, andere darüber zu belehren, welches der richtige Weg ist (z.B. in der Ernährung), sondern durch das Vorleben einer Alternative Möglichkeiten schaffen, damit andere Menschen ihre eigenen Erfahrungen machen können. Die individuellen Bedürfnisse ergeben sich u.a. aus der **Konstitution** (Vier-Elemente-Lehre: Luft, Feuer, Wasser, Erde), den Lebensumständen, der Krankengeschichte, dem Alter, der Bedeutung des Essens sowie dem Lebensziel. Aufgrund dieser Einmaligkeit soll jeder seine Nahrung intuitiv erspüren, Inspiration und Anregung dazu kann von außen kommen. Die individuelle Ernährung schlägt sich insbesondere in Gewichtung und Anteil der einzelnen Nahrungskomponenten, der Zusammenstellung der Mahlzeiten, dem Essen im Tagesablauf und dem Einsatz von Kräutern und Gewürzen nieder.

Bei der allgemeinen Lebensmittelauswahl und Kostzusammensetzung wird auf Prinzipien der Hay'schen Trennkost – ausgewogene Relation von säure- und basenbildenden Lebensmitteln im Verhältnis 1:3, getrennter Verzehr von kohlenhydrat- und proteinreichen Nahrungsmitteln (s. Seite 100) – zurückgegriffen. Ebenso wird die Natural Hygiene – Nahrungsaufnahme möglichst nur von 12–20 Uhr, vormittags nur rohes Obst, Obst nie kombiniert mit anderen Lebensmitteln (s. Seite 110) – empfohlen. Oberstes Ziel ist die Entgiftung des Körpers von »Verschleimung« und »Verschlackung«.

Möglichst gemieden werden sollten industriell verarbeitete Nahrungsmittel, Genussmittel und alle »konzentrierten« Nahrungsmittel wie Fleisch, Fisch, Getreide, Hülsenfrüchte, Milch und Milchprodukte sowie Eier, außerdem »aggressive« Garverfahren wie Zubereiten in der Mikrowelle, Frittieren, Grillen, Braten, Zerkochen usw. Im Mittelpunkt der Ernährung sollte viel wasserreiches Obst und Gemüse aus ökologischer Erzeugung, im Idealfall als **Rohkost**, stehen (»Rohkost ist Heilnahrung, Kochkost ist Mastnahrung«).

Fleisch wird als sehr schädlich betrachtet (Harnsäure, Cholesterin, Krebs, Obstipation und niedrigere Lebenserwartung), da der Mensch aus anatomischen und physiologischen Gründen nur auf die Verwertung sehr geringer Mengen Fleisch ausgelegt sei. Außerdem wird die hohe Belastung von Fleisch durch Schadstoffe und Rückstände kritisiert. Weiterhin steht Fleischkost einem spirituellen Wachstum (mehr Feinsinnigkeit, Feinfühligkeit und Bewusstheit) entgegen.

Auch **Milchprodukte** werden aufgrund des reichlichen und angeblich für den Menschen ungünstig zusammengesetzten Proteins (»Verursacher der Osteoporose«), der generell schlechten Verwertbarkeit sowie der potenziell allergieauslösenden und verschleimenden Wirkung nur roh und in geringen Mengen empfohlen.

Fett sollte aus pflanzlichen Quellen stammen, nur kaltgepresst und in geringen Mengen eingesetzt werden.

Getreide sollte nur sehr sparsam, möglichst als gekeimte Sprossen, verzehrt werden. Von Weizen wird gänzlich abgeraten, da die Stärke äußerst schwer verdaulich sei und dem Gluten allergieauslösende Wirkung zugeschrieben wird. Getreidegerichte sollten nie mit konzentrierten Proteinen kombiniert werden. Vollkornprodukte sollten bevorzugt werden.

Der Verzehr von **Süßigkeiten** wird neben verschiedenen gesundheitsschädlichen Wirkungen wie Förderung von Karies, Adipositas und Hypoglykämie mit dem unbewussten Wunsch nach Wärme, Liebe und Geborgenheit in Verbindung gebracht. Anstelle Zucker zu essen, sollten die wahren Bedürfnisse befriedigt werden. Zum Stillen des Bedürfnisses nach Süßem werden Bananen und Trockenfrüchte angeraten.

Kräuter und Gewürze werden als wertvolle Erweiterung des Spektrums der in größeren Mengen verzehrten Nahrungsmittel angesehen, insbesondere aufgrund der geschmacklichen und verdauungsfördernden Eigenschaften. Auch hier sollte bei der Auswahl besonders auf die jeweilige Konstitution geachtet werden. **Salz** sollte ungesiedet sein, keine bleichenden Zusätze enthalten und nur sehr sparsam eingesetzt werden.

Den von der Ernährungswissenschaft verfassten Empfehlungen zur Zufuhr an Vitaminen und Mineralstoffen wird nur geringe Bedeutung beigemessen, da zum einen die Gehalte an Inhaltsstoffen der jeweiligen Lebensmittel stark schwanken können, die Empfehlungen aus Tierversuchen abgeleitet wurden, isolierte Nährstoffmängel praktisch nicht auftreten und viele Wirkstoffe wie z.b. sekundäre Pflanzenstoffe (s. Seite 178) bisher kaum untersucht bzw. noch unbekannt sind. In der Harmonischen Ernährung wird auf das Ausprobieren gesetzt, das jedem Menschen individuelle Erfahrungen ermöglicht. Mangel tritt dann nicht auf, wenn sich der Mensch von möglichst wenig veränderten, rohen pflanzlichen Lebensmitteln ernährt.

Zur **Ernährung von Kindern** werden keine besonderen Ratschläge erteilt. Falls eine Mutter nicht genügend eigene Milch zum Stillen hat, wird Mandelmilch als Ersatz empfohlen.

Die Harmonische Ernährung möchte »keine Vorschriften« machen, sondern »lediglich Empfehlungen« aussprechen. Jeder Mensch muss selbst seine für ihn passende Ernährung herausfinden. Hilfen dabei sind Meditation, der gesunde Menschenverstand, Geduld, aber auch entsprechende Literatur. Für erfülltes Leben und Gesundheit sollte auf Lebensziel und Potenzial, Gebet und Meditation, mentale, emotionale und soziale Aspekte, frische Luft, Sonnenlicht und kosmische Strahlung, reines Wasser, Bewegung, Entspannung und Schlaf, Körperhygiene und Kleidung sowie eine »lebende«, harmonische Ernährung Wert gelegt werden.

Ernährungsphysiologische Bewertung

Wegen des spirituellen Hintergrundes der Harmonischen Ernährung entzieht sie sich weitgehend einer naturwissenschaftlichen Bewertung. Da sich die Harmonische Ernährung auf verschiedene andere Alternative Ernährungsformen beruft (Ernährung im Ayurveda, Anthroposophisch orientierte Ernährung, Hay'sche Trennkost und Rohkost-Ernährung), wird auf die besprochenen **wissenschaftlichen Untersuchungen** in den entsprechenden Kapiteln verwiesen.

Aus **ernährungsphysiologischer Sicht** ist die Betonung einer vegetabilen Kost positiv zu werten, wenngleich das Meiden von Milch und die Beschränkung des Getreideverzehrs problematisch sind. Die Verwendung von Mandelmilch als Milchersatz in der Säuglingsernährung stellt als alleinige Nahrungsquelle keine ausreichende Nährstoffversorgung dar und ist deshalb abzulehnen (**44**).

44 Zusammenfassung und ernährungsphysiologische Bewertung der Harmonischen Ernährung/ Konstitutionslehre.

Grundsätze und Ziele
- Bewusstseinsentwicklung
- Entgiftung des Körpers von Schlacken

Lebensmittelauswahl
- vorwiegend vegetabil
- hoher Anteil an Rohkost
- geringer Anteil an Getreide
- ökologisch erzeugte Nahrungsmittel
- individuelle Nahrungsmittelzusammenstellung
- »lebendige« Nahrungsmittel
- Meiden: Fleisch, Milch, Weizen, Zucker, denaturierte, industriell verarbeitete Produkte

Besonderheiten
- »richtige« Ernährung durch Innenschau (Instinkt, Gefühl, Verstand und Intuition)
- Ernährung nach Konstitution
- Trennung von proteinreichen und kohlenhydratreichen Nahrungs- mitteln
- Berücksichtigung von Körperrhythmen

Ernährungsphysiologische Bewertung
- ausreichende Nährstoffzufuhr bei liberaler Anwendung
- positiv ist der hohe Anteil an pflanzlicher Nahrung, teils roh
- geringer Stellenwert des Getreides u. U. problematisch
- Mandelmilch als Muttermilchersatz nicht geeignet
- als Dauerkost bei ausreichendem Ernährungswissen geeignet

Kontaktadresse:

Dr. Devanando Otfried Weise
Perlschneider Straße 39
81241 München

Grundlagen und Besonderheiten

Bioaktive Substanzen in Lebensmitteln

Einleitung

Lange Zeit wurden in der Ernährungswissenschaft nur solche Substanzen beachtet, die essenziell, d. h. zufuhr- und lebensnotwendig sind und deren Fehlen zu spezifischen Mangelerscheinungen führten. Inzwischen ist unumstritten, dass eine adäquate Ernährung nicht nur Mangelerscheinungen verhindern, sondern langfristig die Gesundheit erhalten soll. Hierzu tragen aus heutiger Sicht wesentlich die als »bioaktiv« bezeichneten Lebensmittelinhaltsstoffe bei. Viele dieser Stoffe wurden traditionell unter dem Gesichtspunkt möglicher gesundheitsschädlicher Wirkungen betrachtet, so z. B. Proteaseinhibitoren in Hülsenfrüchten oder kropffördernde Substanzen in Kohlgemüsen. Diese Schadwirkungen spielen bei üblichen Verzehrsmengen aber keine Rolle, der gesundheitsfördernde Effekt ist aber sehr wohl zu beobachten.

Die so genannten **bioaktiven Substanzen** können in drei Gruppen eingeteilt werden:

- sekundäre Pflanzenstoffe
- Ballaststoffe
- Substanzen in fermentierten Lebensmitteln.

Sekundäre Pflanzenstoffe

Die Bezeichnung **sekundäre Pflanzenstoffe** besagt, dass diese Substanzen aus dem Sekundärstoffwechsel der Pflanzen stammen. Während im Primärstoffwechsel die für den Menschen notwendigen Nährstoffe – Kohlenhydrate (einschließlich Ballaststoffe), Proteine und Fette – gebildet werden, werden im Sekundärstoffwechsel chemische Verbindungen synthetisiert, die in der Pflanze u. a. die Aufgabe haben, Schädlinge und Krankheiten abzuwehren, das Wachstum zu regulieren oder als Färb- und Duftstoffe Tiere anzulocken, die für eine Verbreitung der Pflanzensamen sorgen (⊞**45**).

Mit einer gemischten Kost nehmen wir täglich etwa 1,5 g sekundäre Pflanzenstoffe auf, die aus 5 000–10 000 verschiedenen Substanzen bestehen. Es ist davon auszugehen, dass die sekundären Pflanzen-

45 Merkmale primärer und sekundärer Pflanzenstoffe (nach *Watzl* und *Leitzmann*, 1995, S. 11).

Primäre Pflanzenstoffe	Sekundäre Pflanzenstoffe
Stoffgruppe	**Stoffgruppe**
• Kohlenhydrate (einschließlich Ballaststoffe) • Proteine • Fette	• zahlreiche, chemisch sehr unterschiedliche Verbindungen
Merkmale	**Merkmale**
• Hauptbestandteile der Pflanzen • üben Nährstoff-Wirkungen aus	• kommen nur in geringen Mengen vor • üben pharmakologische Wirkungen aus

stoffe im Laufe der Evolution ein ständiger Begleiter des Menschen waren, denn pflanzliche Kost bildete während der gesamten Menschheitsgeschichte den Nahrungsschwerpunkt (s. Seite 5). Durch Erfahrung lernte der Mensch, Nahrungsmittel mit gesundheitsschädlichen sekundären Pflanzenstoffen zu vermeiden bzw. diese durch geeignete Verfahren (z.B. Erhitzen) unschädlich zu machen. Es ist anzunehmen, dass sekundäre Pflanzenstoffe als stets präsenter Nahrungsbestandteil während Millionen von Jahren Gesundheit und Leistungsfähigkeit des Menschen bzw. seiner Vorfahren beeinflussten.

Diese Erkenntnis wird in den letzten Jahren immer mehr bestätigt. Zahlreiche Untersuchungen, insbesondere epidemiologischer Art, belegen, dass Zusammenhänge zwischen dem Verzehr pflanzlicher Nahrung und der Prävention verschiedener Erkrankungen bestehen. Zahlreiche, bisher nicht beachtete Substanzen wurden identifiziert und im Sinne einer gesundheitsfördernden Wirkung positiv bewertet. Auch aus diesen Gründen erscheint die Bezeichnung »sekundäre« Pflanzenstoffe nicht ganz adäquat, da der Eindruck einer untergeordneten Bedeutung entsteht. In der englischsprachigen Literatur hat sich inzwischen der Begriff »phytochemicals« durchgesetzt.

Die wachsende Kenntnis über die gesundheitsförderlichen Wirkungen vieler sekundärer Pflanzenstoffe veranlasste Ernährungswissenschaftler dazu, sie als semi-essenziell zu bezeichnen. Dies trägt der Tatsache Rechnung, dass es aufgrund der gegenwärtigen Definition von Nährstoffbedarf (lebens- und zufuhrnotwenig) für diese Substanzen keinen Bedarf gibt. Allerdings findet sich in vielen nationalen und internationalen Empfehlungen für die Nährstoffzufuhr beispielsweise die Aussage, vermehrt Gemüse, vor allem aus der Familie der Kohlgewächse, zu verzehren, da diese aufgrund ihres Gehalts an sekundären Pflanzenstoffen mit krebsverhütenden Wirkungen in Zusammenhang gebracht werden.

Verfeinerte Untersuchungsmethoden bringen immer neue pflanzliche Inhaltsstoffe hervor, die möglicherweise gesundheitsfördernde Wirkungen entfalten. Die chemischen Gruppen, denen diese zugeordnet werden können, sowie deren vermutete gesundheitspräventive Effekte sind im Wesentlichen bekannt. In erster Linie handelt es sich hierbei um folgende Substanzgruppen:

- Karotinoide
- Phytosterine
- Saponine
- Proteaseinhibitoren
- schwefelhaltige sekundäre Pflanzenstoffe
- Glukosinolate
- Polyphenole
- Monoterpene
- andere sekundäre Pflanzenstoffe (z. B. Phytinsäure)

(⊞ **46**).

Karotinoide kommen als Farbstoffe vor allem in grünblättrigem Gemüse und in vielen farbigen Früchten vor. Nur etwa 10 % der über 600 natürlich vorkommenden Karotinoide besitzen Provitamin-A-Wirkung. Weit verbreitet sind hingegen die antioxidativen, antikanzerogenen und immunmodulatorischen Eigenschaften der Karotinoide.

Die besonders in fettreichen Pflanzen vorkommenden **Phytosterine** sind in ihrem Aufbau den tierischen Sterinen wie dem Cholesterin sehr ähnlich. Sie verbinden sich im Darmtrakt mit Gallensäuren und verhindern deren Rückresorption. Der Körper muss deshalb vermehrt neue Gallensäuren bilden und greift hierzu auf Cholesterin

46 Bioaktive Substanzen und ihre Wirkungen
(nach *Watzl* und *Leitzmann*, 1996, S. 23).

Bioaktive Substanzen	Hinweise für folgende Wirkungen								
	A	B	C	D	E	F	G	H	I
Sekundäre Pflanzenstoffe									
Karotinoide	×	–	×	–	×	–	–	×	–
Phytosterine	×	–	–	–	–	–	–	×	–
Saponine	×	×	–	–	×	–	–	×	–
Glukosinolate	×	×	–	–	–	–	–	×	–
Polyphenole	×	×	×	×	×	×	×	–	×
Proteaseinhibitoren	×	–	×	–	–	–	–	–	–
Monoterpene	×	×	–	–	–	–	–	–	–
Sulfide	×	–	×	–	–	–	–	–	–
Phytoöstrogene	×	×	×	×	×	×	×	×	–
Phytinsäure	×	–	–	–	×	–	–	×	×
Substanzen in fermentierten Lebensmitteln	×	×	–	–	×	–	–	×	–

A = antikanzerogen
B = antimikrobiell
C = antioxidativ
D = antithrombotisch
E = immunmodulierend

F = entzündungshemmend
G = blutdruckbeeinflussend
H = cholesterinsenkend
I = blutglukosebeeinflussend

zurück. Dies wiederum führt zu einer Senkung des Blutcholesteringehalts. Eine antikanzerogene Wirkung der Phytosterine wird ebenfalls diskutiert.

Saponine kommen überwiegend in Hülsenfrüchten vor. Die Bezeichnung leitet sich von der Eigenschaft ab, in wässrigen Lösungen – ähnlich wie Seifen – Schaumbildung hervorzurufen. Ihr Hauptwirkungsort ist der Darmtrakt, wo sie ebenfalls cholesterinsenkende Wirkungen entfalten. Als Folgeeffekt der Bindung von primären Gallensäuren ist auch ein antikanzerogenes Potenzial vorhanden.

Die vor allem in Hülsenfrüchten, aber auch in Kartoffeln und Getreide vorkommenden **Proteaseinhibitoren** wurden lange Zeit ausschließlich als antinutritive Nahrungsbestandteile gesehen. Sie können im Magen-Darm-Trakt die Aktivität der proteinspaltenden Enzyme beeinträchtigen. In den letzten Jahren häufen sich jedoch wissenschaftliche Ergebnisse, die zeigen, dass Proteaseinhibitoren auch zahlreiche gesundheitsfördernde, insbesondere antikanzerogene Wirkungen aufweisen.

Monoterpene, die für den Menschen auch als Aromastoffe Bedeutung haben (z.B. Menthol aus der Pfefferminze oder Limonen aus Zitrusöl), wirken ebenfalls antikanzerogen.

Zu den **schwefelhaltigen sekundären Pflanzenstoffen** zählen **Sulfide** (z.B. im Knoblauch), (Iso-)**Thiozyanate** (z.B. in Senf und Meerrettich) und **Indole** (z.B. in allen Kohlarten). Sie wirken insbesondere antimikrobiell und antikanzerogen. Vorstufen dieser drei chemischen Gruppen sind die **Glukosinolate,** aus denen die eigentlichen Wirksubstanzen durch pflanzeneigenen enzymatischen Abbau freigesetzt werden.

Polyphenole stellen keine homogene Stoffgruppe dar. Ihnen gemeinsam ist, dass sie alle auf der Struktur des Phenols aufbauen. Wichtige Polyphenole sind die in fast allen Pflanzen vorkommenden **Flavonoide,** die u.a. antimikrobielle und antikanzerogene Aktivitäten aufweisen, sowie die **Phenolsäuren** (z.B. Kaffeesäure) als Antioxidanzien und Antikanzerogene. Ebenfalls zur Gruppe der Polyphenole zählen verschiedene als **Phytoöstrogene** wirksame Substanzen. Sie ähneln in ihrer Struktur den vom tierischen Organismus synthetisierten Östrogenen und haben in erster Linie antikanzerogene Effekte.

Es gibt eine Reihe weiterer sekundärer Pflanzenstoffe, die sich nicht in die bislang genannten chemischen Gruppen einordnen lassen, beispielsweise die relativ gut untersuchte **Phytinsäure.** Sie kommt in den Proteinen von Hülsenfrüchten und Ölsaaten sowie in den Randschichten von Getreide vor. Bislang vor allem für ihre antinutritive Wirkung (Bindung von Eisen- und Zinkionen) bekannt, scheint sie auch blutglukoseregulierende sowie antikanzerogene Eigenschaften zu besitzen.

Da in der Praxis keine isolierten sekundären Pflanzenstoffe, sondern ganze Lebensmittel verzehrt werden, lassen sich synergistische Effekte vieler verschiedener sekundärer Pflanzenstoffe – ähnlich wie bei in der Nahrung enthaltenen Schadstoffen – kaum vorhersagen. Insbesondere bei der Krebsvorbeugung ist es möglich, dass durch die Kombination verschiedener antikanzerogener Inhaltsstoffe ein weitreichender protektiver Effekt erzielt werden kann. Weiterhin ungeklärt bleibt die Frage, welche Mengen an sekundären Pflanzenstoffen aufgenommen werden sollten, um diese Wirkungen zu erzielen. Hier gilt es zu berücksichtigen, dass zahlreiche – wenngleich bei weitem nicht alle – sekundäre Pflanzenstoffe hitzelabil sind und bei der Nahrungszubereitung zerstört werden können. Da in der pflanzenbetonten Nahrung des Menschen über Millionen von Jahren nicht unerhebliche Gehalte an sekundären Pflanzenstoffen enthalten waren, die – sofern sie nicht durch Hitze zerstört wurden – aller Wahrscheinlichkeit nach auch ihre positiven Wirkungen entfaltet haben, sollte auch heute auf einen reichlichen Verzehr unerhitzter pflanzlicher Frischkost geachtet werden.

Ballaststoffe

Bekannter als die meisten sekundären Pflanzenstoffe ist die Gruppe der **Ballaststoffe.** Mit diesem Überbegriff werden Bestandteile pflanzlicher Lebensmittel bezeichnet, die von den Verdauungsenzymen des Menschen nicht abgebaut werden können. Als Gerüstsubstanz der Pflanzenzelle sowie Füll- und Schutzmaterial kommen sie in tierischen Lebensmitteln nicht vor. Es gibt verschiedene Einteilungsmöglichkeiten dieser heterogenen Gruppe: nach dem Lösungsverhalten (wasserlöslich/wasserunlöslich/teilweise wasserlöslich), ihrer Herkunft (heimisch, tropisch, aquatisch, synthetisch) oder ihrer Lokalisation in der Pflanze (Struktur-/Nicht-Struktur-Ballaststoff). Mit Ausnahme von Lignin (einem Alkoholpolymer) und Cutin (einem pflanzlichen Wachs) sind alle Ballaststoffe hochmolekulare Polysaccharide, also Kohlenhydrate. Auch die beim Abkühlen stärkehaltiger Produkte entstehende retrogradierte Stärke besitzt teilweise Ballaststoffcharakter und rückt zunehmend in das wissenschaftliche Interesse.

Zur Ermittlung des Ballaststoffgehalts gibt es verschiedene Methoden. Die ältere Methode der Rohfaserbestimmung erfasste einen Großteil der Ballaststoffe nicht und ist mittlerweile durch eine enzymatische Bestimmungsmethode, die den Gesamt-Ballaststoffgehalt (TDF = Total Dietary Fiber) liefert, ersetzt worden. Inzwischen haben die neueren, physiologisch korrekteren Ballaststoffwerte durchweg Eingang in Nährwerttabellen gefunden.

Die biologischen Wirkungen der Ballaststoffe beruhen vor allem auf physiologischen Effekten, die auf physikalische Eigenschaften der Ballaststoffe zurückzuführen sind (▥ 47). Epidemiologische Befunde lassen auf einen Zusammenhang zwischen der verzehrten Ballaststoffmenge und dem Auftreten bestimmter Zivilisationserkrankungen schließen.

Während die Empfehlung für die tägliche Ballaststoffaufnahme bei mindestens 30 g/d liegt, werden in der Praxis lediglich etwa 20 g/d aufgenommen. Als Ballaststofflieferanten kommen insbesondere Getreide, Hülsenfrüchte, Obst und Gemüse in Frage (▥ 48). Isolierte Ballaststoffe wie Getreidekleie sind nicht zu empfehlen, da es aufgrund der physikalischen Veränderung zu Einbußen der physiologischen Wirkungen kommt.

Neben den bekannten direkten Wirkungen wie früheres Sättigungsgefühl, schnellere Passagezeit des Nahrungsbreis durch den Dickdarm und Erhöhung des Stuhlvolumens (jeweils aufgrund der Quellfähigkeit durch Wasseraufnahme) werden Ballaststoffe auch mit einigen indirekten gesundheitsfördernden Wirkungen in Verbindung gebracht. Hierbei handelt es sich um antikanzerogene, blutglukosebeeinflussende, cholesterinsenkende und immunmodulierende Effekte.

Die antikanzerogene Wirkung der Ballaststoffe spielt vor allem bei der Prävention von Dickdarmkrebs eine Rolle (▣ 10). Zahlreiche epidemiologische Studien zeigen negative Korrelationen zwischen der Höhe des Ballaststoffverzehrs und dem Risiko, an Dickdarmkrebs zu erkranken. Diese Schutzwirkung beruht auf mindestens vier bisher bekannten Mechanismen. Ballaststoffe können kanzerogene bzw. genotoxische Substanzen binden und dadurch deren Ausscheidung aus dem Darm beschleunigen. Dies betrifft nicht nur mit der Nahrung zugeführte Stoffe, sondern auch vom Körper selbst gebildete, wie z. B. die sekundären Gallensäuren. Des Weiteren entstehen beim bakteriellen Abbau der Ballaststoffe im Dickdarm kurzkettige Fett-

47 Wirkungen von Ballaststoffen aus Lebensmitteln, Ballaststoff-Isolaten und -Extrakten (*Watzl und Leitzmann*, 1999, S. 159).

Ballaststoffe aus			Wirkungen	
Lebensmittel (Beispiele)	**Isolaten**	**Extrakten**	**physiologisch**	**gesundheitlich**
Obst		Pektin	Viskosität ↑	Glukosetoleranz ↑
Gemüse		Pflanzengummis	bindet GS, kFS ↑	Cholesterinspiegel →
Hülsenfrüchte		Hemizellulose, andere Polysaccharide	Viskosität ↑ bindet GS, kFS ↑ Stuhlvolumen ↑	Glukosetoleranz ↑ Cholesterinspiegel → Dickdarmkrebsrisiko →
Hafer, Roggen, Gerste	Haferkleie	β-Glukane	Viskosität ↑ kFs ↑	Glukosetoleranz ↑ Cholesterinspiegel →
Weizen	Weizenkleie	Zellulose	bindet GS ↑	Glukosetoleranz ↑
Mais	Maiskleie	Lignin	Stuhlvolumen ↑ Transitzeit →	Dickdarmkrebsrisiko →

GS = Gallensäuren
kFS = kurzkettige Fettsäuren

↑ erhöht
→ erniedrigt

48   Ballaststoffgehalt ausgewählter Lebensmittel
(Durchschnittswerte nach verschiedenen Quellen).

Lebensmittel	Ballast-stoffgehalt g/100 g	Lebensmittel	Ballast-stoffgehalt g/100g
Getreide		**Hülsenfrüchte**	
Weizen, ganzes Korn	10,5	Bohnen, weiß,	
Weizenmehl		getrocknet	18,0
(Typ 405)	3,1	Erbsen, getrocknet	16,3
Weizenkleie	47,7	Kichererbsen	9,5
Weizenvollkornbrot	6,3	Linsen	10,7
Weißbrot	3,3		
Weizenkeime	19,9	**Nüsse und Samen**	
Weizenstärke	Spuren	Erdnüsse, frisch	7,0
Hafer, ganzes Korn,		Mandeln	9,9
entspelzt	5,6	Sesam	9,9
Haferflocken		Sonnenblumenkerne	6,3
(Vollkorn)	6,0		
Reis, unpoliert	3,5	**Obst**	
Reis, poliert	1,4	Äpfel, ungeschält	2,7
		Aprikosen	2,0
Gemüse		Bananen	2,7
Blumenkohl, roh	2,9	Datteln, getrocknet	9,1
Gurken, roh	0,9	Erdbeeren	2,7
Kartoffeln	2,5	Johannisbeeren, rot	3,5
Kopfsalat	1,5	Orangen	2,1
Möhren, roh	3,4	Pflaumen	1,7
Pastinaken, roh	11,6	Quitten	6,0
Schnittlauch, roh	6,0	Weintrauben, roh	1,6
Schwarzwurzeln, roh	12,5	Weintrauben,	
Sellerie (Knolle), roh	4,2	getrocknet	
Tomaten	1,8	(Rosinen)	5,4
Weißkraut, roh	2,5		

säuren wie die Buttersäure. Diese Fettsäuren dienen den Schleimhautzellen des Dickdarms als Nährsubstrat und verbessern so deren Integrität. Außerdem führt die Verfügbarkeit fermentierbarer Ballaststoffe zu einer Veränderung der Enzymtätigkeit der Intestinalflora, sodass die Reaktivierung von bereits vorhandenen Kanzerogenen unterbunden wird. Ferner erfolgt durch die Erhöhung des Stuhlvolumens aufgrund des Quellvermögens der Ballaststoffe eine Verdünnung der Karzinogene.

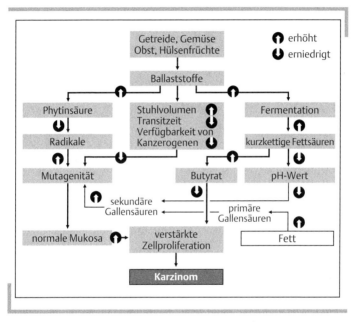

◨ 10 Mögliche Zusammenhänge zwischen ballaststoffreicher Ernährung und der Entstehung von Dickdarmkrebs *(Watzl* und *Leitzmann,* 1999, S. 174).

Epidemiologische Studien zeigen, dass eine hohe Ballaststoffaufnahme mit einer niedrigen Häufigkeit von Diabetes mellitus (Typ II) in Zusammenhang steht. Diese **blutglukosebeeinflussende Wirkung** der Ballaststoffe besteht darin, dass nach dem Verzehr einer kohlenhydrat- und ballaststoffreichen Mahlzeit nur ein langsamer Anstieg der Blutglukose zu verzeichnen ist. Der Mechanismus dieses Effekts beruht auf der Erhöhung des Volumens und der Viskosität des Speisebreis, wodurch die Magenentleerung und schließliche Digestion und Absorption der Nährstoffe und damit auch der Glukose verlangsamt werden. Als Folge davon steigt der Blutglukose-

Spiegel langsamer an und erreicht geringere Maximalwerte als bei ballaststoffarmer Ernährung.

Ballaststoffe üben auch eine **cholesterinsenkende Wirkung** aus: Wie verschiedene sekundäre Pflanzenstoffe binden sie primäre Gallensäuren, aber auch Cholesterin direkt, und scheiden diese aus. Das bei der bakteriellen Fermentation von Ballaststoffen entstehende Propionat soll nach Absorption und Transport zur Leber außerdem direkt die hepatische Cholesterinsynthese hemmen.

Die **immunmodulierenden Wirkungen** der Ballaststoffe beinhalten die Beeinflussung unspezifischer und spezifischer Abwehrmechanismen. Diskutiert werden insbesondere Anti-Tumorwirkungen von Polysacchariden aus Getreide. Da hier bisher in erster Linie Untersuchungen aus In-vitro-Versuchen an isolierten Tumorzellen vorliegen, ist noch nicht geklärt, inwieweit diese Effekte beim Menschen tatsächlich auftreten.

Substanzen in fermentierten Lebensmitteln

Unter den **Substanzen in fermentierten Lebensmitteln** ist vor allem die Milchsäure (Laktat) von Bedeutung. Sie entsteht als Endprodukt des Kohlenhydratstoffwechsels verschiedener Mikroorganismen (z. B. Lactobacillus bulgaricus, Streptococcus thermophilus). Die Fermentation oder auch Milchsäuregärung zählt zu den ältesten Konservierungsverfahren überhaupt. Die konservierende Wirkung beruht hauptsächlich auf einer Absenkung des pH-Werts sowie dem Abbau leicht verfügbarer Kohlenhydrate. Außerdem ist die Milchsäuregärung mit einer Veränderung der sensorischen und ernährungsphysiologischen Eigenschaften des Lebensmittels verbunden. Fermentiert werden können vor allem Gemüse, Hülsenfrüchte und Getreide sowie Milch, Fleisch und Fisch.

Insbesondere fermentierte Milchprodukte und deren gesundheitsfördernden Wirkungen rückten in der Vergangenheit in den Mittelpunkt der Aufmerksamkeit. Von Bedeutung sind die Verbesserung der Laktoseintoleranz, cholesterinsenkende, antimikrobielle und antikanzerogene Wirkungen.

Auch hier besteht noch weiterer Klärungsbedarf über Relevanz und Mechanismus der möglichen gesundheitsprotektiven Aktivitäten von fermentierten Lebensmitteln.

Ernährungsphysiologische Bewertung

Aus **ernährungsphysiologischer Sicht** ist eine Kostform vorteilhaft, die reich an den hier beschriebenen bioaktiven Substanzen ist. Fast alle der Alternativen Ernährungsformen bieten mit einer Betonung möglichst wenig verarbeiteter, pflanzlicher Lebensmittel und einem hohen Anteil unerhitzter Frischkost eine solche Ernährung. Zahlreiche epidemiologische Befunde weisen darauf hin, dass eine Kost mit einem hohen Anteil bioaktiver Substanzen einen protektiven Effekt bei verschiedenen Zivilisationserkrankungen hat, auch wenn die zugrunde liegenden Wirkungsmechanismen bisher nur ansatzweise bekannt sind und insbesondere noch Forschungsbedarf hinsichtlich der komplexen Wirkungen der in unseren Nahrungsmitteln enthaltenen bioaktiven Substanzen untereinander besteht.

Säure-Basen-Haushalt und Ernährung

Einleitung

Damit alle Lebensvorgänge im menschlichen Organismus störungs-
frei ablaufen können, bedarf es vielfältiger Regulations- und Kon-
trollmechanismen, die die Zusammensetzung des inneren Milieus
aufrechterhalten. Durch Aufnahme, Abbau und Verwertung von
Nahrungsmitteln ist dieses Milieu steten Schwankungen ausgesetzt.
Eines der wichtigsten Regulationssysteme, das insbesondere auf die
Art und Menge der zugeführten Nahrung reagieren muss, ist der Säure-Basen-Haushalt. Er hat die Aufgabe, das Verhältnis von Säuren
und Basen im Körper in sehr engen Grenzen konstant zu halten.

Hierzu ist eine Pufferung der überschüssigen Säuren und Basen notwendig. Die Bildung von Säuren und Basen, d. h. Protonen (H^+) und
Hydroxylionen (OH^-), im Stoffwechsel erfolgt primär durch die Verstoffwechselung der Salze organischer Säuren. So entstehen beim
Abbau der schwefelhaltigen Aminosäuren (Methionin, Cystein, Cys-
tin) und kationischen Aminosäuren (Lysin, Arginin) Protonen. Dagegen führt der Stoffwechsel anionischer Aminosäuren (Glutamat,
Aspartat) wie auch der Abbau der Salze organischer Säuren (z. B. Laktat, Citrat, Malat) zur Bildung von Basenäquivalenten.

Fette und Kohlenhydrate führen zu keiner Netto-Belastung des Organismus mit Säuren oder Basen. Zwar entstehen bei der Endoxidation
erhebliche Mengen an CO_2, die zwischenzeitlich mit Wasser zu Kohlensäure reagieren, die aber in der Lunge wieder abgeatmet werden
und so die Säure-Basen-Bilanz nicht beeinflussen. Bei der üblichen
proteinreichen Mischkost, die gleichzeitig relativ arm an organischen Säuren pflanzlicher Herkunft ist, werden pro Tag netto etwa
50 mmol Protonen gebildet, die wieder ausgeschieden werden müssen. Die Ausscheidungskapazität des Organismus für Säuren und
Basen, insbesondere über die Nieren, ist um ein Vielfaches höher und
kann auch durch eine extrem einseitige Ernährung nicht ausge-
schöpft werden.

Puffersysteme

Zwischen den Orten der Bildung (alle Körperzellen) und des Orts der Ausscheidung (vor allem die Nieren) müssen die Säuren- und Basen-Äquivalente gepuffert werden, um eine Verschiebung des pH-Werts zu verhindern. Störungen des Säure-Basen-Haushalts werden üblicherweise anhand des Blutes diagnostiziert.

Der pH-Wert des Blutes liegt normalerweise im leicht alkalischen Bereich bei 7,4. Sinkt er unter 7,37, kommt es bereits zu schwerwiegenden Stoffwechselstörungen durch Basenmangel bzw. Übersäuerung (Azidose). Steigt der pH-Wert auf über 7,44, treten Störungen durch Säuremangel bzw. Basenüberschuss (Alkalose) auf; pH-Werte, die außerhalb des Schwankungsbereichs von 6,8 bzw. 7,7 liegen, führen rasch zum Tod. In den Körperzellen liegt der pH-Wert etwas niedriger, nämlich zwischen 6,8 und 7,0.

Im Gegensatz zum Intrazellulärraum, von dem die genauen Regulationsmechanismen, die zur Aufrechterhaltung des pH-Werts führen, nur teilweise bekannt sind, sind die Systeme des Blutes sehr genau definiert. Am wichtigsten ist hier der Kohlensäure-Bikarbonat-Puffer. Puffer besitzen die Fähigkeit, Protonen und Hydroxylionen zu neutralisieren. Das Bikarbonat (HCO_3^-) bindet die Protonen, während die Kohlensäure überschüssige Basen neutralisiert. Das Kohlensäure-Bikarbonat-Puffersystem ist als offenes Puffersystem besonders effektiv: über zwei Organsysteme, nämlich Niere und Lunge, findet eine Regeneration statt. Dies ermöglicht eine Anpassung über einen sehr breiten Bereich und erfolgt u.a. durch die Veränderung der Atemfrequenz.

Auch der rote Blutfarbstoff, das Hämoglobin, wirkt als Puffersystem. Pufferkapazität besitzen darüber hinaus verschiedene Proteine des Plasmas sowie Phosphate. Die Regeneration dieser Systeme erfolgt gekoppelt an den Kohlensäure-Bikarbonat-Puffer.

Bindegewebsstoffwechsel

Weitgehend unbekannt ist bisher, welche Rolle das Bindegewebe in der Regulation des Säure-Basen-Haushalts spielt. Das Bindegewebe stellt die verbindende und festigende Struktur zwischen den Körperzellen dar. Mit etwa einem Drittel des gesamten Körpervolumens ist es in allen Organen zu finden, ist Bestandteil von Gefäßen sowie Nerven und bildet u. a. Sehnen und Bänder.

Störungen des Bindegewebsstoffwechsels sind für eine Reihe von Erkrankungen, insbesondere Gefäßerkrankungen und rheumatische Beschwerden, verantwortlich. Bisher hat die Medizin Störungen des Säure-Basen-Haushalts in erster Linie an Veränderungen des Blut-pH-Werts ermittelt. Eine Reihe von naturheilkundlichen Medizinern und Ernährungswissenschaftlern vertritt jedoch die Ansicht, dass dies nicht ausreichend ist. Sie führen viele Zivilisationskrankheiten wie Rheuma, Migräne, Schlaganfall oder Herzinfarkt zumindest teilweise auf eine Übersäuerung des Organismus zurück. Bei der zugrunde liegenden latenten Azidose oder Gewebsazidose sollen überschüssige Säuren beim Transport von den Zellen zum Blut und umgekehrt vorübergehend oder dauerhaft im Bindegewebe festgehalten werden, was wiederum verschiedene Stoffwechselstörungen zur Folge hat. Ein naturwissenschaftlicher Beweis für diese These konnte allerdings bisher nicht erbracht werden.

Unumstritten ist jedoch, dass die Körperzellen jeden Säure- oder auch Basenüberschuss nach außen abgeben müssen. Über das Bindegewebe werden diese Überschüsse zunächst in die Lymphbahnen und schließlich ans Blut weitergegeben, das für ihren Abtransport sorgt. Die Ausscheidung dieser überschüssigen Säuren und Basen erfolgt über den Urin. In der Regel wird deshalb auch der pH-Wert des Urins als Indikator für die säure- oder basenbildende Wirkung der verschiedenen Nahrungsmittel herangezogen. Als säurebildend werden diejenigen Lebensmittel betrachtet, deren Verzehr eine Ansäuerung des Urins bewirkt. Basenbildend sind entsprechend diejenigen, die den Urin alkalisieren. Diese Methode ist insofern umstritten, da nur die freien Säuren erfasst werden. Der größte Teil der Säuren wird jedoch durch Puffer gebunden und kann nur durch Titration bestimmt werden. Vor allem aber lässt die pH-Veränderung des Urins durch Lebensmittel kaum einen Schluss auf die im Organismus ablaufenden Vorgänge zu.

Einflüsse der Ernährung

Während große Uneinigkeit über die säure- oder basenbildende Wirkung einzelner Lebensmittel herrscht, ist die Beurteilung der verschiedenen Lebensmittelgruppen relativ eindeutig. Danach sind ins-

49 Einteilung der Lebensmittelgruppen in Säure- und Basenbildner (nach v. *Koerber et al.*, 2004, S. 102).

Lebensmittel-gruppe	stark basenbildend	schwach basenbildend	schwach säurebildend	stark säurebildend
Gemüse	Blattsalate, Karotten, Kartoffeln, Spinat	Zwiebeln, Pilze, Kohl, Sauerkraut	Artischocken Spargel	Rosenkohl
Getreide-Erzeugnisse	–	–	Vollkorn-Erzeugnisse Cornflakes, Zwieback	Weißmehl-Erzeugnisse Teigwaren
Hülsen-früchte	Bohnen	frische Bohnen grüne Erbsen	Erbsen	Linsen Pferdebohnen
Obst, Nüsse	Trockenobst, Rosinen, Oliven, Mandarinen	Äpfel, Birnen, Beeren, Sauerkirschen	Haselnüsse, Walnüsse, Mandeln	Erdnüsse Paranüsse
Milch (-Erzeugnisse)	–	Milch, Sahne, Molke, Joghurt	Camembert, Limburger, Quark	Gouda, Schmelzkäse, Cheddar, Emmentaler, Parmesan
Fleisch	–	–	Innereien Schaf, Gans	Wild, Geflügel Schwein, Rind
Fisch	–	–	Forelle, Kabeljau, Lachs	Zander, Schellfisch, Hecht
Verschiedenes	Melasse Dill	Eidotter Schnittlauch, Knoblauch	Eier Süßwaren	Alkohol Kaffee

besondere proteinreiche, und hier wieder vor allem Lebensmittel tierischen Ursprungs mit einem hohen Anteil schwefelhaltiger Aminosäuren, säurebildend. Der Großteil der pflanzlichen Nahrung hingegen, besonders Blattsalate, Gemüse und Obst, hat anscheinend aufgrund des Gehalts an organischen Säuren eine alkalisierende Wirkung auf den Urin (⊞ **49**).

Wie dargelegt, führt die Verstoffwechselung einer gemischten Nahrung zu einem ausscheidungspflichtigen Säureüberschuss. Es ist unstrittig, dass es selbst bei sehr einseitiger Ernährung nicht möglich ist, die Fähigkeit der Nieren auszuschöpfen, Protonen auszuscheiden. Manche Vertreter der Naturheilkunde sehen den begrenzenden Faktor nicht in der Ausscheidungskapazität der Niere, sondern in der begrenzten Möglichkeit, Protonen vom Bindegewebe zu den Nieren zu transportieren.

Sollte der Organismus also tatsächlich überschüssige Säuren im Bindegewebe ablagern, wäre es möglich und auch sehr wahrscheinlich, diese Ablagerung durch Lebensmittel zu beeinflussen. Interessanterweise führen beispielsweise auch Genussmittel wie z. B. Kaffee und schwarzer Tee zu einer Ansäuerung des Urins, obwohl sie praktisch keine Nährstoffe enthalten, bei deren Abbau Protonen freigesetzt werden. Möglicherweise ist dies darauf zurückzuführen, dass Kaffee und schwarzer Tee Protonen aus dem Bindegewebe freisetzen und somit zur Ausscheidung abtransportieren. Diese Interpretationsmöglichkeit verdeutlicht, dass die Entstehung der Gewebsazidose noch einen erheblichen Klärungsbedarf aufweist.

Ernährungsphysiologische Bewertung

In vielen Alternativen Ernährungsformen nimmt das Säure-Basen-Gleichgewicht und das Problem der Übersäuerung einen hohen Stellenwert ein (s. Seiten 98, 101, 128). In einer säurenbildenden Ernährungsweise, die vor allem durch Reichtum an (tierischem) Protein gekennzeichnet ist, wird die Ursache vieler Zivilisationskrankheiten gesehen. Entsprechend wird einer Entsäuerung des Körpers durch eine basenreiche Ernährung hohe Priorität eingeräumt. Inwieweit dieser ernährungstherapeutische Ansatz zum gewünschten Ziel führt, bedarf noch einer eingehenden Klärung.

Lebensmittelallergien und -intoleranzen

Einleitung

Jede körperfremde Substanz und damit auch jedes Lebensmittel, das der Körper aufnimmt, ist potenziell ein »Fremdstoff«. Das menschliche Immunsystem hat die Aufgabe, Fremdstoffe zu erkennen, zu lokalisieren und unschädlich zu machen. Vor allem die Vorgänge im Gastrointestinaltrakt, insbesondere die Hydrolyse der makromolekularen Inhaltsstoffe von Lebensmitteln, tragen dazu bei, dass die Nahrungsaufnahme normalerweise keine Abwehrreaktion hervorruft.

Trotzdem können Nahrungsmittel sowie Getränke, Genussmittel und Lebensmittelzusatzstoffe, aber auch in den Lebensmitteln »versteckte« Substanzen wie z. B. Schimmelpilze und Pestizidrückstände, bei manchen Menschen zu krankhaften Reaktionen an verschiedenen Organsystemen führen, die sich in Befindlichkeitsstörungen bis hin zu lebensbedrohlichen Zuständen äußern. Hierbei ist zwischen echten allergischen Reaktionen, pseudo-allergischen Reaktionen (PAR) und Intoleranzen gegenüber bestimmten Lebensmittel-Inhaltsstoffen (z. B. Laktose) zu unterscheiden. Obwohl diesen Vorgängen unterschiedliche Mechanismen zugrunde liegen, führen sie oft zu ähnlicher Symptomatik und werden deshalb leicht verwechselt.

Allergie – Pseudo-allergische Reaktion – Intoleranz

Lebensmittelallergien sind durch immunsystemvermittelte »Antigen-Antikörper-Reaktionen« gekennzeichnet: Nach Erstkontakt mit einem Lebensmittel bzw. einem seiner Inhaltsstoffe findet eine Sensibilisierung gegen dieses Antigen oder auch Allergen (griech. ergon = Tätigkeit) statt, das Immunsystem bildet so genannte Antikörper, meist Immunglobulin E (IgE). Bei einem erneuten Kontakt der gebildeten Antikörper mit diesen Allergenen, d. h. bei neuerlicher Aufnahme mit der Nahrung, kommt es zur Bildung eines Allergen-Antikörper-Komplexes, der wiederum an bestimmten Immunzellen der Haut oder der Schleimhäute zur Freisetzung von Mediatoren (z. B. Histamin) führt. Die Folge sind entzündliche Reaktionen wie lokale Schwellungen und Juckreiz im Mund-Rachen-Raum, u. U. gefolgt von Störungen im Gastrointestinaltrakt wie Erbrechen, Oberbauchschmerzen, Völlegefühl und Durchfällen. Bei einer starken Sensibilisierung kann es auch zu Reaktionen der Atemwege wie Fließschnupfen und Asthma bronchiale, der Haut (Quincke-Ödem, eine schwere Form der Nesselsucht) bis hin zum anaphylaktischen Schock kommen.

Pseudo-allergische Reaktionen zeigen vielfach die gleiche Symptomatik wie allergische Reaktionen (daher der Name). Allerdings liegt hier keine Immunreaktion zugrunde, sondern eine direkte, unspezifische Freisetzung von Histamin aus den entsprechenden Immunzellen. Entsprechend findet auch keine Sensibilisierung gegenüber der auslösenden Substanz statt. Histamin und andere als Mediatoren wirksame Substanzen (biogene Amine) können auch direkt mit der Nahrung zugeführt werden (z. B. durch Sauerkraut, Wein, Käse und Schokolade). Sie rufen dann direkte Reaktionen hervor.

Zwar gab es in den letzten Jahren auch aufgrund der gestiegenen klinischen Relevanz eine zunehmende Zahl von **wissenschaftlichen Untersuchungen** zur Problematik der Lebensmittelallergien und -intoleranzen. Dennoch fehlt weiterhin eine breite epidemiologische Grundlage über Häufigkeit und Auftreten dieser Erkrankungen. Aus Einzelberichten und einigen Krankenhausstatistiken können lediglich Schätzungen erfolgen. Die Häufigkeit von Lebensmittelallergien in Deutschland wird mit etwa 5–10 % der Gesamtbevölkerung angegeben. Allergiespezialisten bestätigen, dass an den »klassischen« Lebensmittelallergien z. B. gegen Milch, Ei, Sellerie, Fisch usw. weitaus mehr Menschen leiden und diese Erkrankungen auch bedrohlicher sind als PAR, die etwa 1–2 % der Bevölkerung betreffen.

Nahrungsmittelallergene

Für die Entstehung einer Allergie sind vor allem die erblich bedingte Veranlagung sowie die Allergenität eines Lebensmittelinhaltsstoffes und die Anzahl möglicher Allergene in einem Nahrungsmittel zu nennen. Insbesondere Pollenallergiker reagieren zunehmend auch auf Nahrungsmittel, insbesondere pflanzlicher Herkunft, allergisch.

Bei **Kindern** gleicht sich das Sensibilisierungsspektrum in dem Maße dem der Erwachsenen an, wie die Ernährungsgewohnheiten übernommen werden. Im Säuglings- und Kleinkindalter überwiegen Allergien gegen Kuhmilch und Hühnerei, Erwachsene reagieren hauptsächlich auf pflanzliche Lebensmittel allergisch. Lebensmittel, die nur ein schwaches allergenes Potenzial haben, sind z.B. Kartoffeln, Bananen, Tomaten und Getreide. Potenzielle Auslöser einer bedrohlichen Sofortreaktion sind z.B. Fisch, Äpfel, Nüsse, Sellerie und Fenchelsamen (📖 **50**). Bekannte Pseudo-Allergene chemischer Herkunft, wie z.B. einige Zusatzstoffe, sind in verarbeiteten Lebensmitteln weit verbreitet (📖 **51**).

Weitere wichtige Faktoren zur Auslösung einer Allergie sind Verzehrsmenge und Verzehrshäufigkeit. Bei allergenen Grundnahrungsmitteln ist die Gefahr einer chronischen Erkrankung größer als bei nur selten verzehrten Lebensmitteln. Auch die Zubereitungsart ist von Bedeutung. Oftmals kann durch Erhitzen des Nahrungsmittels die allergene Wirkung teilweise oder vollständig aufgehoben werden. Beispiele hierfür sind Hühnerei, Sellerie, Nüsse und Karotten.

Das Problem der Lebensmittelallergien und PAR scheint zuzunehmen. Gründe hierfür sind:

- die Fülle der auf dem Markt befindlichen in- und ausländischen Lebensmittel
- die Zunahme der Verwendung von Zusatzstoffen
- die Zunahme der Verwendung von Grundnahrungsmitteln als technische Hilfsstoffe (z.B. Hühnerei, Soja und Mehl) in Fertigprodukten
- der zunehmende Einsatz von Food Design (s. Seite 147)
- der Trend zum Verzehr vorgefertigter Speisen.

Die Therapie von Nahrungsmittelallergien besteht im strikten Vermeiden der entsprechenden Allergene. Doch neben der Diagnostik (welches sind die Allergene?) bereitet auch das Vermeiden der Allergene Probleme. Manche kommen in sehr vielen Nahrungsmitteln vor, andere sind nicht deklarationspflichtig (z.B. nur »Gewürze« anstatt Einzelnennung). Zur Prävention von Allergien im Kindesalter wird vier- bis sechsmonatiges Stillen sowie das Meiden von Kuhmilch und Hühnerei im ersten Lebensjahr empfohlen.

50   Wichtige Nahrungsmittelallergene (nach *Thiel*, 1992).

Tierischen Ursprungs	Pflanzlichen Ursprungs				
	Nüsse und Samen	**Obst**	**Gemüse**	**Gewürze und Kräuter**	**seltene Auslöser allergischer Reaktionen**
Fisch*	Haselnüsse*	Äpfel*	Sellerie*	Anis	Zitrus-früchte
Schalentiere*	Walnüsse*	Kirschen	Fenchel*	Kamille	Erdbeeren
Hühnerei*	Mandeln*	Pfirsiche	Karotte*	Fenchel-samen*	Beeren-früchte
Milch	Paranüsse*	u. a.	Hülsen-früchte*	Dill	Bananen
Fleisch	Erdnüsse*		Paprika	Koriander	Tomaten
Geflügel	Sesam*			Kümmel	Kohl-gemüse
Innereien*	Mohn*			Paprika	Spargel
				Schnittlauch	Getreide
				Pfefferminz	Kartoffeln
				Pfeffer	
				Kurkuma	
				Thymian	
				Salbei	
				Basilikum	
				Liebstöckel	
				Zitronen-melisse u. a.	

* potenziell gefährliche Allergene (fakultativ Auslöser akuter bedrohlicher Sofortreaktionen)

Bemerkung: Prinzipiell kann gegen jedes Nahrungsmittelallergen im Individualfall ein hoher Sensibilisierungsgrad bestehen!

51   Allergologisch bekannte und fakultativ relevante Zusatzstoffe chemischer Natur als Pseudo-Allergene (nach *Thiel*, 1992).

Schwefeldioxide (z. B. Sulfide)

Sorbinsäure

Benzoesäure

Azofarbstoffe (z. B. Tartrazin)

naturidentische Aromastoffe

Ernährungsphysiologische Bewertung

In den meisten Alternativen Ernährungsformen werden Lebensmittel bevorzugt, die möglichst naturbelassen und somit möglichst wenig verarbeitet sind. Das Risiko von allergischen oder pseudo-allergischen Reaktionen, die mit Zusatzstoffen oder anderen technischen Hilfsstoffen in Verbindung gebracht werden, kann dadurch minimiert werden. Durch das Bevorzugen von regionalen und saisonalen Nahrungsmitteln werden potenzielle Allergene wie z. B. exotische Früchte und Gemüse weitgehend aus dem Speiseplan ausgeklammert, denn mit jedem neuen Lebensmittel erhöht sich auch die Wahrscheinlichkeit, dass der Mensch mit Allergenen in Kontakt tritt. Weiterhin nimmt in vielen Alternativen Ernährungsformen unerhitzte, pflanzliche Frischkost einen breiten Raum ein. Viele pflanzliche Lebensmittel stellen jedoch in unerhitzter Form potenzielle Allergene dar. Daraus kann aber nicht geschlossen werden, dass die entsprechenden Ernährungsformen ein hohes allergenes Risiko darstellen, denn nicht alle Allergene werden durch Erhitzen zerstört. Obwohl gerade möglichst naturbelassene Nahrung demnach ein hohes allergenes Potenzial besitzt, sprechen vielfältige erfahrungsheilkundliche Berichte dafür, dass diese Ernährungsformen bei Personen mit Lebenmittelallergien hilfreich sind. Die Gründe hierfür sind nicht bekannt. Möglicherweise liefert der geringe Verarbeitungsgrad und der hohe Anteil unerhitzter Frischkost die genaue Kenntnis über die verwendeten Zutaten. Dies bietet die Möglichkeit, durch gezieltes Weglassen einzelner Nahrungsmittel diejenige Komponente herauszufinden, die allergische oder pseudo-allergische

Reaktionen auslöst. Allergiker müssen die entsprechenden Nahrungsmittel meiden.

Außerdem werden überwiegend vegetarisch orientierte Kostformen mit einem hohen Anteil unerhitzter Frischkost seitens der Ernährungswissenschaft zur Prävention ernährungsabhängiger Krankheiten wie Übergewicht, Herz-Kreislauf-Erkrankungen und Krebs empfohlen. Im Gegensatz zur weiten Verbreitung dieser ernährungsbedingten Erkrankungen zeigen lediglich 3–5 % der Bevölkerung klinische Symptome einer Lebensmittelallergie. Auch unter Berücksichtigung einer solchen Allergie sind entsprechende Alternative Ernährungsformen wie z. B. die Vollwert-Ernährung empfehlenswert. Dennoch muss eine individuelle Nutzen-Risiko-Abschätzung stattfinden, die in Einzelfällen auch gegen das Praktizieren einer Alternativen Ernährungsform sprechen könnte.

Lebensmittel- und Proteinqualität

Einleitung

Neben Kohlenhydraten und Fett gehört Protein zu den drei Hauptnährstoffen, ohne die kein Mensch existieren kann. Der Name Protein leitet sich vom griechischen »proteno« ab, das soviel bedeutet wie »ich nehme den ersten Platz ein«. Dies verdeutlicht die herausragende Stellung dieses Nährstoffs im Organismus und somit auch der Ernährung. Jede pflanzliche und tierische Zelle enthält Proteinbestandteile; während Fette auch aus Kohlenhydraten und Kohlenhydrate wiederum aus Protein aufgebaut werden können, sind die Proteinreserven im Körper ausschließlich von der Proteinzufuhr abhängig.

Proteine sind hochmolekulare, stickstoffhaltige Substanzen und kommen in verschiedensten Formen und Funktionen vor: sie dienen dem Organismus als Enzyme, kontraktile Proteine, Schutz- und Speicherproteine sowie als Transportmittel (▣ 52).

Die Proteine bauen sich aus 20 **Aminosäuren** auf (▣ 53). Zwar gibt es über 100 verschiedene Aminosäuren, die meisten sind jedoch nicht proteinogen (proteinbildend), aber erfüllen andere wichtige Stoffwechselfunktionen. Acht der proteinogenen Aminosäuren sind essenziell, d. h. der Mensch kann sie nicht selber herstellen und ist auf ihre regelmäßige und ausreichende Zufuhr angewiesen. Weitere zwei werden als semi-essenziell bezeichnet, denn sie sind zumindest für den wachsenden Organismus zufuhrnotwendig. Alle anderen Aminosäuren können, bei ausreichender Gesamtproteinzufuhr – aus den Kohlenstoffskeletten der Kohlenhydrate synthetisiert werden. Diese sind zwar nicht zufuhr-, aber dennoch lebensnotwendig. In neuester Zeit wird allerdings die herkömmliche Einteilung in essenzielle und nicht-essenzielle Aminosäuren, insbesondere für die klinische Ernährungstherapie, kritisch hinterfragt, denn bei einigen Krankheitsbildern müssen auch nicht-essenzielle Aminosäuren (z. B. Tyrosin und Cystein) ganz oder teilweise zugeführt werden.

Der tägliche Proteinbedarf kann über Bilanzstudien ermittelt werden. Dabei entspricht der Mindestbedarf der Menge an Nahrungsprotein, die die täglichen Proteinverluste (über Urin, Faeces, Haut und untergeordnete Ausscheidungswege) ausgleicht. Dieser Min-

52   Biologische Funktionen der Proteine im Körper
(nach *Elmadfa* und *Leitzmann*, 1990, S. 152).

Proteine bzw. ihre Wirkformen	Beispiele	Funktion/Funktionsort bzw. Vorkommen
Enzyme	α-Amylase Transaminasen Laktatdehydrogenase	katalytische Funktion
Hormone	Insulin ACTH* Wachstumshormon	regulatorische Funktion
Transportproteine	Hämoglobin	Sauerstofftransport im Blut
	Serumalbumin	Transport freier Fett-säuren im Blut
	Lipoprotein Retinolbindendes Protein	Lipidtransport im Blut Transport von Vitamin A im Blut
Schutzproteine	Immunglobuline	Komplexbildung mit Fremdproteinen
	Fibrinogen und Thrombin	Blutgerinnung
Kontraktile Proteine	Actin und Myosin	Muskelkontraktion
Strukturproteine	Kollagen Elastin β-Keratin	Faseriges Bindegewebe Elastisches Bindegewebe Haut, Federn, Nägel, Klauen
	Mukoproteine Glykoproteine	Schleimsekrete Zellwände
Speicherproteine	Ovalbulmin Casein Gliadin	Eiklar Milch Weizenkeime (Aleuron-schicht)
	Zein	Maiskorn

* Adrenocorticotropes Hormon

53 Die 20 proteinogenen Aminosäuren (nach *Elmadfa* und *Leitzmann*, 1990, S. 141).			
Aminosäure	**Abkürzung**	**Aminosäure**	**Abkürzung**
Neutrale Aminosäuren			
Glycin	Gly	Isoleucin*	Iso
Alanin	Ala	Serin	Ser
Valin*	Val	Threonin*	Thr
Leucin*	Leu		
Saure Aminosäuren			
Asparaginsäure	Asp	Glutaminsäure	Glu
Basische Aminosäuren			
Arginin	Arg	Ornithin	Orn
Lysin*	Lys		
Schwefelhaltige Aminosäuren			
Cystein	Cys	Methionin*	Met
Aromatische Aminosäuren			
Phenylalanin*	Phe	Tyrosin**	Tyr
Heterozyklische Aminosäuren			
Tryptophan*	Trp	Prolin	Pro
Histidin**	His	Hydroxyprolin	H-Pro
* Essenzielle Aminosäuren		** Semi-essenzielle Aminosäuren	

destbedarf liegt bei etwa 0,32 g/kg Körpergewicht (KG). Da die experimentell ermittelten Werte bei verschiedenen Personen stark schwanken können, muss die Mindestmenge auf 0,45 g/kg KG korrigiert werden. Die WHO definierte 1985 den »safe intake« von Protein bei einer täglichen Proteinaufnahme von 0,6 g/kg KG. Bei einem Sicherheitszuschlag von 25 % aufgrund der schwankenden Proteinqualität ergibt sich eine empfohlene Proteinzufuhr in Höhe von 0,75 g/kg KG und Tag. Die DGE empfiehlt eine tägliche Proteinaufnahme von 0,8 g/kg KG. Diese Werte beziehen sich auf gesunde Erwachsene.

Bei **Kindern,** die aufgrund des Wachstums einen erhöhten Bedarf an Protein haben, werden anfängliche tägliche Zufuhrmengen von 2,4 g/kg KG (1. Lebensmonat) empfohlen, die schließlich bis zum Erwachsenenalter kontinuierlich sinken. Für die Ernährung von Schwangeren wird von der WHO pauschal eine zusätzliche Menge von 6 g Protein pro Tag empfohlen, zu Beginn der Stillzeit erhöht sich diese zusätzliche Menge auf 17,5 g/d. Über den Bedarf älterer Menschen ist bisher wenig geforscht worden.

Die Proteinmenge in einem Lebensmittel sagt allerdings noch nichts über dessen »biologische Qualität« aus. Die Verwertung des Nahrungsproteins ist von vielerlei Faktoren abhängig: der Verdaulichkeit der Nahrungsproteine, dem Gehalt an essenziellen Aminosäuren, der Energiezufuhr und der Bioverfügbarkeit der essenziellen Aminosäuren.

Während Proteine tierischer Herkunft nahezu vollständig resorbiert werden können, ist die Verdaulichkeit von pflanzlichen Proteinen, insbesondere bei roher Kost, meist etwas geringer. Dies ist in erster Linie auf die zellulosehaltige pflanzliche Zellwand zurückzuführen, die oft Ballaststoffcharakter hat und deshalb für unsere Verdauungsenzyme nicht oder nur schwer abbaubar ist. Durch Erhitzen oder mechanische Veränderung wie Zerkleinern durch gründliches Kauen kann die Ausnutzung der pflanzlichen Proteine verbessert werden. Generell kann durch das Denaturieren (wie durch Erhitzen) die Verwertung der Proteine erhöht werden, da diese für die Verdauungsenzyme leichter zugänglich sind. Auch antinutritive Faktoren wie die in Hülsenfrüchten vorkommenden Proteaseinhibitoren können durch Hitze unwirksam gemacht werden. (Inzwischen ist bekannt, dass Proteaseinhibitoren antikanzerogene Eigenschaften besitzen, s. Seite 182.)

Zwar sind in allen Nahrungsmitteln alle acht essenziellen Aminosäuren enthalten, allerdings in unterschiedlicher Menge. Der Anteil essenzieller Aminosäuren am Gesamtbedarf von Nahrungsprotein liegt beim Erwachsenen bei etwa 20 %. Als limitierende Aminosäure wird diejenige Aminosäure bezeichnet, von der, bezogen auf ihren Bedarf, am wenigsten im Protein des Nahrungsmittels enthalten ist.

Biologische Wertigkeit

Zur Einschätzung der biologischen Proteinqualität verschiedener Nahrungsmittel wird die biologische Wertigkeit (BW) herangezogen. Die BW gibt an, in welchem Umfang das jeweilige Nahrungsprotein zur Synthese von Körperprotein herangezogen werden kann (die Verdaulichkeit wird hier außer Acht gelassen). Dieses retinierte Protein wird zum verzehrten Protein in Relation gesetzt. Auf diese Weise ergibt sich die BW für verschiedene Nahrungsmittel (⊞ **54**).

54 Biologische Wertigkeit ausgewählter Lebensmittel (nach *v. Koerber et al.*, 2004, S. 83).			
Proteinträger	**Biologische Wertigkeit**	**Proteinträger**	**Biologische Wertigkeit**
Vollei (Bezugswert)	100	Rindfleisch	83
Kartoffeln	86	Roggen	83
Edamer Käse	85	Reis	83
Milch	84	Grünalgen	81
Soja	84	Mais	76
Schweizer Käse	83	Bohnen	73
Thunfisch	83	Weizen	58

Das Aminosäuremuster einzelner tierischer Lebensmittel kommt dem Aminosäurebedarf des Menschen näher, sodass ihre BW meist höher liegt als die von pflanzlichen Lebensmitteln. Das Protein mit der höchsten BW ist das Volleiprotein (94 %; meist wird dieses als Referenzmaß auch auf 100 % gesetzt). Da die verschiedenen Lebensmittel unterschiedliche limitierende Aminosäuren aufweisen, ist es für den Menschen günstig, die verschiedenen Nahrungsproteine zu mischen. Durch dieses Mischen kommt es zum »Aufwertungseffekt«. Die Aminosäuren, die in einem Lebensmittel in geringer Konzentration vorliegen, finden sich in anderen Lebensmitteln in größerer Menge und können sich dementsprechend ergänzen. Das hat Konsequenzen für die notwendige Proteinzufuhr: wäre in Form von Vollei beispielsweise 0,5 g/kg KG als tägliche Mindestmenge erforderlich, genügen bei einer entsprechenden Kombination von Kartoffeln und

Ei bereits 0,4 g/kg KG zur Deckung des Mindestbedarfs. Durch diese Kombination können auch biologische Wertigkeiten erreicht werden, die deutlich über 100 % liegen (⊞ **55**).

55 Biologische Wertigkeit ausgewählter Lebensmittelkombinationen (nach *v. Koerber et al.* 2004, S. 83)		
Proteinanteile der jeweiligen Lebensmittel		**Biologische Wertigkeit**
35 % Vollei	+ 65 % Kartoffeln	138
60 % Vollei	+ 40 % Soja	124
68 % Vollei	+ 32 % Weizen	118
36 % Vollei	+ 64 % Bohnen	108
75 % Milch	+ 25 % Weizen	106
56 % Milch	+ 44 % Roggen	101
52 % Bohnen	+ 48 % Mais	101
50 % Milch	+ 50 % Kartoffeln	92
77 % Rindfleisch	+ 23 % Kartoffeln	90

Ernährungsphysiologische Bewertung

In der Vergangenheit stand die vegetarische Ernährung in dem Ruf, eine nur ungenügende Proteinversorgung zu gewährleisten. Neben Unkenntnis über den Wert pflanzlicher Proteine wurden alle vegetarischen Ernährungsweisen oft mit veganer Kost gleichgesetzt. Außerdem wurden die Aufwertungseffekte von Lebensmitteln verschiedener biologischer Wertigkeiten lange Zeit außer Acht gelassen. Zahlreiche Untersuchungen belegen, dass es bei einer ausgewogenen lakto-(ovo-)vegetarischen Ernährung keineswegs zu einer Proteinunterversorgung kommt. Dies trifft zumeist auch für eine vegane Ernährung zu. Allerdings muss hier verstärkt auf eine günstige Kombination verschiedener Proteinträger sowie eine ausreichende Nahrungsenergieaufnahme geachtet werden (s. Seite 23). Inzwischen wird das Problem der geringeren Wertigkeit pflanzlicher Proteine nur noch sehr abgeschwächt diskutiert. So stellt die American Dietetic Association in einem Positionspapier zur vegetarischen Ernährung fest: »Es ist die Auffassung der Amerikanischen Diätetischen Gesellschaft, dass vegetarische Kostformen gesund und ernährungsphysiologisch bedarfsdeckend sind, wenn sie entsprechend geplant werden.«

Krankheitserscheinungen aufgrund unzureichender Proteinzufuhr sind in den Industrienationen praktisch nicht zu finden. In den so genannten Entwicklungsländern sind allerdings oft Risikogruppen, die einen erhöhten Proteinbedarf aufweisen (Kleinkinder, Schwangere und Stillende), von einer mangelnden Versorgung betroffen. Während sich Proteinmangelzustände bei Erwachsenen vor allem durch körperliche Symptome äußern, können im frühen Wachstumsalter auch geistige Beeinträchtigungen hinzukommen. Isolierter Proteinmangel kommt äußerst selten vor, gleichzeitig ist auch die Zufuhr an Nahrungsenergie, Vitaminen und Mineralstoffen unzureichend.

Ein in den Industrienationen sehr weit verbreitetes Problem ist hingegen die Überversorgung mit Protein. Mit etwa 90 g/d liegt die durchschnittliche Zufuhr deutlich über den Empfehlungen, die zu vermehrter Harnstoffbildung, erhöhter Nierenfunktion sowie verstärkter Kalziumausscheidung durch den Urin (Osteoporose!) führt. Da bei uns der überwiegende Teil der Proteine in Form von tierischen Nahrungsmitteln aufgenommen wird, ist damit auch eine hohe Zufuhr an Gesamtfett, gesättigten Fettsäuren, Cholesterin und Purinen verbunden. Zudem enthalten verarbeitete tierische Produkte oft hohe Mengen an Kochsalz und Phosphat. Viele dieser Faktoren erhöhen das Risiko für Herz-Kreislauf-Erkrankungen, Krebs, Gicht usw., sodass eine erhöhte Proteinzufuhr indirekt mit der Entstehung verschiedener Zivilisationskrankheiten assoziiert sein kann.

Schlussbetrachtung

Alternative Ernährungsformen sind von der derzeit üblichen Kost abweichende Ernährungsrichtungen, die zu dauerhafter Ernährung geeignet sein sollen. Viele dieser Ernährungsformen liefern potenzielle gesundheitliche Vorteile, sofern sie richtig, d.h. auf der Basis einer vielseitigen Lebensmittelauswahl, praktiziert werden. Das gilt vor allem für solche Kostformen, die überwiegend lakto-(ovo-)vegetarisch orientiert sind. Nicht alle Alternativen Ernährungsformen sind uneingeschränkt empfehlenswert. Einige decken vor allem bei mangelnder Sachkenntnis und vor dem Hintergrund einer eingeschränkten Lebensmittelauswahl nicht alle Ernährungsbedürfnisse ab. Dies gilt insbesondere für Personen mit erhöhtem Nährstoffbedarf, also Schwangere, Stillende, Säuglinge und Kinder. Hier ist Vorsicht angebracht und umfangreiche Sachkenntnis unabdingbar.

Aus der Entwicklungsgeschichte des Menschen lässt sich ableiten, dass der Mensch ein Omnivore (Allesfresser) mit deutlicher Betonung von pflanzlicher Nahrung ist. Ernährungsbedingte Krankheiten wie Karies, Adipositas, Herz-Kreislauf-Erkrankungen, Diabetes mellitus, Hypercholesterinämie, Hyperlipidämie, Gicht, chronische Erkrankungen der Leber und anderer Verdauungsorgane, häufige Krebsarten und Rheuma belasten die Menschen und Gesundheitssysteme der Industrienationen in nie gekanntem Ausmaß. Die Empfehlungen der Ernährungswissenschaft hinsichtlich einer gesundheitsfördernden und krankheitsprophylaktischen Kost können durch viele alternative Ernährungsweisen ebenso wie durch eine richtig praktizierte »konventionelle« Ernährung umgesetzt werden. Alternative Ernährungsformen sind durchweg reich an Kohlenhydraten, Ballaststoffen, nicht-energieliefernden Nährstoffen und bioaktiven Substanzen sowie arm an Nahrungsenergie, Fett, Cholesterin und tierischem Protein.

Die in der Vergangenheit seitens der Ernährungswissenschaft und der Medizin oftmals geäußerte Befürchtung, dass Alternative Ernährungsformen Mangelzustände hervorrufen, konnte in den bisher wenigen wissenschaftlichen Untersuchungen teilweise belegt, aber auch widerlegt werden. Vielfach bieten alternative Ernährungsweisen eine bessere Versorgung mit Vitaminen und Mineralstoffen als die herkömmliche Ernährung der Durchschnittsbevölkerung. Unumstritten ist inzwischen, dass vegetarische Ernährungsformen – entgegen einem alten Dogma – die Proteinversorgung des Menschen sicherstellen. Dies gilt bei vielseitiger Nahrungsauswahl auch für vegane, d. h. rein pflanzliche Kostformen.

Vor dem Hintergrund der derzeit (zu) hohen Proteinzufuhr scheint eine Verminderung des Verzehrs vom Tier stammender Nahrungsmittel in jedem Fall angebracht, da solche Lebensmittel gleichzeitig vielfältige, als unerwünscht geltende Bestandteile mit sich bringen, so z. B. Cholesterin, gesättigte Fettsäuren, Purine und mögliche Rückstände aus der Produktionskette.

Aspekte einer alternativen Ernährung

Bedeutung der bioaktiven Substanzen

Nachdem die Nährstoffe, Kohlenhydrate, Protein und Fett sowie Vitamine und Mineralstoffe lange im Mittelpunkt der Ernährungsforschung standen, finden heute weitere Nahrungsinhaltsstoffe immer größere Aufmerksamkeit. Diese im deutschen Sprachgebrauch als bioaktive Substanzen, im englischen mit »phytochemicals« umschriebenen Stoffe, beinhalten eine Fülle von chemisch völlig unterschiedlichen Verbindungen: sekundäre Pflanzenstoffe, Ballaststoffe sowie Substanzen in fermentierten Lebensmitteln. Allen gemeinsam ist, dass sie fast ausschließlich in pflanzlichen Nahrungsmitteln vorkommen. Ihre physiologischen Wirkungen konnten sowohl anhand epidemiologischer Beobachtungen als auch in Tierversuchen und an Gewebskulturen bestätigt werden. Bioaktive Substanzen besitzen u. a. antikanzerogene, antioxidative, antimikrobielle, antithrombotische, entzündungshemmende, blutdruckbeeinflussende, immunmodulierende, cholesterinsenkende sowie blutglukosebeeinflussende Wirkungen. Mit der täglichen Nahrung nehmen wir etwa 1,5 g sekundäre Pflanzenstoffe auf, die aus 5 000–10 000 verschiedenen Substanzen bestehen. Wie sich aus der Entwicklungsgeschichte des Menschen ableiten lässt, waren diese Substanzen vermutlich über Millionen von Jahren hinweg ständige Begleiter des Menschen. Zwar können die bioaktiven Substanzen auch aufgrund noch fehlender wissenschaftlicher Untersuchungen nicht als essenziell, also lebens- und zufuhrnotwendig bezeichnet werden, sie scheinen aber einen wichtigen Beitrag zur Verhinderung verschiedener Erkrankungen und zur Förderung der Immunkompetenz zu leisten. Aufgrund ihrer Lebensmittelauswahl versorgen Alternative Ernährungsformen den menschlichen Organismus mit einer wünschenswerten Menge an bioaktiven Substanzen.

Lebensmittelallergien

Auch das Problem der steigenden Zahl von Lebensmittelallergien und -intoleranzen spricht häufig für Alternative Ernährungsformen. Gründe für die Zunahme dieser Erkrankungen sind die Fülle der auf dem Markt befindlichen in- und ausländischen Nahrungsmittel, die vermehrte Verwendung von Zusatzstoffen, von Grundnahrungsmitteln als technische Hilfsstoffe in Fertigprodukten sowie der Trend zum Verzehr vorgefertigter Speisen. Betroffene müssen die entsprechenden Allergene strikt meiden. Dies setzt voraus, dass genau bekannt ist, aus welchen Nahrungsmitteln sich die Ernährung zusammensetzt. Die Bevorzugung möglichst wenig verarbeiteter, naturbelassener Nahrungsmittel aus regionaler Herkunft, die frei von Zusatzstoffen sind, kann bei vielen Personen einen Beitrag zur Minderung des Allergierisikos leisten.

Obwohl vor allem unerhitzte pflanzliche Nahrung ein hohes allergenes Potenzial besitzt, berichten viele Menschen über die Besserung allergischer Reaktionen nach einer Ernährungsumstellung. Vermutlich ist dies wesentlich darauf zurückzuführen, dass individuelle Allergene konsequenter gemieden werden können als z.B. bei der Verwendung von »Convenience-Produkten«.

Säure-Basen-Gleichgewicht

In vielen Alternativen Ernährungsformen nimmt das Säure-Basen-Gleichgewicht und das Problem der »Übersäuerung« einen hohen Stellenwert ein. In einer stark säurebildenden Ernährungsweise, die vor allem durch Reichtum an (tierischem) Protein gekennzeichnet ist, wird von manchen Alternativmedizinern die Ursache vieler Zivilisationskrankheiten gesehen. Entsprechend wird einer »Entsäuerung« des Körpers durch eine basenreiche Ernährung hohe Priorität eingeräumt. Während das Phänomen der »Übersäuerung« seitens der Schulmedizin mit dem Argument abgetan wird, der menschliche Körper verfüge über ausreichende Regulationsmechanismen, sind zahlreiche naturheilkundlich orientierte Ernährungswissenschaftler und Mediziner nicht dieser Ansicht. In ihrer Argumentation spielt insbesondere das Bindegewebe als Transport- und Speichermedium überschüssiger Säuren eine entscheidende Rolle. Auch hier besteht noch erheblicher Forschungsbedarf. Insbesondere ist zu klären, ob die postulierte »Entsäuerung« tatsächlich durch die Ernährung zu erreichen ist.

Ernährungsphysiologische Kriterien

Die meisten Alternativen Ernährungsformen lassen sich so durchführen, dass sie eine ausreichende Nährstoffversorgung sicherstellen und vermutlich auch einen Beitrag zur Prävention leisten. Voraussetzung dafür ist in allen Fällen eine breite Lebensmittelauswahl, idealerweise auf lakto-(ovo-)vegetarischer Basis.

Diese Kostformen sind unter diesen Bedingungen uneingeschränkt empfehlenswert. Dagegen sind einige extrem einseitige Kostformen mit stark eingeschränktem Nahrungsmittelangebot nur bedingt oder gar nicht als Dauerernährung zu empfehlen. Dies gilt in erster Linie für die (vegane) Rohkosternährung und für ältere Formen der Makrobiotik. Auch wenn sie sich in Hintergrund, Anspruch und Motivation teilweise stark voneinander unterscheiden, weisen sie in der Praxis viele Gemeinsamkeiten auf. Sie sind überwiegend lakto-vegetabil ausgerichtet und legen in der Lebensmittelauswahl großen Wert auf Qualität, wie sie in frischen, möglichst naturbelassenen, saisonalen Nahrungsmitteln aus regionalem und anerkannt ökologischem Anbau erzeugt wird.

Alternative Ernährungsformen und ganzheitliche Lebensgestaltung

In diesem Buch werden die wichtigsten Alternativen Ernährungsformen in der Reihenfolge ihrer Entstehungsgeschichte dargestellt. Die Bandbreite reicht dabei von sehr alten Ernährungsempfehlungen, die schon vor 5 000 Jahren entstanden sind, bis hin zu recht jungen Kostformen, die erst in den letzten zwanzig Jahren entwickelt wurden. Doch auch hier reichen die Wurzeln weiter zurück. Die meisten alternativen Kostformen stammen entweder aus antiken oder asiatischen Heils- und Gesundheitslehren und sind dementsprechend auch mit einer ganzheitlichen Philosophie verbunden, oder aus der Lebensreform-Bewegung Mitteleuropas und der USA, die vor etwa 150 Jahren begann.

Während die Bewertung der besprochenen Alternativen Ernährungsformen aus ernährungswissenschaftlicher Sicht recht eindeutig ausfällt, kann der philosophische Hintergrund vieler Kostformen nicht mit Hilfe der Naturwissenschaften beurteilt werden. Doch oft ist es gerade diese ganzheitliche Sichtweise, die Menschen dazu bewegt, sich für eine Alternative Ernährungsform zu entscheiden. Das steigende Interesse an alternativen Kostformen ist Ausdruck eines sich wandelnden Bewusstseins der Menschen in den Industrienationen. Neben der Suche nach ganzheitlichen Wegen in der Medizin und dem Wunsch, sich naturgemäß zu verhalten sowie wieder mehr Verantwortung für das eigene Wohlergehen zu übernehmen, ist es auch die Suche nach dem Sinn des Lebens, die Menschen dazu bringt, ihre Ernährungs- (und Lebens)weise zu verändern. Ein bewussterer Umgang mit uns selbst sowie der ganzen Natur, also auch mit Tieren, Pflanzen und anderen Menschen, kann neben der eigenen Gesunderhaltung auch zur Lösung der weltweiten ökologischen und sozialen Probleme beitragen.

Dennoch sollte niemand den Fehler begehen, dogmatisch vorzugehen. Genauso wie die verschiedenen Religionen die Bedürfnisse vieler Menschen und Völker abdecken, haben auch die verschiedenen alternativen Ernährungsweisen eine gleichwertige Existenzberechtigung. Der eine fühlt sich mehr von dieser, der andere mehr von jener Kostform angesprochen. Dieses Buch möchte einen Beitrag zur Verständigung zwischen den Vertretern verschiedener Ernährungsformen untereinander und zur etablierten Wissenschaft leisten. Die Literaturhinweise zu den einzelnen Kapiteln bieten die Möglichkeit, sich intensiver mit einzelnen Ernährungsformen zu beschäftigen. Unter den Kontaktadressen finden sich sachkundige Personen und Institutionen, die zumeist jahrelange Erfahrung mit der entsprechenden Kostform haben.

Ernährung sollte nie zum Selbstzweck werden, sondern auch Bedürfnisse kultureller und sozialer Art stillen. Individuelle Veranlagungen und Prägungen sollten beachtet werden. Außerdem sollte niemals die genussvolle Freude am Essen verloren gehen. Zwischen all diesen

Faktoren gilt es die Balance zu halten, um die Voraussetzung für Gesundheit und Wohlergehen zu gewährleisten.

Schließlich möchte dieses Buch auch helfen, die vielfältigen Vorurteile, mit denen Alternative Ernährungsformen wegen ihres oftmals holistischen, für den Außenstehenden nicht nachvollziehbaren Gesamtkonzepts immer noch behaftet sind, abzubauen. Abgesehen von den sehr strengen, einseitigen Kostformen, erzeugen alternative Kostformen keine Mangelzustände, sondern sind im Gegensatz zu der in den Industrienationen üblichen Ernährungsweise vielfach besser geeignet, ernährungsbedingten Krankheiten vorzubeugen sowie zu einer gesunden und ausgeglichenen, naturverbundenen Lebensweise beizutragen.

Literatur

Aalderink, J., Hoffmann, I., Groeneveld, M., Leitzmann, G: Ergebnisse der Gießener Vollwert-Ernährungs-Studie. Lebensmittelverzehr und Nährstoffaufnahme von Vollwertköstlerinnen und Mischköstlerinnen. Ern. Umschau 9
(1994) 328–335

Acuff, S.: Das Makrobiotische Gesundheitsbuch, Goldmann, München 2004;
8. A.

American Dietetic Association: Dietitians of Canada: Position of the American
Dietetic Association and Dietitians of Canada: Vegetarian diets. J. Am. Diet.
Assoc. 103 (6) (2003) 748–765

Anemueller, H.: Vollwerternährung – aber richtig. Trias, Stuttgart 1991

Anemueller, H: Das Grunddiät-System – Leitfaden der Ernährungstherapie
mit vollwertiger Nahrung. Hippokrates, Stuttgart 1993; 4. A.

*Appel, L. J., Moore, T. J., Obarzanck, E., Vollmer, W. M., Svetkey, L. P., Sacks, F. M.,
Bray, G. A., Vogt, T. M., Cutler, J. A., Windhauser, M.M., Lin, P.-H., Karanja, N.:*
A clinical trial of the effects of dietary patterns on blood pressure. N. Engl. J.
Med. 336 (1997) 1117–1124

Arbeitsgruppe Rohkost, Institut für Ernährungswissenschaft, Universität
Gießen, seit 1992

Beard, T. C., Blizzard, L., O'Brien, D. J., Dwyer, T.: Association betweeen blood
pressure and dietary factors in the Dietary and Nutritional Survey of Bri-
tish Adults. Arch. Intern. Med. 157 (1997) 234–238

Beilin, L. J.: Vegetarian and other complex diets, fats, fiber, and hypertension.
Am. J. Clin. Nutr. 59 (1995) 1130–1135

Belitz, H.-D., Grosch, W., Schieberle, P.: Lehrbuch der Lebensmittelchemie.
Springer, Berlin 2001; 5. A.

Bircher-Benner, M.: Ordnungsgesetze des Lebens. Bircher-Benner, Fried-
richsdorf 1999

*Bruijnzeel-Koomen, C., Ortolani, C., Aas, K., Bindslev-Jensen, C., Björksten, B.,
Moneret-Vautrin, D., Wüthrich, B.:* Adverse reactions to food. Allergy 50
(1995) 623–635

Bruker, M. O.: Unsere Nahrung – unser Schicksal. emu, Lahnstein 2004, 38. A.

*Bundeszentrale für gesundheitliche Aufklärung (BZgA), Deutsche Gesellschaft
für Ernährung (DGE)* (Hrsg.): Alternative Ernährungsformen. Deutsche
Gesellschaft für Ernährung, Frankfurt a.M. 1995; 5. A.

Burger, G. C: Die Rohkosttherapie. Heyne, München 1999

Burkitt, D. P., Walker, A. R. P., Painter, N. S.: Effect of dietary fibre on stools and
transit-times and its role in the causation of disease. Lancet 2 (1972)
1408–1411

Chang-Claude, J., Hermann, S., Eilber, U., Steindorf, K.: Lifestyle determinants
and mortality in German vegetarians and health-conscious persons: results of a 21-year follow-up. Cancer Epidemiol. Biomarkers Prev. 14 (4)
(2005) 963–968

Chang-Claude, J., Frentzel-Beyme, R.: Dietary and lifestyle determinants of mortality among German vegetarians. Epidem 3 (1992) 395–401

Chang-Claude, J., Frentzel-Beyme, R., Eilber, K.: Prospektive epidemiologische Studie bei Vegetariern – Ergebnisse nach 10 Jahren. Follow-up, Deutsches Krebsforschungszentrum, Heidelberg 1991

Chopra, D.: Die Körperseele. Grundlagen und praktische Übungen der indischen Medizin. Knaur, München 2001

Chopra, D.: Perfect health. The complete mind/body guide. Harmony Books, New York 2001

Clausnitzer, I.: Wegweiser in die Makrobiotik. Drei Eichen, München 1970; 2. A.

Craig, W.: Iron Status of vegetarians. Am. J. Gin. Nutr. 59 (1994) 1233–1237

Dagnelie, P. C.: Makrobiotische Kinderernährung. Ern. Umschau 37 (5) (1990) 194–201

Dagnelie, P. C., Staveren, W. A. van: Macrobiotic nutrition and child health: results of a population-based, mixed-longitudinal cohort study in the Netherlands. Am. J. Clin. Nutr. 59 (1994) 1178–1196

Dagnelie, P. C., Staveren, W. A. van, Berg, H. van den: Vitamin B_{12} from algae appears not to be bioavailable. Am. J. Clin. Nutr. 53 (1991) 695–697

Dagnelie, P. C., Staveren, W. A. van, Dusseldorp, M. van, Hautvast, J. G. A. J.: Effects of macrobiotic diets on linear growth in infants and children until 10 years of age. Eur. J. Clin. Nutr. 48 (1994) 103–112

Dagnelie, P. C., Staveren, W. A. van, Dusseldorp, M. van, Hautvast, J.: Vegetarische und makrobiotische Ernährung bei Kindern: Forschungsergebnisse und Erfahrungen in den Niederlanden 1981–1993. In: *Koletzko, B. (Hrsg.):* Alternative Ernährung bei Kindern in der Kontroverse. Springer, Berlin 1996

Dagnelie, P. C., Staveren, W. A. van, Klaveren, J. D. van, Burema, J.: Do children on macrobiotic diets show catch-up growth? A population – based cross-sectional study in children aged 0–8 years. Eur. J. Clin. Nutr. 42 (1988) 1007–1016

Dagnelie, P. C., Vergote, F., Staveren, W. A. van, Berg, H. van den, Dingjan, P. G., Hautvast, J.: High prevalence of rickets in infants on macrobiotic diets. Am. J. Clin. Nutr. 51 (1990) 202–208

Dagnelie, P. C., Vergote, F., Staveren, W. A. van, Berg, H. van den, Dingjan, P. G., Hautvast, J.: Increased risk of vitamin B_{12} and iron deficiency in infants on macrobiotic diets. Am. J. Clin. Nutr. 50 (1989) 818–824

Deilmann, F.: Atopische Dermatitis durch nutritive Allergeninvasion – Diagnostik und Therapie in der Klinik. Z. Hautkr. 69 (1994) 695–698

DGE – Deutsche Gesellschaft für Ernährung: »Vollwert-Ernährung« – eine Stellungnahme der Deutschen Gesellschaft für Ernährung. Ern. Umschau 9 (1987) 308–310

DGE – Deutsche Gesellschaft für Ernährung: Vollwertig essen und trinken nach den 10 Regeln der DGE. AID (1016), Auswertungs- und Informationsdienst für Ernährung, Landwirtschaft und Forsten, Bonn 2004; 21. A.

DGE (Deutsche Gesellschaft für Ernährung), ÖGE (Österreichische Gesellschaft für Ernährung), SGE (Schweizerische Gesellschaft für Ernährungsforschung), SVE (Schweizerische Vereinigung für Ernährung) (Hrsg.): Referenzwerte für die Nährstoffzufuhr. Umschau, Frankfurt/M. 2000

Diamond, H., Diamond, M.: Fit fürs Leben (Fit for Life). Goldmann, München 2003; 43. A.

Diamond, H., Diamond, M.: Fit fürs Leben 2 (Fit for Life 2). Goldmann, München 2003; 17. A.

Donaldson, M. S.: Metabolic vitamin B_{12} status on a mostly raw vegan diet with follow-up using tablets, nutritional yeast, or probiotic supplements. Ann. Nutr. Metab. 44 (5–6) (2000) 229–234

Draper, A., Lewis, J., Malhotra, N., Wheeler, L. E.: The energy and nutrient intakes of different types of vegetarien: a case for Supplements? Brit. J. Nutr. 69 (1993) 3–19

Dusseldorp, M. van, Arts, L., Bergsma, J., Jong, N. de, Dagnelie, P., Staveren, W. van: Catch-up growth in children fed a macrobiotic diet in early childhood. J. Nutr. 126, 12 (1996) 2977–2983

Dwyer, J. T.: Nutritional consequences of vegetarianism. Ann. Rev. Nutr. 11 (1991) 61–91

Ebner, C.: Kreuzreagierende Allergene – Panallergene. Wien. Med. Wschr. 146 (1996) 404–405

Ehret, A.: Kranke Menschen. Carl Kuhn, München 1911

Ehret, A.: The cause and cure of human illness. The Ehret Literature Publishing Company, New York 2001

Elmadfa, L., Leitzmann, C.: Ernährung des Menschen. Ulmer, Stuttgart 2004; 4. A.

Elmadfa, L., Aign, W., Muskat, E., Fritzsche, D.: Die große GU-Nährwert-Kalorien-Tabelle. Gräfe und Unzer, München 2003

Elsas, L. J., Acosta, P. B.: Nutritional support of inherited metabolic disease. In: *Shils, M. E., Olson, J.A., Shike, M.* (Eds.): Modern Nutrition in health and disease. Lea & Febiger, Philadelphia 1994; Vol. 2, 8. A.

Engelhardt, U., Hempen, C. H.: Chinesische Diätetik. Urban und Fischer, München 2002; 2. A.

Enquete-Kommission: »Schutz der Erdatmosphäre«. Klimaänderung gefährdet globale Entwicklung – Zukunft sichern, jetzt handeln. Economica, Bonn 1992

Ernährungsbericht 1992, DGE (Deutsche Gesellschaft für Ernährung, Hrsg.), Frankfurt/M. 1992

Ernährungsbericht 1996, DGE (Deutsche Gesellschaft für Ernährung, Hrsg.), Frankfurt/M. 1996

Ernährungsbericht 2000, DGE (Deutsche Gesellschaft für Ernährung, Hrsg.), Frankfurt/M. 2000

European Vegetarian Organization: How many veggies? www.european-vegetarian.org/lang/en/info/howmany.php (eingesehen 10.12.2004)

Evers, J., Volmert, U.: Die Evers-Diät. Haug, Heidelberg 2002

Exner, H., Greinecker, G.: Allergieprävention. Wien. Med. Wschr. 146 (1996) 406–411

Flaws, B., Wolfe, H.L.: Das Handbuch der chinesischen Ernährungslehre. O. W. Barth, Bern 1998

Frentzel-Beyme, R., Chang-Claude, J.: Vegetarian diets and colon cancer: The German experience. Am. J Clin. Nutr. 59 (Suppl.) (1994) 1143–1152

Fry, T. C.: Program for dynamic health. Natural Hygiene Press, Chicago 1974

Gall, H., Sterry, W.: Nahrungsmittelallergie: Klinik, Diagnostik und Therapie aus dermatologischer Sicht. Dtsch. Med. Wschr. 119 (1994) 773–777

Gibson, R. S.: Content and bioavailability of trace elements in vegetarian diets. Am. J. Clin. Nutr. 59 (1994) 1223–1232

Götz, M.: Pseudoallergien und Histaminintoleranzen. Wien. Med. Wschr. 146 (1996) 426–430

Groeneveld, M.: Beurteilung einer vorwiegend lakto-vegetabilen Ernährungsform anhand der Zufuhr und der Versorgung mit Vitaminen. Unter spezieller Berücksichtigung der antioxidativ wirkenden Vitamine C und E und des β-Carotins. Dissertation. Wiss. Fachverlag, Gießen 1994

Hampel, R., Zöllner, H.: Zur Jodversorgung und Belastung mit strumigenen Noxen in Deutschland. Ern. Umschau 51 (4) (2004) 132–137

Hanisch, O. Z. A.: Mazdaznan-Ernährungskunde und Kochbuch. Ruf an die Welt, Bringhausen, Deutsche Zentralausgabe 1964; überarb. Ausg. 2001

Heintze, T.: Alles über die Haysche Trennkost. Falken, Niedernhausen 2001

Heintze, T., Heintze, M., Walb, I. (Hrsg.): Original Haysche Trenn-Kost. Nach Dr. Hay und Dr. Walb. MVS, Stuttgart 1999

Helbling, A.: Wichtige kreuzreaktive Allergene. Schweiz. Med. Wschr. 127 (1997) 382–389

Hesecker, H., Adolf, T., Eberhardt, W., Hartmann, S., Herwig, A., Kühler, W., Matiaske, B., Moch, K. J., Schneider R., Zipp, A.: Lebensmittel- und Nährstoffaufnahme Erwachsener in der Bundesrepublik Deutschland. In: *Kühler W., Anders, H. J., Heeschen, W., Kohlmeier, M.* (Hrsg.): Vera-Schriftenreihe, Wissenschaftlicher Fachverlag Dr. Fleck, Niederkleen 1992; Bd. 3

Hess, U., Flick, E. M.: Konsumverhalten in bezug auf alternative Kostformen - Ergebnisse einer Repräsentativumfrage in Baden-Württemberg. Bericht der Bundesforschungsanstalt für Ernährung, Karlsruhe, BFE-R-91–01, 1991

Hoffmann, I.: Gießener Vollwert-Ernährungs-Studie: Untersuchung auf Bias am Beispiel von Fettstoffwechsel-Parametern. Dissertation. Wiss. Fachverlag, Gießen 1995

Hötzel, D., Kling-Steines, B.: Alternative Ernährung – eine Bewertung anhand von Beispielen. Akt. Ern. Med. 16 (1991) 78–81

Hufeland, C. W.: Die Kunst, das menschliche Leben zu verlängern. Hufelands Makrobiotik. Insel, Frankfurt a.M. 1995

Hunt, J. R.: Moving toward a plant-based diet: are iron and zinc at risk? Nutr. Rev. 60 (5 Pt 1) (2002) 127–134

Janelle, K. C., Barr, S. I.: Nutrient intakes and eating behavior scores of vegetarian and non vegetarian women. J. Am. Diet. Assoc. 95 (1995) 180–186

Johnston, P. (Ed.): Vegetarian Nutrition. Am. J. Clin. Nutr. 59 (1994) 5. Suppl.

Johnston, P. K., Sabaté, J. (Eds.): Proceedings of the Third International Congress on vegetarian nutrition. Am. J. Clin. Nutr. 70 (3 Suppl.) (1999) 429–434

Kannel, W. B.: Blood pressure as a cardiovascular risk factor. J. Am. Med. Assoc. 275 (1996) 1571–1576

Kasper, H.: Ernährungsmedizin und Diätetik. Urban und Fischer, München 2004; 10. A.

Key, T. J., Fraser, G. E., Thorogood, M., Appleby, P. N., Beral, V., Reeves, G., Burr, M. L., Chang-Claude, J., Frentzel-Beyme, R., Kuzma, J. W., Mann, J., McPherson, K.: Mortality in vegetarians and nonvegetarians: detailed findings from a collaborative analysis of 5 prospective studies. Am. J. Clin. Nutr., 70 (3 Suppl) (1999) 516–524

Key, T. J. A., Thorogood, M., Appleby, P. N., Burr, M. L.: Dietary habits and mortality in 11000 vegetarians and health conscious people: results of a 17 year follow up. Brit. Med. J. 313 (1996)

Koebnick, C., Heins, U., Hoffmann, I., Dagnelie, P .C., Leitzmann, C.: Folate status during pregnancy in women is improved by long-term high vegetable intake compared with the average Western diet. J. Nutr. 131 (3) (2001) 733–739

Koebnick, C., Hoffmann, I., Dagnelie, P. C., Heins, U., Wickramasinghe, S. N., Ratnayaka, I. D., Gruendel, S., Lindemans, J., Leitzmann, C.: Long-term ovo-lacto vegetarian diet impairs vitamin B-12 status during pregnancy in pregnant women. J. Nutr. 134 (12) (2004) 3319–3326

Koebnick, C., Leitzmann, R., Garcia, A. L., Heins, U., Heuer, T., Golf, S., Katz, N., Hoffmann, I., Leitzmann, C.: Long-term effect of a plant-based diet on magnesium status during pregnancy. Eur. J. Clin. Nutr. 59 (2) (2005) 219–225

Koebnick, C., Strassner, C., Hoffmann, I., Leitzmann, C.: Consequences of a long-term raw food diet on body weight and menstruation: results of a questionnaire survey. Ann. Nutr. Metab. 43 (2) (1999) 69–79

Koebnick, C., Strassner, C., Leitzmann, C.: Bewertung der Rohkost-Ernährung in der Ernährungsberatung. Ern. Umschau 44 (1997 a) 444–448

Koebnick, C., Strassner, C., Leitzmann, C.: Rohkost-Ernährung: Die »Rohkost-Bewegung« in Deutschland. Arbeitsgruppe Rohkost, Institut für Ernährungswissenschaft, Universität Gießen 1996

Koebnick, C., Strassner, C., Leitzmann, C.: Rohkost-Ernährung: Teil 1 – Überblick und Bewertung der theoretischen Grundlagen. AID Verbraucherdienst 10 (1997 b) 244–250

Koebnick, C., Strassner, C., Leitzmann, C.: Rohkost-Ernährung: Teil 2 – Die Gießener Rohkost-Studie. AID Verbraucherdienst 42 (1997 c) 268–274

Koerber, K. v.: Ernährung bei Diabetes mellitus mit kohlenhydrat- und ballaststoffreichen, gering verarbeiteten Lebensmitteln. Dissertation, Wiss. Fachverlag, Gießen 1989

Koerber, K. v., Hammann, B., Willms, G.: Für Diabetiker: Vollwert-Ernährung. Gräfe und Unzer, München 1995; 4. A.

Koerber, K. v., Leitzmann, C: Vollwert-Ernährung – genußvoll – gesund – ökologisch – sozialverträglich. aid-Special 3353, Bonn 2000; 7. A.

Koerber, K. v., Männle, T., Leitzmann, C.: Vollwert-Ernährung. Konzeption einer zeitgemäßen und nachhaltigen Ernährung. Haug, Stuttgart 2004; 10. A.

Kohlmeier, L., Kroke, A., Pötzsch, J., Kohlmeier, M., Martin, K.: Ernährungsabhängige Krankheiten und ihre Kosten. Schriftenreihe des Bundesministeriums für Gesundheit, Bd. 27. Nomos Verlagsgesellschaft, Baden-Baden 1993

Koletzko, B. (Hrsg.): Alternative Ernährung bei Kindern in der Kontroverse. Springer, Berlin 1996

Kollath, W.: Die Ordnung unserer Nahrung. Haug, Heidelberg; 16. A. 1998; 5. und letzte neubearbeitete Aufl. 1960

Konz, F.: Der große Gesundheits-Konz. Universitas, München 2003

Kossatz, M.: Darstellung der Ayurveda-Kost. Ern. Umschau 46 (Sonderheft) (1999) 113–117

Kühne, P.: Entscheidend ist die Qualität. Flensburger Hefte, Ernährungsfragen 54 (1996) 8–37

Kühne, P.: Ernährungssprechstunde. Grundlagen einer gesunden Lebensführung. Urachhaus, Stuttgart 1993

Kühne, P.: Ratgeber Ernährung. Seehamer, Weyarn 1997

Kushi, M.: Das Buch der Makrobiotik. Bruno Martin, Frankfurt 1979

Kushi, M.: Das große Buch der Makrobiotik. Knaur, München 2000

Kwanbunjan, K: Ernährungsverhalten und Gesundheitssituation von Rohköstlern unter besonderer Berücksichtigung des Eisenstatus und der hämatologischen Parameter. Dissertation. Wissenschaftlicher Fachverlag, Gießen 1996

Kwanbunjan, K., Strassner, C., Dörries, S., Leitzmann, C.: Eisenstatus von Rohköstlern. Z. Ernährungswiss. Abstr. 35,1 (1996) 90

Leitzmann, C.: Vegetarismus: Grundlagen, Vorteile, Risiken. S. Beck, München 2001

Leitzmann, C., Hahn, A.: Vegetarische Ernährung. Ulmer, Stuttgart 1996

Leitzmann, C., Koerber, K. v., Männle, T.: Die Gießener Formel – Aktuelle Definition der Vollwert-Ernährung. UGB-Forum 20 (5) (2003) 257

Leitzmann, C., Michel, R.: Alternative Kostformen aus ernährungsphysiologischer Sicht. Akt. Ernährungmed 18, 1 (1993) 2–13

Löffler, G., Petrides, R.: Biochemie und Pathobiochemie. Springer, Berlin 2003; 7. A.

Lorenz, J.: Respirationstrakt. In: *Biesalski et al.* (Hrsg.): Ernährungsmedizin. Thieme, Stuttgart 1995

Lützner, H., Million, H.: Richtig essen nach dem Fasten. Gräfe und Unzer, München 2002; 6. A.

Madeleyn, R.: Anthroposophische Konzepte zur Säuglings- und Kinderernährung. In: *Koletzko, B.* (Hrsg.): Alternative Ernährung bei Kindern in der Kontroverse. Springer, Berlin 1996

Männle, T., Koerber, K. v., Leitzmann, C., Hoffmann, I., Hollen, A. v., Franz, W.: Orientierungstabelle für die Vollwert-Ernährung – Empfehlungen für die Lebensmittelauswahl gesunder Erwachsener. Verbraucherzentrale NRW und Verband für Unabhängige Gesundheitsberatung – Deutschland (Hrsg.). UGB-Beratungs- und Verlags-GmbH, Gießen 2000; 4. A.

Mangold, F.: Die Küche der Neuzeit. Humata, Bern (o. J.); 15. A.

Manz, F.: Jodmangel – Gründe, Folgen und Vorbeugungsmöglichkeiten. Prävention 15 (1992) 111–117

Manz, F.: Jod-Monitoring 1996. Repräsentative Studie zur Erfassung des Jodversorgungszustandes der Bevölkerung Deutschlands. Schriftenreihe des Bundesministeriums für Gesundheit, Band 110. Nomos, Baden-Baden 1998

Meng, W., Scriba, P. C.: Jodversorgung in Deutschland. Dt. Ärztebl. 99 (39) (2002) 2048–2052

Messina, V., Melina, V., Mangels, A. R.: A new food guide for North American vegetarians. Can. J. Diet. Pract. Res. 64 (2) (2003) 82–86

Miller, D., Specker, B., Ho, M., Norman, E.: Vitamin B_{12} Status in a macrobiotic Community. Am. J. Clin. Nutr. 53, 2 (1991) 524–529

Nathan, L., Hackett, A. F., Kirby, S.: A longitudinal study of the growth of matched pairs of vegetarian and omnivorous children, aged 7–11 years, in the North-West of England. Eur. J. Clin. Nutr. 51 (1997) 20–25

Oberritter, H.: Fit for Life: Eine Anleitung zur lebenslangen Fehlernährung. Akt. Ern. Med. 21 (1996) 16–19

Ohsawa, G.: Zen Makrobiotik. Der Weg zur Langlebigkeit und Verjüngung. Thiele, Hamburg 1996; 21. A.

Ohsawa, G.: Lebensführer Makrobiotik-Handbuch. Mahajiva, Holthausen 2004; 3. A.

Peiter, J.: Pro und Contra Rohkost-Ernährung. Access, Königstein 1993; 3. A.

Pfau, A., Stolz, W., Landthaler, M., Przybilla, B.: Neue Aspekte zur Nahrungsmittelallergie. Dtsch. Med. Wschr. 121 (1996) 346–350

Pirc, K., Kempe, W.: Kochen nach Ayurveda. Bassermann, München 2003

Popp, F. A.: Die Botschaft unserer Nahrung. Fischer, Frankfurt a.M. 1993

Projektträgerschaft Forschung im Dienste der Gesundheit (Hrsg.): Die Nationale Verzehrsstudie. Ergebnisse der Basisauswertung. Materialien zur Gesundheitsforschung, Schriftenreihe zum Programm der Bundesregierung Forschung und Entwicklung im Dienste der Gesundheit. Bd. 18, 1991

Rauma, A.-L., Törrönen, R., Hänninen, O., Mykkänen, H.: Vitamin B_{12} status of long-term adherents of a strict uncooked vegan diet (living food diet) is compromised. J. Nutr. 125 (1995) 2511–2515

Rauma, A.-L., Törrönen, R., Hänninen, O., Verhagen, H., Mykkänen, H.: Antioxidant status in long-term adherents to a strict uncooked vegan diet. Am. J. Clin. Nutr. 62 (1995) 1221–1227

Renzenbrink, U.: Ernährungskunde aus anthroposophischer Erkenntnis. Rudolf Geering, Dornach 1988; 3. A.

Rottka, H., Hermann-Kunz, F., Hahn, B., Lang, H. P.: 2. Mitteilung: Anthropometrische und biochemische Meßdaten im Vergleich zu Nichtvegetariern. Akt. Ern. Med. 14, 1 (1989) 32–39

Sabaté, J. (Ed.): Vegetarian nutrition. CRC Press, Boca Raton 2001

Sabaté, J., Rajaram, S. (Eds.): Proceedings of the Fourth International Congress of Vegetarian Nutrition. Am. J. Nutr. 78 (3 Suppl.) (2003) 501–668

Sander, F. F.: Der Säure-Basen-Haushalt des menschlichen Organismus. Hippokrates, Stuttgart 1985; 2. A.

Sanders, T. A. B., Reddy, S.: Vegetarian diets and children. Am. J. Clin. Nutr. 59 (1994)1176–1181

Schenk, U. V., Bender-Götze, C., Koletzko, B.: Vitamin-B_{12}-Mangel gestillter Kinder bei streng vegetarischer mütterlicher Ernährung. In: *Koletzko, B. (Hrsg.):* Alternative Ernährung bei Kindern in der Kontroverse. Springer, Berlin 1996

Schmidt-Wilcke, H.A.: Weizenkleie bei Störungen der Dickdarmmotilität. Ern. Umschau 42 (1995) 330–333

Schnitzer, J. G.: Schnitzer-Intensivkost, Schnitzer-Normalkost. Schnitzer, Friedrichshafen 2004

Schönhöfer-Rempt, R., Leitzmann, C.: Ernährungsgewohnheiten von Vegetariern. Ern. Umschau 36, 2 (1989) 56–61

Schrott, E.: Ayurveda für jeden Tag. Goldmann, München 2003; 11. A.

Semler, E.: Pflanzliche Rohkost: Heilnahrung par excellence. Sonderdruck. Reform Rundschau 2003

Shelton, H. M.: Natural Hygiene – The pristine way of life. American Natural Hygiene Society, Tampa/Florida 1994

Simon, P.: Makrobiotik auf der Speisekarte. Mahajiva, Holthausen 1992

Sommer, W.: Das Urgesetz der natürlichen Ernährung. Sommer, Ahrensburg 1991; 6. A.

Souci, S. W., Fachmann, W., Kraut, H.: Die Zusammensetzung der Lebensmittel. Nährwert-Tabellen. Medpharm GmbH Scientific Publishers, Stuttgart 2000; 6. A.

Specker, B. L., Black, A., Allen, L, Morrow, F.: Vitamin B_{12}: low milk concentrations are related to low serum concentrations in vegetarian women and to methylmalonic aciduria in their infants. Am. J Clin. Nutr. 52 (1990) 1073–1076

Spitzmüller, E.M., Pflug-Schönfelder, K, Leitzmann, C: Ernährungsökologie – Essen zwischen Genuß und Verantwortung. Haug, Heidelberg 1993

Steiner, R.: Ernährung und Bewußtsein. In: *Willmannn, K. T.* (Hrsg.): Themen aus dem Gesamtwerk, Ernährung des Menschen II, Bd. 7. Verlag Freies Geistesleben, Stuttgart 2001; 5. A.

Steiner, R.: Naturgrundlagen der Ernährung. In: *Willmann, K. T.* (Hrsg.): Themen aus dem Gesamtwerk, Ernährung des Menschen II, Bd. 6. Freies Geistesleben, Stuttgart 1994; 4. A.

Stögmann, W., Kurz, H.: Atopische Dermatitis und Nahrungsmittelallergie im Säuglings- und Kindesalter. Wien. Med. Wschr. 146 (1996) 411–414

Stötter, M., Mayrhofer, H.: Veganische Ernährung: Neurologische Symptomatik, schwere Entwicklungs- und Gedeihstörung bei Säuglingen und Kleinkindern durch Vitamin-B_{12}-Mangel. Akt. Ern. Med. 21 (1996) 4–7

Strahm, R. H.: Warum sie so arm sind – Arbeitsbuch zur Entwicklung der Unterentwicklung in der Dritten Welt mit Schaubildern und Kommentaren. Hammer, Wuppertal, 1995; 9. A.

Strassner, C., Weirich, B., Koebnick, C., Leitzmann, C.: Die Gießener Rohkost-Studie. Erfahrungsheilkunde 8 (1997 b) 429–434

Temelie, B.: Ernährung nach den Fünf Elementen. Joy, Sulzberg 2002; 28. A.

Thiel, C.: Gut leben trotz Nahrungsmittelallergie. Trias, Stuttgart 1997

Waerland, A.: Befreiung aus dem Hexenkessel der Krankheiten. Humata, Bern (o.J.); 6. A.

Waerland, A.: Das Waerlandsystem in einer Nussschale. Humata, Bern (o. J.); 13. A.

Waerland, A.: Übersäuerung als Grundursache der Krankheiten. Humata, Bern (o. J.); 13. A.

Waerland, A, Waerland, E.: Waerland-Kost für Gesunde, Kranke, Kleinkinder, Säuglinge. Waerland Verlag, Hamburg 1951

Walb, L., Heintze, T., Lehmann, P.: Original Haysche Trennkost. Haug, Heidelberg 1996; 44. A.

Waldmann, A., Koschizke, J. W., Leitzmann, C., Hahn, A.: Dietary intakes and lifestyle factors of a vegan population in Germany. Eur. J. Nutr. 57 (8) (2003) 947–955

Waldmann, A., Koschizke, J. W., Leitzmann, C., Hahn, A.: Dietary intake and iron status of German female vegans: results of the German vegan study. Ann. Nutr. Metab. 48 (2) (2004) 103–108

Waldmann, A., Koschizke, J. W., Leitzmann, C., Hahn, A.: Homocysteine and cobalamin status in German vegans. Public Health Nutr. 7 (3) (2004) 467–472

Waldmann, A., Koschizke, J. W., Leitzmann, C., Hahn, A.: Status of Antioxidant Vitamins in German Vegans. [Akzeptiert zur Veröffentlichung: International Journal of Vitamin and Nutrition Research, Juni 2004]

Waldmann, A., Koschizke, J. W., Leitzmann, C., Hahn, A.: German Vegan Study: Diet, life-style factors, and cardiovascular risk profile. [In Review Progress]

Walker, N. W.: Auch Sie können wieder jünger werden. Waldthausen, Ritterhude 1993; 3. A.

Wandmaker, H.: Willst Du gesund sein? Vergiss den Kochtopf! Waldthausen/Natura, Stuttgart 2001

Watzl, B., Leitzmann, C.: Bioaktive Substanzen in Lebensmitteln. Hippokrates, Stuttgart 1999; 2. A.

Weise, O.: Harmonische Ernährung. Goldmann, München 2002

Wrede, I.: Leitfaden Makrobiotik. Grundlagen einer Kostform. Haug, Heidelberg 1996

Wutzke, K. D., Heine, W. E., Koster, D., Muscheites, J., Mix, M., Mohr, C., Popp, K., Wigger, M.: Metabolic effects of HAY's diet. Isotopes Environ. Health Stud., 37 (3) (2001) 227–237

Zimmermann, M. B.: Assessing iodine status and monitoring progress of iodized salt programs. J. Nutr. 134 (7) (2004) 1673–1677

www.bio-siegel.de
www.boelw.de
www.oekolandbau.de

Who is who

*Anthroposophisch orientierte
Ernährung*
Rudolf Steiner (1861–1925)
Udo Renzenbrink (1914–1994)
Petra Kühne (*1953)

Evers-Diät
Joseph Evers (1894–1975)

Fit for Life
Herbert Shelton
John Tilden
Norman Walker
Harvey und Marilyn Diamond

Harmonische Ernährungslehre
Devanando Otfried Weise (*1943)

Hay'sche Trennkost
Howard Hay (1866–1940)
Ludwig Walb (1907–1992)
Ursula Summ (*1948)
Thomas Heintze (*1955)

Makrobiotische Ernährung
Christoph Wilhelm Hufeland
(1762–1836)
Georges Ohsawa (1892–1966)
Mishio Kushi (*1926)
Steven Acuff (*1945)

Mazdaznan-Ernährung
Otoman Zaradusht Hanish
(1844–1936)

Rohkost-Ernährung
Arnold Ehret (1822–1922)
Maximilian Oskar Bircher-Benner
(1867–1939)
Are Waerland (1876–1955)
Norman Walker (1876–1985)
Helmut Wandmaker (*1916)
Franz Konz (*1926)
Guy-Claude Burger (*1936)
Fritz-Albert Popp (*1938)

Schnitzer-Kost
Johann Georg Schnitzer (*1939)

Vegetarismus
Pythagoras (570–500 v. Chr.)
Samuel Hahnemann (1755–1843)
Vinzenz Priessnitz (1799–1851)
Eduard Baltzer (1814–1887)
Theodor Hahn (1824–1883)
John Harvey Kellogg (1852–1943)

Vollwertkost/Vollwert-Ernährung
Werner Kollath (1892–1970)
Max Otto Bruker (1909–2001)
Helmut Anemueller (1920–2000)
Claus Leitzmann (*1933)
Thomas Männle (*1953)
Karl von Koerber (*1955)

Glossar

Alkalose

Anstieg des pH-Wertes des Blutplasmas auf mehr als 7,44. Metabolische Alkalose: Anstieg des Bikarbonatgehalts im extrazellulären Raum. *Respiratorische Alkalose:* Verminderung des Kohlendioxidpartialdruckes im Blut durch Hyperventilation.

Azidose

Absenken des pH-Wertes unter 7,37, d.h. Steigerung der Wasserstoffionenkonzentration des Blutplasmas. *Metabolische Azidose:* Störung des Gleichgewichts zwischen Wasserstoffionen im Blut und ihrer renalen Ausscheidung. *Respiratorische Azidose:* Anstieg des arteriellen Kohlendioxidpartialdrucks bei Schädigung des Atemzentrums.

Ballaststoffe

Bestandteile pflanzlicher Lebensmittel, die von den Verdauungssystemen des Menschen nicht abgebaut werden können. Sie dienen den Pflanzen u.a. als Gerüstsubstanz der Zellstrukturen sowie als Füll- und Schutzmaterial. *Wasserlösliche Ballaststoffe* (Pektin, Agar, Guar) bilden viskose Lösungen. *Wasserunlösliche Ballaststoffe* (Lignin, Zellulose, Hemizellulose) besitzen eine hohe Quellfähigkeit bzw. Wasserbindungskapazität.

Basen

Synonym: Laugen. Verbindungen, die in wässriger Lösung negativ geladene Hydroxylionen abspalten können. Basen sind Protonenakzeptoren.

Bioaktive Substanzen

Nahrungsinhaltsstoffe ohne Nährstoffcharakter (nicht-nutritive Inhaltsstoffe) wie → Ballaststoffe, → sekundäre Pflanzenstoffe sowie Substanzen in fermentierten Lebensmitteln (→ Fermentation).

Biotin

Wasserlösliches Vitamin. *Funktion:* Koenzym einer Reihe von Carboxylase-, Transcarboxylase- und Decarboxylase-Reaktionen, somit wichtig für die Gluconeogenese, beim Abbau einiger essenzieller Aminosäuren und für die Biosynthese von Fettsäuren.
Vorkommen: Leber, Eigelb, Sojabohnen, Nüsse, Hülsenfrüchte, Getreideprodukte. *Geschätzter Bedarf:* 30–100 µg/d. *Mangel:* sehr selten; Dermatitis, nervöse Störungen, Müdigkeit, EKG-Veränderungen. *Hypervitaminose:* Nicht bekannt.

Chlorid

Essenzieller Mineralstoff, ehem. Symbol Cl⁻. *Funktion:* Wichtigstes Anion der extrazellulären Flüssigkeit (70 %). Osmoregulation, Aufrechterhaltung des Säure-Basen-Gleichgewichts, Bestandteil der Magensalzsäure. *Vorkommen:* Hauptnahrungsquelle ist Kochsalz (NaCl). Empfehlung: 3–5 g/d. *Mangel:* sehr selten, hypochlorämische Alkalose.

Cholesterin

Hydroaromatischer Kohlenwasserstoff, in allen Zellen des menschlichen Körpers vorhanden. *Funktion:* Vorstufe für Gallensäuren, Steroidhormone und als 7-Dehydrocholesterin für Provitamin D_3. Wesentlicher Bestandteil aller Membranen tierischer Zellen. Über 90 % des Cholesterins werden in Leber und Darm erzeugt, wobei alle Zellen zur Synthese befähigt sind. Die endogene Cholesterinsynthese (1,5–3 g/d) korreliert negativ mit der exogenen Zufuhr.

Eisen

Essenzielles Spurenelement, chem. Symbol Fe. *Funktion:* Bestandteil der Hämproteine Hämoglobin und Myoglobin sowie einiger Metalloenzyme. *Vorkommen:* Fleisch, Gemüse, Vollkornprodukte. Die deutlich schlechtere Eisenresorptionsrate aus pflanzlichen Produkten kann durch gleichzeitigen Verzehr von Vitamin-C-reichen Lebensmitteln erhöht werden. *Empfehlung:* 10 mg/d, menstruierende, schwangere oder stillende Frauen 15 mg/d. *Mangel:* Müdigkeit, Erschöpfung, hypochrome mikrozytäre Anämie, Wachstumsstörungen und verringerte Infektionsabwehr. *Intoxikation:* pathologische Eisenspeicherung in Form von Hämosiderin mit Gewebeschäden in Leber, Pankreas und Herzmuskel.

Ernährungs-system

Weg eines Lebensmittels vom Anbau über Ernte, Lagerung, Verarbeitung, Verpackung, Transport, Zubereitung und Entsorgung, besonders bezüglich der Einflüsse auf Umwelt und Gesellschaft.

Essenzielle Nährstoffe

Lebensnotwendige Nahrungsstoffe, die dem Organismus zugeführt werden müssen, da er sie nicht oder nur unzureichend selbst synthetisieren kann, z. B. Vitamine, Mineralstoffe, Wasser, bestimmte Aminosäuren und Fettsäuren.

Fermentation Gärungsverfahren, das Beschaffenheit, Geschmack, Nährwert und Aroma von Lebensmitteln verändert. Vorwiegend anaerober, enzymatischer Kohlenhydratabbau durch Mikroorganismen (Bakterien, Hefen, Schimmelpilze), z.b. alkoholische Gärung, Milchsäure- und Essigsäuregärung.

Flavonoide Gelbe, rote, blaue und violette Farbpigmente (z.B. Citrin, Hesperidin, Quercetin, Anthocyane), die zur Gruppe der → Polyphenole gehören und im Pflanzenreich weit verbreitet sind. Derzeit sind etwa 5 000 verschiedene Flavonoide bekannt. *Wirkung:* Antioxidativ.

Folsäure Wasserlösliches Vitamin. *Funktion:* Als Koenzym an der Übertragung von C_1-Bruchstücken (Methyl-, Formyl-, Formiatreste) sowie an der Nukleinsäuresynthese (Purin, Thymin) beteiligt. *Vorkommen:* Grünes Blattgemüse, Spargel, Tomaten, Kohl, Hefe, Weizenkeime, Sojabohnen, Leber. *Empfehlung:* 150 µg/d. *Mangel:* Megaloblastische Anämie, Leuko- oder Thrombopenie, Schleimhautveränderungen, Wachstums- und Fortpflanzungsstörungen sowie Fehlbildungen des Fetus, Frühgeburten. *Intoxikation:* Nicht bekannt.

Food Design Engl. für: *Entwicklung von Lebensmitteln.* Bereich der Lebensmitteltechnologie, der sich mit der Entwicklung neuartiger Produkte aus isolierten pflanzlichen und tierischen Rohstoffen sowie Hilfs- und Zusatzstoffen befasst.

Glucosinolate Vorstufen der Senföle (→ Isothiocyanate), → Thiocyanate und → Indole. *Vorkommen:* hauptsächlich in Kruziferen wie Senf, Meerrettich und Kohlarten. *Wirkung:* Antimikrobiell, antikanzerogen. Sehr hitze-, licht- und luftempfindlich.

Indole Enzymatische Abbauprodukte der → Glucosinolate. *Vorkommen:* Vor allem in Kohlarten, Raps und Rettich. *Wirkung:* Antimikrobiell, antikanzerogen.

Isothiocyanate Senföle, enzymatische Abbauprodukte von → Glucosinolaten. *Wirkung:* Antimikrobiell.

Jod Essenzielles Spurenelement, chem. Symbol I. *Funktion:* Bestandteil der Schilddrüsenhormone Tri- und Tetrajodthyronin, die das Wachstum und die Teilung von Zellen beeinflussen. Außerdem zahlreiche Auswirkungen auf den Lipid-,

Kohlenhydrat- und Aminosäurenstoffwechsel. *Vorkommen:* Hoher Jodgehalt nur in Meeresprodukten, Lebertran und jodiertem Speisesalz, geringe Mengen auch in Milch und Eiern. Empfehlung: 200 µg/d. *Mangel:* Struma, Entwicklungsstörungen des Fetus bei Jodmangel während der Schwangerschaft, Kretinismus. *Intoxikation:* Jodakne und Allergien durch überhöhte medikamentöse Aufnahme.

Kalium

Essenzieller Mineralstoff, chem. Symbol K. *Funktion:* Häufigstes Kation im Intrazellulärraum. Aufrechterhaltung des osmotischen Drucks und des zellulären Ruhepotenzials sowie Regulation von neuromuskulärer Reizbarkeit und Muskelkontraktion. Wichtig für das Säure-Basen-Gleichgewicht. Bestandteil der Verdauungssäfte und Aktivator einiger Enzyme. *Vorkommen:* Kartoffeln, Tomaten, Gemüse, Hülsenfrüchte, Obst. *Empfehlung:* 2–4 g/d. *Mangel:* Muskelschwäche bis hin zur Muskellähmung, Störungen der Herztätigkeit, metabolische Alkalose. *Intoxikation:* Muskel-, Nerven- und Herz-Kreislauf-Störungen, Ohrensausen, Taubheit, Verwirrtheit und Halluzinationen.

Kalzium

Essenzieller Mineralstoff, chem. Symbol Ca. *Funktion:* Bestandteil von Knochen und Zähnen, wichtig für die Blutgerinnung und bei der neuromuskulären Erregbarkeit, beeinflusst die Durchlässigkeit der Zellmembranen, hat Signalfunktion bei der Zellaktivierung. Der Kalziumspiegel des Blutes wird durch das Zusammenwirken von Parathormon, Vitamin D und Kalzitonin normalerweise in engen Grenzen gehalten. *Vorkommen:* Milch und Milchprodukte, Brokkoli, Grünkohl, Ölsaaten. *Empfehlung:* Etwa 900 mg/d. *Mangel:* Tetanie, Entkalkung der Knochen, Osteoporose. *Intoxikation:* Erbrechen, Übelkeit, Nierenfunktionsstörungen, Polyurie, Harnsteinbildung.

Karotinoide

Isoprenderivate, die 8–9 Doppelbindungen enthalten und intensiv rot oder gelb gefärbt sind. Karotinoide werden ausschließlich von höheren Pflanzen und Mikroorganismen synthetisiert. Sie können als Provitamin A im tierischen und menschlichen Organismus in Retinol umgewandelt werden. Zu den wichtigsten Provitamin-A-Karotinoiden zählen das α-, β- und γ-Karotin, wobei das β-Karotin die höchste Vitamin-A-Wirksamkeit aufweist. *Wirkung:* Antioxidativ, antikanzerogen.

Konstitutions- Die als erblich angenommene Kombination bestimmter
lehre körperlicher und psychischer Merkmale, physiologischer
Reaktionsweisen und der physischen Verfassung (Dispositi-
on). Am bekanntesten sind die Konstitutionstypen (Körper-
bautypen) von Kretschmer (1925): leptosom (asthenisch),
eurysom (pyknisch), athletisch.

Kupfer Essenzielles Spurenelement, chem. Symbol Cu. *Funktion:*
Bestandteil vieler Enyzme, insbesondere Oxidasen. Wichtig
für die Erythropoese. *Vorkommen:* Besonders in Innereien,
Fischen, Schalentieren, Nüssen, Vollkorngetreide, Kakao und
einigen grünen Gemüsen. *Geschätzter Bedarf:* 1,5–3 mg/d.
Mangel: Hypochrome mikrozytäre Anämie, Neutropenie,
Osteopenie, Dermatitis, Depigmentierung, Wachstumsstörungen. *Intoxikation:* Krämpfe, Übelkeit, Durchfälle, chronische Anreicherung von Kupfer in der Leber.

Lebensmittel- Übersteigerte Abwehrreaktion des Körpers. Nach einer Pha-
allergie se der Sensibilisierung, d.h. Bildung von Antikörpern,
kommt es bei erneutem Allergenkontakt zur allergischen
Reaktion an Haut, Schleimhäuten, Atemwegen oder im
Magen-Darm-Trakt. Allergene sind meist Polypeptide oder
Proteine.

Lebensmittel- Lebensmittelunverträglichkeit. Intoleranzreaktion auf be
intoleranz stimmte Lebensmittelinhalts- oder -Zusatzstoffe, die dem
Erscheinungsbild der → Lebensmittelallergie entsprechen,
obwohl keine immunologischen Mechanismen mit der Bildung von Antigen-Antikörper-Komplexen vorliegen.

Magnesium Essenzieller Mineralstoff, chem. Symbol Mg. *Funktion:*
Bestandteil von Knochen, Zähnen und Sehnen. Aktivator
aller Reaktionen, an denen ATP beteiligt ist und Bestandteil
verschiedener Enzyme des Kohlenhydrat- und Proteinstoff-
wechsels, essenzielles Kation der intrazellulären Flüssigkeit,
wichtig für die neuromuskuläre Reizübertragung, beteiligt
an der Nukleinsäuren- und Proteinbiosynthese. *Vorkommen:* Vollkorngetreide, Hülsenfrüchte, Nüsse und Samen.
Empfehlung: 300–350 mg/d. *Mangel:* Neuromuskuläre Übererregbarkeit mit Krämpfen, Tetanie, Tremor und Tachykardie. *Intoxikation:* Erbrechen, Hypertension, Bradykardie,
Störung im Zentralnervensystem.

Mangan Essenzielles Spurenelement, chem. Symbol Mn. *Funktion:* Bestandteil einiger Metalloenzyme, Aktivator der Aminopeptidasen, Arginasen, Enolasen und Glukokinasen. *Vorkommen:* Schwarzer Tee, Vollkorngetreide, Keimlinge, Nüsse, Wurzeln, Knollen. *Geschätzter Bedarf:* 2–5 mg/d. *Mangel:* Nicht bekannt. *Intoxikation:* Nicht bekannt.

Monoterpene s. *Terpene*

Nährstoffdichte Hilfsrechengröße zur Beurteilung der ernährungsphysiologischen Qualität eines Lebensmittels bzw. einer Ernährung im Hinblick auf die Nährstoffversorgung. Berechnung aus dem Quotienten von Nährstoffgehalt (in Gewichtsteilen) und Energiegehalt (pro 1000 J bzw. 1000 kcal) eines Lebensmittels.

Natrium Essenzieller Mineralstoff, chem. Symbol Na. *Funktion:* Wichtigstes Kation des Extrazellulärraums zur Aufrechterhaltung des osmotischen Drucks. Beeinflusst Zellpermeabilität, Muskelreizbarkeit und -kontraktion, Säure-Basen-Haushalt, Absorption von Monosacchariden und Aminosäuren. Bestandteil von Verdauungssäften und Aktivator einiger Enzyme. *Vorkommen:* Kochsalz (NaCl), verarbeitete Lebensmittel (Brot, Fertigsaucen, Wurstwaren). *Bedarf:* Kochsalzzufuhr von 5g/d gilt als ausreichend. *Mangel:* Hypotonie, Tachykardie, Apathie und Muskelkrämpfe. *Übermäßige Zufuhr:* Hypertonie, motorische Unruhe, Ödembildung, Schwindel, Übererregbarkeit der Muskulatur, Haut- und Schleimhautaustrocknung.

Natural Hygiene Die aus den USA stammende »Natürliche Gesundheitslehre« wurde 1822 von einer Gruppe von Ärzten gegründet. Als wichtige Vertreter gelten Shelton, Fry und Bragg. Grundlegendes Prinzip ist das ständige Streben des Körpers nach Gesundheit. Gesundheitsbeeinträchtigungen treten ein, wenn die natürlichen Lebensgesetze gebrochen werden. Zur Ernährung dient die so genannte Sonnenkost (Obst, Gemüse, Nüsse und Keimlinge). Neben richtiger Ernährung werden auch Bewegung, frische Luft, Sonne und psychische Harmonie empfohlen.

Niacin   Gruppe wasserlöslicher Vitamine. *Funktion:* Als NAD- bzw. NADP-Koenzyme wasserstoffübertragender Enzyme und somit am Auf- und Abbau von Kohlenhydraten, Fettsäuren und Aminosäuren beteiligt. *Vorkommen:* Nikotinsäure vorwiegend in Pflanzen, Nikotinsäureamid in Tieren. *Empfehlung:* 15–18 mg Niacinäquivalent/d. 1 mg Niacin kann aus 60 mg der Aminosäure Tryptophan gebildet werden, daher ist der Bedarf auch von der Tryptophanzufuhr abhängig. *Mangel:* Pellagra (Dermatitis, Diarrhöe, Depression). *Hypervitaminose:* Nicht bekannt.

Novel Food   Engl. für: *neuartige Lebensmittel.* Von der EG-Kommission im Rahmen der Novel-Food-Verordnung verwendeter Begriff, der gentechnisch hergestellte Lebensmittelbestandteile und Hilfsstoffe, gentechnisch veränderte Pflanzen und Tiere sowie chemisch modifizierte oder neu synthetisierte Zutaten und Erzeugnisse (z. B. Fettersatzstoffe oder Einzellerproteine) zusammenfasst.

Pantothensäure   Wasserlösliches Vitamin. *Funktion:* Bestandteil von Ko-enzym A und 4-Phosphopantethein, somit wichtig beim Abbau von Fetten, Kohlenhydraten und verschiedenen Aminosäuren sowie bei der Synthese von Fettsäure-, → Cholesterin- und Steroidderivaten. *Vorkommen:* In fast allen pflanzlichen und tierischen Lebensmitteln. *Geschätzter Bedarf:* 6 mg/d. *Mangel:* Dermatitis, Parästhesien der Extremitäten (im Tierversuch: Wachstumsstörung, Gewichtsverlust, Störung des Nervensystems und der Fortpflanzung). *Hypervitaminose:* Nicht bekannt.

Phenolsäuren   Zu den → Polyphenolen zählende Substanzgruppe, die sowohl die eigentlichen Phenolsäuren als auch die Hydroxyzimtsäuren umfasst. Wichtige Phenolsäuren sind z. B. Kaffeesäure, Ferulasäure, Gallussäure und Ellagsäure. *Vorkommen:* Kaffee, Kohlarten, Getreide u. a. *Wirkung:* Antikanzerogen, antimikrobiell und antioxidativ.

Phosphor   Essenzieller Mineralstoff, chem. Symbol P. *Funktion:* Bestandteil jeder Zelle, besonders in Knochen und Zähnen (Stützfunktion), entscheidendes Element für die Transformation, Speicherung und Verwertung von Energie im Intermediärstoffwechsel. Phosphat als Puffer im Blutplasma, Intrazellulärraum und Urin, Baustein der Nukleinsäuren. *Vorkommen:* Weizenkeime, Getreide, Milch, Fleisch, Fisch,

Hülsenfrüchte. *Bedarf:* Etwa 1500 mg/d. *Mangel:* Wachstumsstörungen, Skelettdeformationen sowie Rachitis und Osteomalazie. *Intoxikation:* Knochenabbau, Skelettläsionen und Osteodystrophie.

Phytinsäure   Sekundärer Pflanzenstoff, der mit Kationen wie Eisen, Zink, Magnesium und Kalzium unlösliche, nicht resorbierbare Komplexe bildet. *Vorkommen:* Vollkorngetreide, Hülsenfrüchte, Ölsaaten. *Wirkung:* Regulation des Blutglukosespiegels, antikanzerogen.

Phyto-   Zu den → Polyphenolen zählende Substanzen, die den vom
östrogene   Körper synthetisierten steroidalen Östrogenen ähneln. Wichtige Vertreter sind Isoflavonoide und Lignane. Phytoöstrogene besitzen in der Regel etwa 0,1 % der hormonellen Wirkung von steroidalen Östrogenen. *Wirkung:* Antikanzerogen, antioxidativ.

Phytosterine   Pflanzliche Sterine, sehr ähnlich den tierischen Sterinen wie Cholesterin. *Vorkommen:* Hauptsächlich in fettreichen Pflanzenteilen, insbesondere Saaten wie Sonnenblumenkerne und Sesam. *Wirkung:* Cholesterinsenkend, antikanzerogen.

Polyphenole   Gruppe von Verbindungen, die sich von der Struktur des Phenols ableiten wie → Phenolsäuren, → Flavonoide, → Phytoöstrogene. *Wirkung:* Antioxidativ, antikanzerogen.

Protease-   Proteine, die mit proteolytischen Enzymen (z. B. Trypsin)
inhibitoren   inaktive, schwer lösliche Komplexe bilden. Führen zu verminderter Proteinverdauung und -resorption. *Vorkommen:* Sojabohnen, Süßkartoffeln, Bohnen, Erbsen. *Wirkung:* Antikanzerogen, blutglukoseregulierend.

Rohkost   Ohne Anwendung von Hitze zubereitete, meist pflanzliche Kost.

Saponine   Pflanzliche, stickstofffreie Glykoside. Bilden Komplexe mit Proteinen und Lipoiden (z. B. Cholesterin), hämolytische und oberflächenaktive Eigenschaften. *Vorkommen:* v. a. Hülsenfrüchte. *Wirkung:* Cholesterinsenkend, antikanzerogen.

Säuren   Verbindungen, die in wässriger Lösung Wasserstoffionen (Protonen) abgeben können.

Sekundäre Pflanzenstoffe	Die im sekundären Stoffwechsel gebildeten Pflanzenstoffe bestehen aus einer Fülle chemisch sehr unterschiedlicher Verbindungen ($\rightarrow$ Karotinoide, $\rightarrow$ Phytosterine, $\rightarrow$ Saponine, $\rightarrow$ Glucosinolate, $\rightarrow$ Polyphenole, $\rightarrow$ Proteaseinhibitoren, $\rightarrow$ Terpene, $\rightarrow$ Phytoöstrogene, $\rightarrow$ Sulfide, $\rightarrow$ Phytinsäure). Sie kommen im Gegensatz zu den primären Pflanzenstoffen (Kohlenhydrate, Proteine, Fette) nur in geringen Mengen vor und üben pharmakologische Wirkungen aus.
Selen	Essenzielles Spurenelement, chem. Symbol Se. *Funktion:* Bestandteil der Glutathionperoxidase. Antioxidative, antikanzerogene Wirkung. *Vorkommen:* Fisch, Fleisch, Innereien, Nüsse, Sesam, Getreideprodukte. *Geschätzter Bedarf:* 20–100 µg/d. *Mangel:* Skelettmyopathie, Kardiomyopathie, erythrozytäre Makrozytose. *Intoxikation:* Haarausfall, Hautrötung und -schwellung, Juckreiz, Anämie.
Sulfide	Schwefelverbindungen, die besonders in Zwiebelgewächsen vorkommen. Typischer Vertreter ist das Allicin, die oxidierte Form des in Knoblauchöl vorkommenden Diallyldisulfids, das aus Alliin gebildet wird. *Wirkung:* Antibakteriell, antioxidativ, antikanzerogen.
Terpene (Monoterpene)	Aus Isopreneinheiten aufgebaute Gruppe von sekundären Pflanzenstoffen, z. B. Limonen aus Zitrusöl, Carvon aus Kümmelöl. Monoterpene besitzen 2 Isoprenmoleküle. *Wirkung:* Antikanzerogen.
Thiocyanate	Enzymatische Abbauprodukte von $\rightarrow$ Glucosinolaten. *Vorkommen:* Kreuzblütler wie Kohlarten. *Wirkung:* Antikanzerogen, antimikrobiell.
Vitamin A	Fettlösliches Vitamin. *Funktion:* Beteiligt am Sehvorgang, notwendig für Wachstum, Entwicklung und Differenzierung von Epithelgewebe, Reproduktion und Testosteronproduktion. *Vorkommen:* Als Retinol in tierischen Lebensmitteln (Leber, Fischleberöl, Eier, Milch), als Provitamin ($\rightarrow$ Karotinoide) in Gemüse und Obst. *Empfehlung:* Etwa 1 mg Retinoläquivalente (RE)/d. 1 mg RE entspricht 1 mg Retinol, 6 mg all-trans-β-Karotin oder 12 mg anderer Provitamin-A-Karotinoide. *Mangel:* Störung der Dunkeladaptation bis Nachtblindheit, Wachstumsstörungen, Keratomalazie, Xerophthalmie, Verhornung der Talgdrüsen, Atrophie

der Schleimhäute und Schleimdrüsen, Störungen der Knochenbildung und der Fortpflanzung, in der Schwangerschaft Fehlbildungen des Feten. *Hypervitaminose:* Übelkeit, Erbrechen, Kopfschmerzen, trockene Schleimhäute, Hämorrhagien, Haarausfall, Reizbarkeit, Spontanfrakturen, bei Schwangerschaft teratogene Wirkung.

Vitamin B₁

Thiamin, wasserlösliches Vitamin. *Funktion:* Koenzym der Transketolase im Pentosephosphatzyklus und bei der Decarboxylierung verschiedener α-Ketosäuren. Vermutlich spielt Vitamin B_1 in Form von Thiamintriphosphat eine Rolle im Nervensystem. *Vorkommen:* Vollkorngetreide, Hefe, Hülsenfrüchte, Schweinefleisch, Kartoffeln. *Empfehlung:* etwa 1,3 mg/d. *Mangel:* Gewichtsverlust, Appetitlosigkeit, herabgesetzte Magensaftproduktion, Herz-Kreislauf-Versagen, Muskelschwäche, Muskellähmung, Wadenkrämpfe, psychische Veränderungen, Beri-Beri, Wernicke-Enzephalopathie. *Hypervitaminose:* Nicht bekannt.

Vitamin B₂

Riboflavin, wasserlösliches Vitamin. *Funktion:* Als Bestandteil von Flavinmononukleotid (FMN) und Flavinadenindinukleotid (FAD) Koenzym bzw. prosthetische Gruppe wasserstoffübertragender Flavoproteine oder Flavoenzyme im oxidativen Stoffwechsel. *Vorkommen:* Milch, Fleisch, Eier, Vollkorngetreide, Pilze, Leber, Seefische. *Empfehlung:* Etwa 1,7 mg/d. *Mangel:* Wachstumsstörungen, entzündliche Veränderungen der Schleimhäute, seborrhoische Dermatitis, Mundwinkelrhagaden und in schweren Fällen normochrome normozytäre Anämie. *Hypervitaminose:* Nicht bekannt.

Vitamin B₆

Pyridoxin, wasserlösliches Vitamin. *Funktion:* Als Pyridoxalphosphat Koenzym vieler Enzyme des Aminosäurestoffwechsels (z.B. Transaminasen und L-Aminosäuredecarboxylasen). *Vorkommen:* Leber, Fleisch, Fisch, Milchprodukte, Vollkorngetreide, Kartoffeln, Hülsenfrüchte, Bananen. *Empfehlung:* Etwa 1,8 mg/d. Aufgrund der zentralen Rolle von Pyridoxin im Aminosäurestoffwechsel ist der Bedarf vom Proteinumsatz abhängig. *Mangel:* Dermatitis im Nasen- und Augenbereich, Entzündungen am Mund und an den Lippen, Schlaflosigkeit, nervöse Störungen, erhöhte Reizbarkeit, eisenrefraktäre, hypochrome mikrozytäre Anämie und Krämpfe im Säuglingsalter. *Hypervitaminose:* Nicht bekannt.

Vitamin B$_{12}$ Kobalamin, Sammelbezeichnung für eine Reihe wasserlöslicher Vitamine. *Funktion:* Als Koenzym ist Methylkobalamin an der Methylgruppenübertragung (z. B. Methioninsynthese aus Homozystein) beteiligt sowie an der Überführung der Speicher- und Transportformen der Folsäure in ihre aktive Form. Adenosylkobalamin ist an intramolekularen Umlagerungsreaktionen von Alkylresten beim Abbau ungeradzahliger Fettsäuren oder der Aminosäuren Methionin, Threonin und Isoleucin beteiligt. *Vorkommen:* Vitamin B$_{12}$ wird ausschließlich von Mikroorganismen produziert und kommt nur in tierischen sowie in Spuren in pflanzlichen (fermentierten) Lebensmitteln vor; Leber, Muskelfleisch, Fisch, Eiern, Milch, Sauerkraut, Algen. *Empfehlung:* Etwa 3 µg/d. *Mangel:* Perniziöse Anämie mit Leuko- und Thrombopenie, Degeneration der Hinter- und Seitenstränge des Rückenmarks, epitheliale Veränderungen der Mucosa des Verdauungstraktes. *Hypervitaminose:* Nicht bekannt.

Vitamin C   Ascorbinsäure, wasserlösliches Vitamin. *Funktion:* Radikalfänger, dient als Redoxsystem bei Hydroxylierungsreaktionen, am mikrosomalen Elektronentransport beteiligt, fördert die Eisenresorption, hemmt die Nitrosaminbildung und beeinflusst eventuell das Immunsystem. *Vorkommen:* Obst (Sanddorn, Kiwi, Zitrusfrüchte u. a.), Gemüse (Paprika, Brokkoli, Kartoffeln u. a.). *Empfehlung:* 75 mg/d, für Raucher werden täglich zusätzlich 40 mg empfohlen. *Mangel:* Skorbut, verminderte Leistungsfähigkeit, Müdigkeit, Reizbarkeit, Gelenk- und Gliederschmerzen, Blutungen der Haut, Schleimhäute, Muskulatur, Zahnausfall, schlechte Wundheilung, Infektanfälligkeit, hypochrome mikrozytäre Anämie. *Hypervitaminose:* Nicht bekannt.

Vitamin D   Calciferole, Gruppe fettlöslicher Vitamine. *Funktion:* Regulation des Kalzium- und Phosphathaushalts über den Darm, die Nieren und die Knochen unter Mitwirkung von Parathormon und Kalzitonin. *Vorkommen:* Fischleberöl, Fisch, geringer in Fleisch, Eigelb, Milch, Avocado. *Empfehlung:* 5 µg/d. Vitamin D kann bei Sonnenexposition durch körpereigene Synthese gebildet werden. *Mangel:* Mineralisationsstörungen des Skelettsystems (Rachitis) bei Säuglingen und Kleinkindern mit irreversibler Deformierung der weichen Knochen, Osteomalazie bei Erwachsenen. *Hypervitaminose:* Appetitlosigkeit, Übelkeit, Polyurie, Entkalkung der Knochen und Erhöhung der Kalziumkonzentration im Plasma, in Extremfällen Kalziumablagerung in der Intima von Blutgefäßen.

Vitamin E Tocopherole, Gruppe fettlöslicher Vitamine. *Funktion:* Noch nicht vollständig geklärt, eventuell direkte Membranschutzwirkung, Einfluss auf die Proteinsynthese und Funktionen im neuromuskulären System. Die antioxidative Wirkung und die Fähigkeit, aggressive Sauerstoffradikale unschädlich zu machen, sind hingegen gut untersucht. *Vorkommen:* Pflanzliche Öle (z.B. Weizenkeimöl), Nüsse, Getreide. *Empfehlung:* 12 mg RRR-α-Tocopheroläquivalent/d. 1 mg RRR-α-Tocopheroläquivalent entspricht 1 mg RRR-α-Tocopherol. Der Bedarf steigt mit zunehmender Aufnahme mehrfach ungesättigter Fettsäuren. *Mangel:* Selten, Störungen im Bereich der Reproduktion, Muskulatur, des Nervensystems und Gehirns, des kardiovaskulären Systems, der Erythrozyten und der Leber. *Hypervitaminose:* Nicht bekannt.

Zink Essenzielles Spurenelement, chem. Symbol Zn. *Funktion:* Bestandteil von Enzymen (Carboanhydrase, Pankreascarboxypeptidase, Glutamindehydrogenase), Stabilisator der Zellmembran, Aktivator von Enzymen (Arginase, Enolase, Peptidasen), Bestandteil DNS-bindender Proteine, wichtig für die Bildung der Insulin-Speicherform. *Vorkommen:* Innereien, Muskelfleisch, Milchprodukte, Fisch, Vollkorngetreide und Hülsenfrüchte. *Empfehlung:* Etwa 15 mg/d. *Mangel:* Wachstums-, Geschmacks-, Wundheilungsstörungen, Dermatitis, Exanthem, erhöhte Infektanfälligkeit, Appetitlosigkeit, mentale Lethargie. *Intoxikation:* Schleimhautreizung, gastrointestinale Störungen und Erbrechen.

Sachverzeichnis

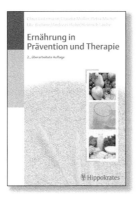
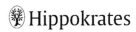

Vollwert-Ernährung – Grundlagen und Praxis

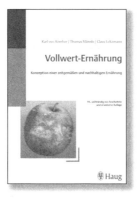

K. von Koerber, T. Männle, C. Leitzmann

Vollwert-Ernährung
Konzeption einer zeitgemäßen und nachhaltigen Ernährung

Unter Mitarbeit von W. Franz, S. Grundnig, A. Hahn u.a.
10., vollständig neu bearbeitete und erweiterte Auflage 2004
420 S., 21 Abb., 63 Tab., geb.
€ [D] 44,95
ISBN 3-8304-7104-1

Dieses Standardwerk der Ernährung bringt Transparenz in die gesundheitlichen, ökonomischen, ökologischen und sozialen Probleme unserer Ernährungsweise und zeigt konkrete Lösungswege auf der Basis einer vollwertigen Ernährung auf.

Aus dem Inhalt:

→ Ganzheitliche Lebensmittelqualität und Grundsätze der Vollwert-Ernährung

→ Die wichtigsten Lebensmittelgruppen im Überblick

→ Konkrete Empfehlungen für die Zusammenstellung der Nahrung

→ Aktuelle Kapitel zu Gentechnik, Lebensmittelbestrahlung, Mikrowellenerhitzung, Zusatzstoffen und Funktionellen Lebensmitteln

→ Fördernde und hemmende Einflüsse bei der Umsetzung der Vollwert-Ernährung

→ Ernährungsempfehlungen für besondere Bevölkerungsgruppen

MVS Medizinverlage Stuttgart GmbH & Co. KG

 Haug